国家卫生健康委员会"十四五"规划教材

全国中等卫生职业教育教材

供康复技术专业用

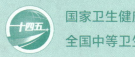

中国传统康复疗法

第 2 版

主　编　封银曼

副主编　朱淑琴　柯炎斌

编　者　（以姓氏笔画为序）

丁　洁（牡丹江市卫生学校）

马　芸（大理护理职业学院）

朱文慧（郑州卫生健康职业学院）（兼秘书）

朱淑琴（黑龙江省鹤岗卫生学校）

李宏燕（湛江中医学校）

沈方伦（桐乡市卫生学校）

郁利清（赣南卫生健康职业学院）

封银曼（郑州卫生健康职业学院）

柯炎斌（广东省潮州卫生学校）

温　娟（萍乡卫生职业学院）

人民卫生出版社

·北 京·

图书在版编目（CIP）数据

中国传统康复疗法 / 封银曼主编. —2 版. —北京：人民卫生出版社，2022.11（2025.10 重印）

ISBN 978-7-117-33923-0

Ⅰ. ①中… Ⅱ. ①封… Ⅲ. ①中医学－康复医学－中等专业学校－教材 Ⅳ. ①R247.9

中国版本图书馆 CIP 数据核字（2022）第 200519 号

人卫智网	**www.ipmph.com**	医学教育、学术、考试、健康，购书智慧智能综合服务平台
人卫官网	**www.pmph.com**	人卫官方资讯发布平台

中国传统康复疗法
Zhongguo Chuantong Kangfu Liaofa
第 2 版

主　　编：封银曼

出版发行：人民卫生出版社（中继线 010-59780011）

地　　址：北京市朝阳区潘家园南里 19 号

邮　　编：100021

E - mail：pmph @ pmph.com

购书热线：010-59787592　010-59787584　010-65264830

印　　刷：三河市宏达印刷有限公司

经　　销：新华书店

开　　本：850×1168　1/16　　印张：22

字　　数：468 千字

版　　次：2016 年 1 月第 1 版　　2022 年 11 月第 2 版

印　　次：2025 年 10 月第 8 次印刷

标准书号：ISBN 978-7-117-33923-0

定　　价：65.00 元

打击盗版举报电话：010-59787491　E-mail：WQ @ pmph.com

质量问题联系电话：010-59787234　E-mail：zhiliang @ pmph.com

数字融合服务电话：4001118166　E-mail：zengzhi @ pmph.com

修订说明

为服务卫生健康事业高质量发展，满足高素质技术技能人才的培养需求，人民卫生出版社在教育部、国家卫生健康委员会的领导和支持下，按照新修订的《中华人民共和国职业教育法》实施要求，紧紧围绕落实立德树人根本任务，依据最新版《职业教育专业目录》和《中等职业学校专业教学标准》，由全国卫生健康职业教育教学指导委员会指导，经过广泛的调研论证，启动了全国中等卫生职业教育护理、医学检验技术、医学影像技术、康复技术等专业第四轮规划教材修订工作。

第四轮修订坚持以习近平新时代中国特色社会主义思想为指导，全面落实党的二十大精神进教材和《习近平新时代中国特色社会主义思想进课程教材指南》《"党的领导"相关内容进大中小学课程教材指南》等要求，突出育人宗旨、就业导向，强调德技并修、知行合一，注重中高衔接、立体建设。坚持一体化设计，提升信息化水平，精选教材内容，反映课程思政实践成果，落实岗课赛证融通综合育人，体现新知识、新技术、新工艺和新方法。

第四轮教材按照《儿童青少年学习用品近视防控卫生要求》（GB 40070—2021）进行整体设计，纸张、印刷质量以及正文用字、行空等均达到要求，更有利于学生用眼卫生和健康学习。

前　言

　　《中国传统康复疗法》（第2版）是国家卫生健康委员会"十四五"规划教材、全国中等卫生职业教育教材。本教材全面落实党的二十大精神进教材要求，系统介绍了中国传统康复疗法的发展简史和基本理论、传统康复常用疗法，如针刺疗法、推拿疗法、温灸疗法、拔罐疗法、刮痧疗法、中药疗法、传统运动疗法以及常见疾病的传统康复治疗。教材编写时坚持"三基"（基本理论、基本知识、基本技能）、"五性"（思想性、科学性、先进性、启发性、适用性）的基本原则，突出职业教育的特点，注重教材内容的针对性、实用性和操作性。

　　教材编写坚持以学生为中心、以就业为导向、以能力为本位、以技能为核心、以岗位需求为标准的原则，按照技术技能型和应用型传统康复人才培养目标，同时融入课程思政，以增强民族自信和文化自信，力求培养学生良好的职业素质和较强的岗位适应能力。全书在上一版的基础上，增加了"知识拓展""学而思""思考与练习"，增设了微课及技能操作视频等数字化教学资源，丰富了教材呈现模式。书后附有"实训指导"，给学生创造了参与、体验、感悟和提升的机会，充分调动学生学习的积极性。

　　本教材在编写过程中，参编人员力求深入领会编写精神，将当前教学改革理念、教学内容和教学实践有机结合，突出实践导向，以岗位需求为出发点，以职业能力和职业素质培养为核心，实现理论与实践、知识与技能的统一。本教材适用于中等卫生职业教育康复技术专业的学生使用，也适合热爱中国传统康复疗法的读者。

　　本教材在编写过程中得到了各参编院校领导和老师们的大力支持，谨在此表示谢意。书中如有不足之处，恳请广大同仁及读者多提宝贵意见和建议，以便使本教材更臻完善。

封银曼

2023年9月

目　录

绪论

绪论 数字资源

1. **知识目标**：掌握中国传统康复疗法的基本特点；熟悉中国传统康复疗法的主要内容和特色优势；了解中国传统康复疗法的发展简史。
2. **能力目标**：具有整体康复和辨证康复的临床康复思维能力。
3. **素质目标**：树立传统康复理念，热爱和传承中国传统文化，坚定文化自信。

一、中国传统康复疗法的概念

康复的原意是"恢复健康"，指采用各种措施，调整由于先天或后天各种因素造成的人体脏腑组织功能衰退或功能障碍，从而使其生理功能得以最大程度的改善。近年来现代医学认为康复是综合协调地应用各种措施，减少患者的身心以及社会功能障碍，以发挥其最大潜能，提高患者的生活质量，使其全面康复，重返社会。

康复一词最早见于南朝《三国志·裴松之注》："康复社稷，岂曰天助，抑亦人谋也。"《尔雅·释诂》谓："康，安也"，《尔雅·释言》谓："复，返也"；明代龚廷贤《万病回春·后序》："复沉潜诊视，植方投剂，获效如响，不旬日而渐离榻，又旬日而能履地，又旬日而康复如初。"故康复的含义为恢复健康或平安。此外，康复还包含重新恢复并参与社会生活能力的意思，如《宋朝事实类苑》记载："庆历中，仁宗服药，久不视朝。一日，圣体康复，思见执政，坐便殿，促召二府。"

中国传统康复疗法是中国传统医学的重要组成部分，是在中医基础理论指导下，对患者伤病后存在的功能障碍采取一系列传统治疗方法和康复措施，以最大程度地保存、改善和恢复患者的身心功能，提高生活自理能力和生存质量，使之重返社会。

二、中国传统康复疗法的发展简史

中国传统康复疗法的理论与方法是在长期的康复医疗实践活动中发展和完善的,历代医家通过对中国传统康复疗法的不断总结和提高,逐步形成了较为丰富的理论体系和系统有效的康复方法,并将其记载于众多中医古籍中。其康复理论和治疗方法的发展过程可分为以下几个阶段:

(一)先秦时期

先秦时期是中国传统康复疗法的起源时期。人类为生存和繁衍,在生产和生活中不断同疾病相抗争,逐渐认识了传统药物,以祛除内外表里之疾;火的发明和应用,衍生了热熨法和灸焫法;新石器时代,由于生产工具的使用,出现了砭石、骨针等针刺器具;伴随着各种祭祀和庆祝活动的出现,音乐和舞蹈等形式逐渐产生和发展,出现了通过按摩和活动肢体以减轻病痛的方法,开创了中国导引术中传统体育康复疗法的先河。

人类康复活动的开始可以追溯到远古时期。《庄子·盗跖》谓:"广古者禽兽多而人民少,于是民皆巢居以避之,昼拾橡栗,暮栖木上,故命之曰有巢氏之民。"由于自然界的变迁,人类为了适应气温急剧下降,以穴居代替巢居,以干燥处代替阴暗潮湿之处,久而久之,人们逐渐形成了治寒以热、治湿以燥的古代疾病康复和保健方法。

我们的祖先在与大自然斗争并求得生存、繁衍和发展过程中,不仅解决了食物资源问题,同时也发现了药物。《淮南子·修务训》记载:"神农乃始教民尝百草之滋味,当时一日而遇七十毒,由此医方兴焉。"

火的发现和应用对人类卫生保健和疾病康复至关重要。一方面,火的使用改善了人类茹毛饮血的饮食条件,把难以下咽的食物"燔而食之"。有了火,就可以炮生为熟,令人无腹疾。因此火的发现和应用不仅扩大了食物的来源和种类,缩短了对食物的消化过程,而且有利于由于生食和冷食所致的胃肠疾病的康复,对人类减少疾病和延长寿命大有裨益。另一方面,人类在应用火的过程中,发明了一些用火治病的方法,促使灸焫、热熨等康复方法的产生。在生活实践中,人类偶然发现被火烧灼熏烤,以树皮和兽皮包裹用火烧热的石块,贴敷在身体的局部,或以树枝做燃料,进行局部温热刺激,可以散寒祛邪,温暖躯体,于是产生了灸法。

远古时期,当身体某部位发生病痛时,出于生理本能,人们会保护性地按压痛处,并常常收到"按之立已"的效果,这可能是推拿按摩疗法的起源。与此同时人们通过活动肢体以达到舒通筋脉,防病治病的目的。《吕氏春秋·尽数》提出:"流水不腐,户枢不蠹,动也。形气亦然,形不动则精不流,精不流则气郁。"这些与后世之推拿按摩及运动疗法等有着密切的渊源,为五禽戏、八段锦、太极拳、易筋经等传统运动康复疗法的起源提供了理论依据。

针刺是我国传统康复疗法中非常重要的方法。《山海经·东山经》记载:"高氏之山,其山多玉，其下多箴石。"说明旧石器时代人们用一种磨得锐利的楔形石针（即砭石）来治病，砭石可谓是我国最古老的针刺工具，常被用来切开痈肿，排脓放血，是后世金属刀针的前身。

《黄帝内经》是我国现存最早的一部重要医学著作，奠定了中医学的理论基础，同样也成为中国传统康复疗法理论体系的核心。《黄帝内经》认为，无论是防病保健还是病后康复，都必须以四时阴阳为根本，要顺应自然，做到"春夏养阳，秋冬养阴"；而且强调"圣人不治已病治未病，不治已乱治未乱……"说明了未病先防、既病防变、病后防复的养生康复思想的重要性。《黄帝内经》提出了"毒药治其内，针石治其外"的基本原则，广泛应用了调摄情志、针刺、灸焫、气功、导引、按摩、热熨、食疗等多种康复方法。

（二）汉唐时期

此期是传统康复疗法的发展时期，康复方法和手段也越来越多，积累了较为丰富的经验。唐朝太医署设有按摩专科，配备专人进行按摩、导引等，以促使患者康复。汉唐时期不仅有丰富的临床实践，而且也有了按摩、导引等方面的专著，其中马王堆汉墓出土的帛画《导引图》，是现存最早的气功导引图形，内容十分丰富，不仅用于防病保健，而且也用于康复治疗。

名医华佗创制了闻名后世的"麻沸散"，开创了我国麻醉药用于外科手术的先河。此外，华佗还通晓导引养生康复之术，他指出："人体欲得劳动，但不当使极尔，动摇则谷气得消，血脉流通，病不得生，譬犹户枢，终不朽是也。是以古之仙者为导引之事，熊颈鸱顾，引挽腰体，动诸关节，以求难老。"在继承古代导引、行气、吐纳等功法的基础上，模仿虎、鹿、熊、猿、鸟（鹤）等五种禽兽的神态和动作，华佗创编了古代的医疗体操"五禽戏"。五禽戏作为一种重要的气功导引康复疗法，既能防病健身，又能促使患者康复，对后世影响极为深远，至今沿用。

我国现存最早的一部药物学专著是成书于东汉时期的《神农本草经》，记载中药365种，为中国传统康复疗法的中药治疗提供了依据。同一时期，张衡在《温泉赋》中已明确记载了温泉对疾病康复治疗的重要作用。东汉末年，名医张仲景在其所著的《伤寒杂病论》中提出了著名的"观其脉证，知犯何逆，随证治之"的辨证论治原则，为康复辨证提供了理论依据。其涉及的具体康复疗法包括内治法、外治法、运动疗法、饮食疗法、针灸疗法等；并创制了非常实用的药膳经方，如"当归生姜羊肉汤""百合鸡子汤""猪肤汤""甘麦大枣汤"等，为后世制订了正确配制和施用药膳的指导原则及应用实例。同时他在《金匮要略》中阐述了许多后期或缓解期需要进行康复的慢性病，如虚劳、眩晕、血痹、消渴、心痛、中风后遗症等，开创了药物康复疗法的先河。

晋代皇甫谧的《针灸甲乙经》，在《黄帝内经》的基础上补充了大量腧穴的名称、部位、取穴方法和刺灸法，介绍了腧穴的适应证和禁忌证，对各科病症的针灸治疗做详细的论述，对针灸康复疗法的发展具有深远的意义。

晋代葛洪的《肘后备急方》，记载药物康复及饮食康复的相关内容。所载方药价廉效著,治法简便易行,如针法、灸法、拔罐法、熏洗法、蒸法、熨法、按摩疗法等,其中小夹板固定法以及捏脊手法等至今仍在使用。

南北朝时期的陶弘景所撰《养性延命录》论述的养生康复法则和方术甚多,概括起来,大致包括顺四时、调情志、节饮食、宜小劳、慎房事、行气吐纳等几个方面,其中将气功、吐纳的方法应用于医学实践,提出引气攻病是促使患者康复的方法,并解释了吐纳六字诀在疾病康复治疗上的功用。

隋代巢元方等编撰的《诸病源候论》,是我国历史上第一部专述病源和证候的著作,记载了260余种导引术势,"辨证施术"是该书的最大特色,对导引、气功、按摩等传统运动康复疗法有较详细的论述,后世流传的八段锦、易筋经、太极拳等,均可在此书中找到类似的内容。

孙思邈结合自己多年丰富的实践经验,著成《备急千金要方》。孙氏认为饮食是养生和疾病康复的重要手段,"安身之本,必资于食""不知食宜者,不足以存生也""食能排邪而安脏腑,悦神爽志以资血气。若能用食平疴,释情遣疾者,可谓良工。"他还记载了行为方式不仅是疾病的起因,也是疾病复发的原因,如:"不减滋味,不戒嗜欲,不节喜怒,病已而可复作。"其关于药物、导引、按摩、针灸、药熨、熏洗、敷贴等康复方法的阐述,也都比较具体,他还创用了"阿是穴"和"指寸法",为临床疾病康复的针刺取穴提供了理论依据。

王焘所撰《外台秘要》,进一步充实发展了《诸病源候论》的导引方法。他认为"养生之道不欲饱食便卧。亦不宜终日久坐。皆损寿也。人欲小劳。但莫久劳疲极也。亦不能强所不能堪耳。"是消渴等疾病的主要康复原则。他还主张弃针言灸,收录了大量的灸法康复疾病经验;还将蒸、熨、熏、洗、敷、贴、吹、摩、灌、搽等外治法,以及磁疗、光疗、热疗、冷疗、沐浴疗法等用于康复医疗的实践,丰富了中国传统康复疗法的内容。

(三)宋金元时期

宋金元时期,中医传统康复疗法得到了较为系统的整理、提高与应用。

宋代的《太平圣惠方》是一部具有理、法、方、药完整体系的医书,书中记载了用于康复医疗的方剂,对中风、产后、偏枯、水肿、脚气以及诸般虚损等病证,尤其注意药物与食物相结合的方法,对后世中医食疗药膳康复保健的发展产生了一定的影响。《圣济总录》包括内、外、妇、儿、五官、针灸、养生、杂治等共66门,载有一些病后康复疗法的内容,如食治虚劳、伤寒后诸病、脾胃虚弱诸证、产后诸病等,充分肯定了气功、导引及按摩的康复作用。

针灸康复方法也有了很大的发展,出现了几部著名的针灸专著,如北宋王惟一的《铜人腧穴针灸图经》、南宋王执中的《针灸资生经》等。《铜人腧穴针灸图经》设计了闻名国内外的两具"针灸铜人",《针灸资生经》搜集了许多民间临床经验,重视灸术和压痛点的使用。金代何若愚创立了子午流注针法,建立了针灸时间医学。

宋金元时期老年医学的发展,促进了中医康复医学的整体进步。陈直的《寿亲养老新书》对老年病的预防和康复主张心病心医的精神摄养原则。在用药方面,他提出:老年人医药调治应采取"扶持"之法,即用温平、顺气、补虚和中、促进食欲之方来调治,切不可峻补猛泻。

"金元四大家"对中国传统康复疗法的发展有较大贡献。刘完素主张养生防病和疾病康复应重视气、神、精、形的调养，尤其强调重在养气。张子和认为祛邪即扶正，邪去则正安，提出"养生当用食补，治病当用药攻"，主张采用调饮食、施药物、戒房劳、练气功等综合方法防病康复。李东垣则强调人以脾胃为本，"元气之充足，皆由脾胃之气无所伤，而后能滋养元气。"无论是养生防病还是病后康复之立法遣方用药，均应顾护脾胃，因此注重调理脾胃是康复医疗中必须遵循的原则。朱丹溪力倡"相火论""阳常有余，阴常不足"，因而在疾病康复治疗与养生上，都主张以滋阴为主，善用滋阴潜阳的康复方法，强调顺四时以调养神气，节欲保精以息相火，对后世影响深远。

（四）明清时期

明清时期是中医学术发展的鼎盛时期，中医理论和实践进一步深化和普及，中医学开始分科，传统康复治疗范围已扩展至临床内、外、妇、儿各科，其康复理论和方法逐渐成熟，大量的康复著作问世。

明代李时珍的《本草纲目》记载了有关食疗药膳的丰富资料，收集了很多食疗方法，所载谷、菜、果、鳞、介、禽、兽等食物就有 500 种左右。书中还详尽论述了各种不同来源之水的性能，阐明了泉水疗法的应用和选择。如饮清泉之水可以疗疾，冷泉水浴对某些顽症有康复作用，温泉外浴可治皮肤及关节疾病等。

龚廷贤所著的《寿世保元》内容丰富，多用脾肾理论指导养生防病及老年病康复，涉及民间单验方、急救、气功、食疗、灸法等。龚氏对老年病病因病机的阐述有许多独到之处，全书涉及老年病证治三十多种。龚氏主张清心寡欲以养神气，还善于应用饮食和运动调养疾病，总结了呼吸静功、六字诀等练功法，集导引、行气、按摩于一体，记述了用艾火熏蒸脐蒂能"却病延年"的经验。高濂所著《遵生八笺》，笺中内容极为丰富，其重视形、气的调养，主张"养气以保神"，推崇胎息、导引以调气，强调"运体以却病"的运动康复思想。

明代是针灸康复疗法发展较为活跃的时期，创立了丰富的针刺手法，如杨继洲的《针灸大成》，可谓是继《针灸甲乙经》后对针灸学的第三次总结，该书汇编了历代诸家针灸学术观点和自己的实践经验，为针灸康复疗法在理论研究和临床实践方面的发展提供了重要参考文献。

清代医家曹庭栋在《老老恒言·导引》中创"卧功、坐功、立功"三项，以供老年锻炼之用，有益于老年病的康复。曹氏指出："导引一法甚多，如八段锦、华佗五禽戏、婆罗门十二法、天竺按摩诀之类，不过宣畅气血，展舒筋骸，有益无损。"书中载有散步专论，对散步的作用和要求等做了较为全面的论述，如闲暇"散步所以养神"、睡前"绕室行千步，始就枕""是以动求静"，有助于睡眠，强调了动静结合的重要性。曹庭栋针对老年人脾胃虚弱的特点，重视以粥养胃益寿，在书中编制药粥配方百余首，可谓集食疗食养保健之大成。沈子复的《养病庸言》主要论述传统康复疗法的一般原则，并且特别强调精神因素对疾病康复的重要作用。吴师机的《理瀹骈文》，阐释和发展了熏、洗、熨、擦、敷、贴等外治康复方法,为中医康复外治法的发展另辟蹊径。

（五）中华人民共和国成立后

中华人民共和国成立后,各级政府大力扶持和振兴中医药,随着中医药学的不断挖掘和整理,数千年形成的中国传统康复疗法得以全面整理、继承和发扬。中国传统康复疗法以其在临床实践中疗效显著和经济安全的优势越来越受到国内外的关注,其日趋完善的理论体系和多种行之有效的康复疗法得到了系统的归纳总结。中国传统康复疗法作为一门独立学科已经逐步形成,并随着中医药学的发展有了长足的进步。

1982年卫生部在一些综合医院和疗养院中试办康复医疗机构,并将成功经验逐步向全国推广,全国各地不同层次的康复中心、康复医院、综合医院或疗养院中的中医康复科室,以及社区康复机构等相继建立,社会福利部门也开办了一些为残疾人、老年人服务的康复机构,并应用传统康复疗法对患者或残疾者进行康复治疗,使之恢复功能回归社会。为了适应各级康复机构快速发展的需要,国家号召大力培养中医传统康复技能专业人才,近年来部分中医院校在原有针灸学专业、推拿学专业的基础上,又成立了中医养生康复学专业、康复治疗学专业,学生除了学习中医基础理论课之外,还开设了与传统康复疗法密切相关的针灸学、推拿学、气功学、中医饮食营养学、中医药膳学、中医康复学、中医养生学以及现代康复医学等课程,开展多层次的康复医学教育计划,旨在培养中西医结合型康复人才,能够满足临床康复的需要。

2013年《关于促进健康服务业发展的若干意见》将全面发展中医药医疗保健服务列为第四项主要任务。《中共中央关于全面深化改革若干重大问题的决定》提出,完善中医药事业发展政策和机制,充分发挥中医医疗预防保健特色优势,提升基层中医药服务能力,力争使所有社区卫生服务机构、乡镇卫生院和70%的村卫生室具备中医药服务能力。

2015年印发了《中医药健康服务发展规划(2015—2020年)》,这是国家层面制定的首个中医药健康服务领域的专项发展规划。当前,中医药振兴发展迎来天时、地利、人和的大好时机,希望广大中医药工作者增强民族自信,勇攀医学高峰,深入发掘中医药宝库中的精华,充分发挥中医药的独特优势,推进中医药现代化,推动中医药走向世界,切实把中医药这一祖先留给我们的宝贵财富继承好、发展好、利用好。

中国中医科学院研究员屠呦呦采用低沸点溶剂乙醚来提取青蒿中的有效成分,这一创举正是受到《肘后备急方》中"青蒿一握,以水二升渍,绞取汁,尽服之"一句的启发。因发现治疗疟疾的青蒿素,屠呦呦获得了诺贝尔生理学或医学奖。青蒿素也被誉为传统中医药献给世界的礼物,是中医药学为世界人民的健康福祉作出的重大贡献。

2016年,《中医药发展战略规划纲要(2016—2030年)》把中医药发展上升为国家战略。《中华人民共和国国民经济和社会发展第十三个五年规划纲要》指出:"健全中医医疗保健服务体系,创新中医药服务模式,提升基层服务能力。"国务院新闻办发表《中国的中医药》白皮书,向世界宣告了中国坚定发展中医药的信心和决心。

三、中国传统康复疗法的特点

中国传统康复疗法以中医学整体观念和辨证论治为指导,以阴阳五行学说、藏象经络学说、气血津液学说等理论为基础,以功能恢复为导向,强调预防为主、扶正祛邪、疏通经络,主张三因制宜、内治与外治相结合的治疗原则。

(一)整体康复

整体康复是中国传统康复疗法理论体系的重要内容,是中医整体观念指导传统康复疗法应用的具体体现。整体康复主要包括人体自身上下表里内外康复相统一,形体与精神康复相统一,人体康复与自然环境相统一,人体康复与社会环境相统一等内容。中国传统康复疗法在中医整体观念的影响下,既重视局部功能康复,又十分强调整体康复的重要性。中医学"天人相应"的整体观念对临床康复对象的辨证、康复原则的确定以及康复疗法的运用均有根本性的指导作用。

1. 人体内部的统一性 中医学认为人体是以五脏为中心,通过经络系统的联络作用,把五脏、六腑、形体、官窍等全身组织器官有机地联系起来,构成心、肝、脾、肺、肾五大功能系统。每个系统都以五脏为主,将人体构成一个表里相连、上下沟通、协调共济的有机整体。因此,人体局部的病理变化往往与全身脏腑、气血、阴阳的盛衰有关。在诊断时,可以通过机体外在的变化来判断内在的病变;在治疗时,对于机体局部的病变,也可从整体出发,制订和采取相应的康复方法。

 知识拓展

水土不服

水土不服是指人们进入新的环境之后出现的各种不适,如恶心呕吐、食欲缺乏、腹胀腹泻、失眠乏力、头晕头痛等,多是由于天气、饮食、时差、体质、自然环境等引起。

2. 人与自然环境的相关性 中医学认为,人与自然界息息相关,自然界的运动变化,会直接或间接地影响人体,使人体产生相应的生理和病理反应。如春夏腠理疏开,表现为脉浮、汗多、少尿;秋冬腠理致密,表现为脉沉、汗少、多尿。人类适应自然环境的能力是有限度的,若气候的异常变化,超过了人体的适应能力,或人体调节功能失常,不能适应自然环境变化,就会发生疾病。因此,人应当主动适应环境以维持健康。从人与自然环境的统一性出发,因人、因地、因时制宜成为中国传统康复的重要治疗原则。

3. 人与社会环境的和谐性 人不单是生物个体,而且是社会的一员,具备社会属性。社会环境不同,人体的身心功能和体质也不同。良好的社会环境,融洽的人际关系,有利于身心健康；否则可使人精神压抑，或紧张恐惧，安全感与稳定感低下或缺失，导致身心疾病的发生。所以，人生活在复杂的社会环境中，必须不断自我调节，与之相适应，才能维持生命活动的稳定、平衡和协调，即人与社会环境的和谐性。

（二）辨证康复

辨证康复是中国传统康复疗法理论体系的另一个重要的核心思想，也是认识和治疗疾病的基本原则。辨证是将望、闻、问、切四诊所收集的有关病史、症状和体征等资料，加以分析、综合，辨别疾病的证型。"证"，即证候，是机体在疾病发展过程中某一阶段各种症状和体征的概括，它包括了疾病的部位、病因、病机，是辨证的结论。中国传统康复疗法首先着眼于证，而不是病的异同。由于一个疾病的不同阶段可以出现不同的证候，而不同的疾病有时在其发展过程中也可以出现相同的证候。因此，同一个疾病由于证候不同其康复方法也不同；而不同的疾病只要出现相同的证候就可以采用相同的康复原则和方法，这就是中医的"同病异治"和"异病同治"的道理所在。

辨证康复是要求所采取的康复疗法必须是在全面了解患者病因、病情、发病和治疗过程以及机体目前功能状态的基础上所做出的。要求经过四诊合参，综合了解患者的整体状况，按照八纲、经络、脏腑、气血辨证的结果，因人、因地、因时制宜制订康复策略和措施。例如，同样是肢体残疾的患者，其病因、身体状况、残疾程度、主观能动性等可能各不相同，其康复方案亦必然有差异，因此在进行康复治疗时，一定要全面了解患者的整体情况，综合辨证，全面康复。

四、中国传统康复疗法的特色和优势

（一）预防与康复相结合

预防，就是采取一定的措施，防止疾病的发生与发展。中医学历来非常重视预防，早在《黄帝内经》中就提出了"治未病"的预防思想。机体的功能障碍可以是现存的，也可以是潜在的，因此，康复治疗运用的时间不止局限在功能障碍出现之后，而应当在此之前即发病之前或发病过程中就应采取一定措施，以防止疾病的发生，或将病残降到最低程度；已经发生病残者，应采取积极治疗措施，预防功能障碍的加重和新的功能障碍的发生，即"未病先防、既病防残、已残防障"的三级预防思想。

（二）内治与外治相结合

中国传统康复疗法由于具有中医整体观念的独特理论体系作为指导，要求从患者整体状况出发选择康复方法，一方面要特别关注自然界四时气候变化对人体生理功能和病理变化的影响，在调整脏腑阴阳气血盛衰时，要顺应自然，充分利用大自然为人类提供的丰富的物质环境和自然中的空气、阳光、泉水、高山、森林、天然药、食物等自然物质来调整机体的各种功能障碍，为康复所用；同时作为康复治疗的重要方法和手段的针灸、推拿、中药内外治、音乐、导引等各种疗法，有其各自的适应证，因此在辨证的基础上采用内治法与外治法相结合,即多种康复方法相互配合。此外,由于需要康复的患者多属气血亏虚、病情复杂多变、病程较长的慢病者,要培补久虚的阴阳气血,并非一朝一夕能奏效。经过几千年的不断发展和完善,形成了中药内治和外治相结合的调、养、治并举的康复措施,通过食治和药疗,食药并举以培补元气,调整脏腑功能,促进功能恢复。

(三)整体康复与辨证康复相结合

整体康复和辨证康复是中医学整体观念和辨证论治在传统康复疗法中的具体体现,也是传统康复疗法获得良好疗效的关键。在康复过程中,对局部的功能障碍应从整体出发,采取全面的康复措施。康复方法上强调充分利用人体自身恢复功能和自然社会力量促进康复,努力达到伤残后人体内在功能的最佳状态,即人与自然环境、社会环境的良好适应与协调和谐。

传统康复治疗过程中贯穿着辨证康复的思想。辨证包含有对功能障碍的内在生理病理的辨识,而生理病理的改善与外在形体及行为障碍的改善有因果关系。通过辨证论治消除造成各种功能障碍的内在因素,体现了中医学"治病求本"和整体康复的原则。因此,辨证是决定康复治疗方法选择的前提和依据。辨病与辨证相结合,采用因人而异和因证而异的个性化方案,能使康复治疗更有针对性和灵活性。

(四)经济、简易、方便、实用

传统康复疗法经济方便,容易掌握,适应范围广,不需要复杂的场所和设施就能开展,且疗效独特确切,特别适合我国城乡居民的传统观念、生活习惯,群众容易接受,适合在老年康复、慢性病康复、社区康复及家庭康复中推广使用。运用传统康复疗法可以以较少的人力、物力、财力投入,达到为更多的康复对象提供基本康复需求的目的。在实现我国"人人享有康复服务"的目标过程中,应当大力推广、普及和使用传统康复疗法。

五、中国传统康复疗法的主要内容

中国传统康复疗法历史悠久,内容丰富,疗效显著,几千年来为维护人类的健康发挥了重要作用。其主要内容包括中国传统康复疗法的基本理论、常用康复疗法和临床应用三大部分,基本理论包括阴阳五行、脏腑、经络、病因病机、诊法与辨证。中国传统康复疗法涉及针刺疗法、温灸疗法、拔罐疗法、刮痧疗法、推拿疗法、中药疗法、膳食疗法及传统运动疗法等。本教材突出传统康复疗法在临床疾病康复中的实际应用,主要介绍了临床常见的脑卒中、特发性面神经麻痹、脊髓损伤、颈椎病、肩周炎、腰腿痛、脑性瘫痪、高血压、糖尿病、慢性阻塞性肺疾病的康复治疗。

(封银曼)

中国传统康复疗法历史悠久，内容丰富，具有显著的作用和独特的优势，护佑了中华民族几千年，充分体现了其整体观念和辨证论治的精髓，构建了人与自然、人与社会的和谐之美。我们有责任和义务传承和发扬传统康复疗法，在临床实践中进行创新，更好地服务社会。

 思考与练习

一、简答题

1. 中国传统康复疗法在康复治疗中有哪些特色和优势？

2. 中国传统康复疗法的基本特点是什么？

二、填空题

1. 我国现存最早的医学经典著作是_____。

2. 我国第一部药物学专著是_____。

3. 奠定了中医学辨证论治体系的著作是_____。

4. 中医学整体观念的内涵包括_____、_____、_____。

5. 中医学的特点是_____和_____。

6. 由明代李时珍所著，被称为百科全书的是_____。

第一章 中国传统康复基本理论

01章 数字资源

学习目标

1. **知识目标:**掌握五脏的生理功能;经络的走向、交接和分布规律;精气血津液各自的特点和功能;问诊要点,八纲辨证特点。熟悉六腑的生理功能,经络的生理功能,各种病因的致病特点。了解阴阳五行的基本概念和内容,经络的概念和功能,四诊的内容及临床意义。
2. **能力目标:**具有传统康复诊断和辨证能力,具有与患者进行良好沟通的能力,初步具有发现问题、分析和解决问题的能力以及创新意识。
3. **素质目标:**具备良好的康复工作习惯和严谨的工作态度,对患者具有高度的爱心、细心、耐心与责任心,具有团队协作精神和求真务实的工作作风。

第一节　阴　阳　学　说

 导入案例

《黄帝内经》曰:"夫百病之所始生者,必起于燥湿、寒暑、风雨、阴阳、喜怒、饮食、居处,气合而有形,得脏而有名,余知其然也。夫百病者,多以旦慧昼安,夕加夜甚,何也?"岐伯曰:"四时之气使然。"

请思考:

1. 为什么许多患者多在早晨病轻、白昼平稳、夜间病势加重?
2. 请用阴阳表示昼夜的变化。

11

一、阴阳的基本概念

阴阳,是对自然界相互关联的某些事物和现象对立双方属性的概括,它既可以代表两个相互对立的事物,也可以代表同一事物内部存在的相互对立的两个方面。

阴和阳最初的含义是指日光的向背,朝向日光者为阳,背向日光者为阴。宇宙间一切事物都包含着阴阳相互对立的两个方面,阴阳的变化构成了一切事物,并推动着事物的发生发展。一般来说,凡是运动的、上升的、明亮的、温热的、功能的、兴奋的、功能亢进的,都属于阳的范畴;凡是静止的、下降的、晦暗的、寒冷的、物质的、抑制的、功能减退的,都属于阴的范畴。以天地而言,则"天为阳,地为阴";以水火而言,则"水为阴,火为阳";以动静而言,则"动者为阳,静者为阴"。现将事物和现象的阴阳属性归纳为表 1-1。

表 1-1　事物和现象的阴阳属性归纳表

属性	空间	时间	季节	温度	湿度	亮度	运动状态
阳	上外	昼	春夏	温热	干燥	明亮	上升
阴	下内	夜	秋冬	寒凉	湿润	晦暗	下降

事物的阴阳属性不是绝对的,而是相对的。一方面表现为在一定条件下,阴可以转化为阳,阳可以转化为阴。另一方面表现为阴阳具有无限可分性。例如,昼为阳,夜为阴;昼又可再分阴阳,上午为阳中之阳,下午为阳中之阴;夜亦可再分阴阳,前半夜为阴中之阴,后半夜为阴中之阳。又如六腑属阳,五脏属阴,五脏中又可再分阴阳,心肺属阳,心为阳中之阳,肺为阳中之阴;肝、脾、肾属阴,肝为阴中之阳,肾为阴中之阴,脾为阴中之至阴。每一脏又可再分阴阳,比如心有心阴、心阳;肝有肝阴、肝阳;肾有肾阴、肾阳等。

二、阴阳学说的基本内容

1. 对立制约　对立,即相反。制约,即抑制。阴阳对立制约,是指自然界一切事物或现象对立的阴阳双方之间的相互制约和相互排斥。比如动静分阴阳,动为阳,静为阴,动静阴阳之间存在着相互对立制约的关系。

2. 互根互用　互根,是指阴和阳的任何一方都不能脱离另一方面单独存在。如天和地,天为阳,地为阴,没有天就无所谓地,没有地就无所谓天;寒和热,寒为阴,热为阳,没有寒就无所谓热,没有热就无所谓寒。互用,是指阴阳双方不断地资生、促进和助长对方。如气与血的关系,气为阳,血为阴,气可生血,血可养气。

3. 消长平衡　阴阳消长平衡,是指阴阳双方在不断地消长变化中维持动态平衡。如一年四季气候变化,就是阴阳消长平衡的过程。从冬至春及夏,气候从寒冷逐渐转暖变热,是"阴消阳长"的过程;从夏至秋及冬,气候从炎热逐渐转凉变寒,是"阳消阴长"的过程。四季的变化,寒暑的更易,反映了阴阳消长的过程,这种阴阳消长是处于相对平衡状态中的。

阴阳消长是阴阳运动变化的一种形式,是量变的过程。阴阳双方在一定范围、一定限度、一定时间内的消长运动过程中保持着动态平衡。

4. 相互转化　阴阳相互转化,是指对立的阴阳双方,在一定条件下,可以各自向其相反的方向转化,即阴可以转化为阳,阳也可以转化为阴。如自然界四季的变化,属阳的夏天可以转化为属阴的冬天,属阴的冬天亦可以转化为属阳的夏天;人体的病证,属阳的热证可以转化为属阴的寒证,属阴的寒证亦可以转化为属阳的热证。

阴阳转化是阴阳运动的又一基本形式,是质变的过程,是事物属性发生了根本性的变化。

三、阴阳学说在传统康复中的应用

1. 说明人体的组织结构　人体是一个有机整体,各组织结构中存在着阴阳对立统一关系,《素问》说:"人生有形,不离阴阳。"人体组织结构可以用阴阳来划分见表 1-2。

表 1-2　人体组织结构的阴阳划分

属性	部位	脏腑	五脏	经络
阳	上部、体表、外侧、背部	六腑	心、肺	手足三阳经、督脉
阴	下部、体内、内侧、腹部	五脏	肝、脾、肾	手足三阴经、任脉

2. 说明人体的生理功能　人体的脏腑功能属阳,物质属阴。人体的生理活动是以物质为基础,没有物质的运动,就无法产生生理功能,人体的生理活动不断促进着物质的新陈代谢。《素问·生气通天论》曰:"阴平阳秘,精神乃治。"

3. 说明人体的病理变化　疾病的发生,是阴阳平衡失调的结果。阳偏盛出现实热证,阴偏盛出现实寒证,阳偏虚出现虚寒证,阴偏虚出现虚热证(图 1-1)。阴阳双方虚损至一定程度,会导致对方的不足,即是"阴损及阳""阳损及阴",甚至出现"阴阳两虚"。

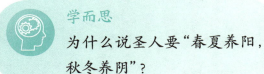

学而思
为什么说圣人要"春夏养阳,秋冬养阴"?

4. 用于疾病的诊断　在疾病诊断方面,以阴阳为总纲,《黄帝内经》曰:"善诊者,察色按脉,先辨阴阳。"临床上表、实、热为主要表现的功能障碍属阳,里、虚、寒为主要表现的功能障碍属阴。

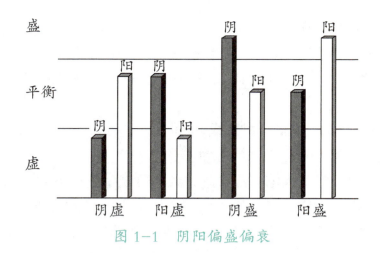

图 1-1　阴阳偏盛偏衰

5. 用于疾病的治疗与康复　阴阳失调是功能障碍的根本原因,因此在康复治疗中,改善和恢复机体功能的基本原则是调整阴阳,补其不足,损其有余。补其不足,若阳虚不能制阴而阴盛者,属虚寒证,应补其阳;若阴虚不能制阳而阳亢者,属虚热证,应补其阴。损其有余,若阳盛者,属实热证,应用寒凉制其阳,即热者寒之;若阴盛者,属实寒证,应用温热制其阴,即寒者热之。

(封银曼)

第二节　五行学说

 导入案例

张某,女,47岁,家庭妇女,平素爱生闷气。一周前因夫妻争吵,情志不遂而发病。表现为心烦易怒,两胁胀痛,不思饮食,脘腹窜痛,痛则欲泻,泻后痛减。今晨起咳嗽阵作,干咳,痰少黏稠,口苦,咽干,舌质红,苔薄黄,脉弦数。

请思考:

1. 请用五行生克乘侮理论解释该患者出现的病理变化。

2. 导致本病相乘相侮关系发生的原因是什么?

一、五行的基本概念

"五",指木、火、土、金、水五种基本物质;"行",指运动变化。五行,是指木、火、土、金、水五种基本物质的运动变化。

古人认为木、火、土、金、水这五种物质是人们生产和生活中最为常见和不可缺少的基本物质。《尚书大传》记载:"水火者,百姓之所饮食也;金木者,百姓之所兴作也;土者,万物之所资生也，是为人用。"

二、五行学说的基本内容

（一）五行的特性

1. 木的特性　"木曰曲直"。曲直是指树木具有生长、升发、能屈能伸的特性。引申为凡具有生长、升发、条达、舒畅等性质和作用的事物均归属于木。

2. 火的特性　"火曰炎上"。炎上是指火具有温热、升腾的特性。引申为凡具有温热、向上等性质和作用的事物均归属于火。

3. 土的特性　"土爰稼穑"。稼穑是指土具有种植谷物、收获谷物、化生万物的特性。引申为凡具有生化、承载、受纳等性质和作用的事物均归属于土。

4. 金的特性　"金曰从革"。从革是指金具有变革的特性。引申为凡具有清肃、收敛、下降等性质和作用的事物均归属于金。

5. 水的特性　"水曰润下"。润下是指水具有滋润、向下的特性。引申为凡具有寒凉、滋润、下行等性质和作用的事物均归属于水。

（二）事物属性的五行归类

采用取象比类的方法，将事物的不同性质、作用和形态与五行的特性进行比较、归类，分别属于木、火、土、金、水五行。以天人相应为指导思想，以五行为中心，以空间结构的五方、时间结构的五季、人体结构的五脏为基本框架，将自然界的各种事物和现象以及人体的生理病理现象，按其属性进行归纳为表 1-3，形成了与人体内外环境相互关联的五行结构系统。

表 1-3　事物属性的五行归类

自然界							五行	人体							
五音	五味	五色	五化	五气	五方	五季		五脏	五腑	五官	五体	五华	五志	五液	五声
角	酸	青	生	风	东	春	木	肝	胆	目	筋	爪	怒	泪	呼
徵	苦	赤	长	暑	南	夏	火	心	小肠	舌	脉	面	喜	汗	笑
宫	甘	黄	化	湿	中	长夏	土	脾	胃	口	肉	唇	思	涎	歌
商	辛	白	收	燥	西	秋	金	肺	大肠	鼻	皮	毛	悲	涕	哭
羽	咸	黑	藏	寒	北	冬	水	肾	膀胱	耳	骨	发	恐	唾	呻

（三）五行的生克乘侮

五行的相生相克共同维持着五行系统的平衡和稳定，促进事物的生化不息，用来说明自然界的正常变化和人体的生理活动。而五行的相乘相侮是用来说明自然界的异常变化和人体的病理现象。

1. 五行相生　是指五行之间相互资生、助长、促进的关系。五行相生的次序：木生火，火生土，土生金，金生水，水生木，循环往复。五行相生的关系，即是"母子关系"。生我者为母，我生者为子（图1-2）。以木为例，生我者是水，故水为木之母；我生者是火，故火为木之子，以此类推。

2. 五行相克　是指五行之间相互制约、相互克制的关系。五行相克的次序：木克土，土克水，水克火，火克金，金克木，循环往复。五行相克的关系，即是"所不胜"与"所胜"的关系。克我者为"所不胜"，我克者为"所胜"（图1-2）。以土为例，克我者是木，故木为土之所不胜；我克者是水，故水为土之所胜，以此类推。

3. 五行相乘　是指五行中某一行对其所胜一行的过度克制。五行相乘的次序：与相克的次序相同，木乘土，土乘水，水乘火，火乘金，金乘木（图1-3）。如金克木，若金过于亢盛，则克木太过，为"金乘木"；或木本身不足，金乘木虚，克制相对增强，使木更虚，称为"木虚金乘"。

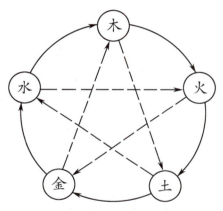

图1-2　五行相生相克

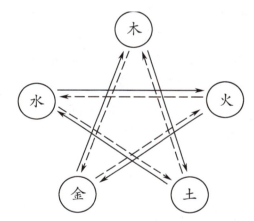

图1-3　五行相乘相侮

4. 五行相侮　是指五行中某一行对其所不胜一行的反向克制，即反克，又称"反侮"。五行相侮的次序：与相克的次序相反，木侮金，金侮火，火侮水，水侮土，土侮木（图1-3）。如木气过于亢盛，不仅不受金的克制，反而对金进行反侮，出现"木旺侮金"；若金气过于虚弱，不仅不能对木进行克制，反受到木的反侮，出现"金虚木侮"。

相乘和相侮，既有联系，又有区别。其区别是相乘是五行之间的过度克制，相侮是五行之间的反向克制；其联系是相乘和相侮同时发生，原因是五行某一行的力量过强或过弱。如木过盛时，既可乘土又可侮金；金虚时，既受到火乘又受到木的反侮。

三、五行学说在传统康复中的应用

1. 说明人体五脏的生理功能和相互关系　五行学说分别将人体的五脏归属于五行，以五行的属性来说明五脏的生理功能。如肝属木，木曰曲直，有条达和升发之性，故推之肝性条达疏泄，恶抑郁。用五行的生克说明五脏之间相互联系、相互制约的关系。如肝属木，心属火，木生火就是肝生心，肝藏血以济心。

2. 说明五脏的病理传变　五脏在生理功能上相互联系，在病理上亦相互影响，这种相互影响即为传变。五脏疾病的传变，分为相生关系的传变和相克关系的传变，其中相生关系的传变包括母病及子和子病犯母，相克关系的传变包括相乘和相侮两方面。

3. 用于指导疾病的诊断　人体是一个有机整体，内脏功能异常，会表现在色泽、声音、形态、脉象等方面的异常，《灵枢》曰："有诸内者，必形诸外"。根据四诊资料，联系五行的归属及其生克乘侮的变化规律来推断病情，如面青、喜食酸、脉弦，诊断为肝病。

4. 用于指导疾病的治疗与康复

（1）指导脏腑用药：不同药物，有不同的颜色和气味。色有青、赤、黄、白、黑"五色"；味有酸、苦、甘、辛、咸"五味"。青色、酸味入肝，赤色、苦味入心，黄色、甘味入脾，白色、辛味入肺，黑色、咸味入肾。如白芍味酸入肝经以滋养肝阴；黄连味苦入心经以清泻心火；黄芪色黄味甘入脾经以补益脾气；石膏色白味辛入肺经以清泻肺热；熟地黄色黑味咸入肾经以滋养肾阴等。在临床中使用中药，还应结合药物的四气（寒、热、温、凉）、升降浮沉和功效等进行综合分析，辨证用药。

（2）控制疾病传变：一脏有病时，常可波及他脏。如肝气太过，木旺乘土，在治疗肝病时，应先健脾，防止肝病传脾。在临床治疗时，除对本脏进行治疗外，还应依据五行的生克乘侮规律，调整脏腑之间的关系，防止疾病传变。

（3）确定治则治法：根据相生规律确定的治疗原则是"补母""泻子"。补母，虚则补其母，适用于母子关系的虚证。泻子，实则泻其子，适用于母子关系的实证。根据相克规律确定的治疗原则是"抑强""扶弱"。抑强，指抑制太过之脏气，适用于脏气亢盛所致的相乘和相侮。扶弱，指扶助不足之脏气，适用于脏气不足所致的相乘和相侮。具体治则治法见（图1-4）。

（4）指导情志疾病的治疗：情志活动由五脏精气所化生，且分别归属于五脏。临床上通过"以情治情"的方法来治疗情志疾病。如悲为肺志，怒为肝志。金克木，故悲胜怒。恐为肾志，喜为心志。水克火，故恐胜喜。

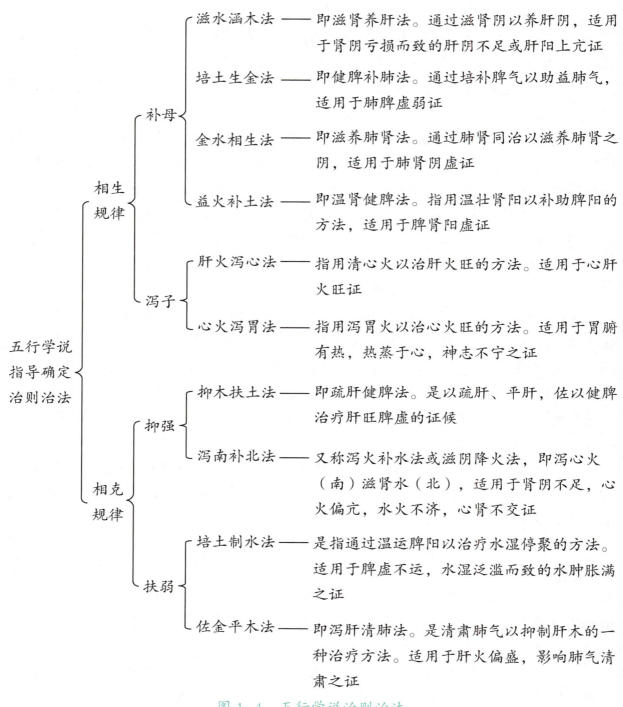

五行学说指导确定治则治法
├─ 相生规律
│ ├─ 补母
│ │ ├─ 滋水涵木法 —— 即滋肾养肝法。通过滋肾阴以养肝阴，适用于肾阴亏损而致的肝阴不足或肝阳上亢证
│ │ ├─ 培土生金法 —— 即健脾补肺法。通过培补脾气以助益肺气，适用于肺脾虚弱证
│ │ ├─ 金水相生法 —— 即滋养肺肾法。通过肺肾同治以滋养肺肾之阴，适用于肺肾阴虚证
│ │ └─ 益火补土法 —— 即温肾健脾法。指用温壮肾阳以补助脾阳的方法，适用于脾肾阳虚证
│ └─ 泻子
│   ├─ 肝火泻心法 —— 指用清心火以治肝火旺的方法。适用于心肝火旺证
│   └─ 心火泻胃法 —— 指用泻胃火以治心火旺的方法。适用于胃腑有热，热蒸于心，神志不宁之证
└─ 相克规律
   ├─ 抑强
   │ ├─ 抑木扶土法 —— 即疏肝健脾法。是以疏肝、平肝，佐以健脾治疗肝旺脾虚的证候
   │ └─ 泻南补北法 —— 又称泻火补水法或滋阴降火法，即泻心火（南）滋肾水（北），适用于肾阴不足，心火偏亢，水火不济，心肾不交证
   └─ 扶弱
      ├─ 培土制水法 —— 是指通过温运脾阳以治疗水湿停聚的方法。适用于脾虚不运，水湿泛滥而致的水肿胀满之证
      └─ 佐金平木法 —— 即泻肝清肺法。是清肃肺气以抑制肝木的一种治疗方法。适用于肝火偏盛，影响肺气清肃之证

图1-4　五行学说治则治法

（封银曼）

第三节 脏 腑

导入案例

患者,男,49岁。尿频、口渴1年,加重伴易饥1个月。患者1年前出现尿频、口渴等症状,经检查被诊断为"2型糖尿病"。此后在饮食上甚为节制,故血糖、尿糖控制较好,很少服药。1个月前因儿子结婚,与亲友饮酒过多,多次测量血糖一度偏高,症状明显加重,遂来求治。现乏力,腰酸腿软,手足发热,口渴咽干,多食易饥,小便频多,大便干燥,舌红苔黄厚,脉滑细数。

请思考:

1. 此患者是哪个脏腑生理功能出现了异常?
2. 运用所学中医理论对上述病证的病机进行解释。

脏腑是人体内脏的总称。按照脏腑的生理功能及其形态结构特点,将其分为脏、腑和奇恒之腑三类。脏即心、肝、脾、肺、肾,合称五脏,共同的生理特点是化生和贮藏精气,形态结构属于实质性器官。腑即胆、胃、大肠、小肠、膀胱、三焦,合称六腑,共同的生理特点是受盛和传化水谷,形态结构属于空腔性器官。奇恒之腑即脑、髓、骨、脉、胆、女子胞,这一类器官似脏非脏,似腑非腑,在形态结构上中空有腔类似于六腑,在生理功能上贮藏精气又类似于五脏。

人体是一个以五脏为中心的有机整体,各组成部分之间,在形态结构上密不可分,在生理功能上相互协调,在病理过程中相互影响。

中医的脏腑名称,虽与西医相同,但在生理、病理上的含义却不尽相同。一个中医脏腑的功能,可能包含几个西医脏器的功能;一个西医脏器的功能,也可能分散在多个中医脏腑的功能之中。

一、五 脏

五脏,即心、肝、脾、肺、肾的合称。在功能上各司其职,与六腑、形体、官窍等密切关联,构成了以五脏为中心的五大功能系统。

(一)心

心位于胸腔,两肺之间,膈膜之上,外有心包护卫。与小肠、面、脉、舌等构成心系统。心在脏腑中居位为五脏六腑之大主,生命之主宰,故称为君主之官。心五行属火,为阳中之阳脏,通于夏气。

1. 心的主要生理功能

（1）主血脉：主，即主宰、主管、主司；血，即血液；脉，即脉管，为血之府，是血液运行的通道，亦称脉道。心脏和脉管相连，血行脉中，心、血、脉形成一个密闭的系统，成为血液循环的枢纽。心主血脉是指心气推动血液在脉管中运行，以营养全身的作用。血液正常运行必备的三个条件：心气充沛、血液充盈、脉道通利。

心主血脉的功能是否正常体现在面色、舌色、脉象、胸部感觉等方面。正常时面色红润、舌色淡红、脉缓和而有力、胸部舒畅。心气虚则心慌气短、面色无华、脉虚无力；心血虚则面色与舌色淡白无华、心慌心悸、脉细无力；心血瘀阻时面色与舌色较暗或青紫，舌有瘀斑、瘀点，脉象涩或结代。

（2）主神志：也称心藏神。神有广义和狭义之分。广义的神是指人体生命活动的外在表现，包括意识思维、面色表情、目光眼神、言语应答、肢体活动、姿态等。狭义之神是指人的精神、意识、思维活动。

血是神志活动的物质基础。心气血充足，心主神志功能正常，则精神振奋，神志清晰，思维敏捷，反应灵敏，睡眠安稳；心血不足，心神失养，则精神、意识和思维异常，可出现失眠多梦、反应迟钝、神志不宁，甚至谵狂、精神萎靡或昏迷不醒。

2. 心与形体官窍的关系

（1）在体合脉，其华在面：心在体合脉，即是指全身的血脉都属于心。其华在面，是指心的生理功能正常与否，可从面部的色泽变化反映出来。心气旺盛，血脉充盈，面部红润光泽；若心气虚则面色㿠白，心血虚则面白无华，心血瘀阻则面色青紫。

（2）开窍于舌：是指舌为心之外候，又称舌为心之苗。舌的功能是主司味觉和表达语言，与心的功能关系密切。心的功能正常，则舌体红润灵活、味觉灵敏、语言流利。若心火上炎则舌红或生疮；心血瘀阻则舌质紫暗或有瘀斑；心神失常则舌卷、舌强或失语等。

 知识拓展

心包

心包，又称心包络，是心外的包膜，有保护心脏、代心受邪的作用。《医学正传》中说："心包络，实乃裹心之包膜也，包于心外，故曰心包络也。"《灵枢·邪客》说"故诸邪之在于心者，皆在于心之包络。"所以心包络受邪所出现的病症与心是一致的，如"热入心包""痰蒙心包"时均可出现神昏、谵语、舌强等。

（二）肺

肺位于胸腔，左右各一，与心同居膈上，上连气管，通窍于鼻，与自然界直接相通。与大肠、皮、毛、鼻等构成肺系统。肺在五脏六腑中，位居最高，故称"华盖"，不耐湿燥和寒热,易受邪侵,故又称娇脏。肺五行属金,为阳中之阴脏,通于秋气。

1. 肺的主要生理功能

（1）主气,司呼吸:即主呼吸之气和主一身之气。

1）肺主呼吸之气:肺是体内外气体交换的场所,肺吸入自然界的清气,呼出体内的浊气,实现体内外气体交换。通过吐故纳新来保证人体新陈代谢的正常运行。

2）肺主一身之气:是指肺主持一身之气的生成和调节全身气机。

体现在两个方面:一是气的生成。肺吸入的自然界清气是人体一身之气生成的主要来源之一,特别是宗气的生成。宗气由肺吸入的自然界清气,与脾胃化生的水谷精气相结合而生成。因此,肺的呼吸功能正常与否,影响着宗气的生成,同时也影响着全身之气的生成。二是对全身气机的调节作用。肺脏的呼吸运动,对全身之气的升降出入运动起着重要的调节作用。

肺司呼吸功能正常,则宗气和全身之气生成旺盛,反之则可出现呼吸无力,少气不足以息、气短、声低、乏力等气虚的表现。

（2）主宣发肃降:宣发和肃降是肺气运动的最基本形式。

宣发,是宣通和布散之意,即指肺气的向上升宣和向外布散的作用。其主要体现在三个方面:一是通过肺的宣发,排出体内的浊气;二是将脾所转输的津液和水谷精微向上、向外布散至全身,外达于皮毛;三是宣发卫气,调节腠理开合,将津液代谢后的汗液,排出体外。

肃降,有清肃、洁净和下降之意,即指肺气向下的通降和使呼吸道保持洁净的作用。其主要体现在三个方面:一是吸入自然界之清气;二是将清气和脾传输的津液、水谷精微向下布散;三是肃清肺和呼吸道内的异物,保持呼吸道的洁净。

肺气的宣发和肃降,在生理上相互依存和相互制约,在病理上又相互影响。肺宣发和肃降正常,则呼吸均匀,气机通畅,全身气血津液运行正常。若二者的功能失去协调,即可出现"肺气失宣"或"肺失肃降"等病变,临床可见胸闷、咳嗽、喘息等症状。

（3）通调水道:通,即疏通;调,即调畅;水道,是水液运行和排泄的道路。肺的通调水道是指肺能疏通调节体内津液的输布、运行和排泄。此作用需通过肺气的宣肃运动来完成。肺气的宣发,可使津液输布于全身,发挥滋润濡养作用,同时主司腠理的开合,调节汗液的排泄;肺气的肃降,既将吸入之清气下纳于肾,又将水液不断向下输送,经肾和膀胱气化作用,生成尿液排出体外。故说"肺主行水"和"肺为水之上源"。肺的宣发和肃降功能失常,影响通调水道功能,则可见小便不利、尿少、水肿、痰饮等病变。

2. 肺与形体官窍的关系

（1）在体合皮,其华在毛:皮毛,指皮肤、汗腺和毫毛等组织,是机体抵抗外邪的屏障,由肺所宣发的卫气和津液温养润泽。肺的宣降功能正常,则皮肤致密,毫毛光泽,抵御外邪的能力亦强;若肺宣发卫气和输精于皮毛的功能减弱,则出现皮毛憔悴、枯槁,机体抵抗外邪能力低下,易受外邪侵袭,出现感冒、多汗等。

（2）开窍于鼻：鼻与喉相通联于肺，故称"鼻为肺之窍""喉为肺之门"。鼻的嗅觉与喉的发音均依赖于肺气的作用。肺气通利，则鼻腔通畅，嗅觉灵敏，声音能彰。外邪袭肺多从口鼻而入，致肺气不宣，则出现鼻塞、流涕、喉痒、音哑等鼻喉症状。

（三）脾

脾位于中焦，左膈之下，形如镰刀。与胃、肉、口、唇等构成脾系统。脾与胃合称之为"仓廪之官"，气血生化之源，后天之本。脾以升为健，喜燥恶湿，易为湿困。脾五行属土，为阴中之至阴，通于长夏之气。

1. 脾的主要生理功能

（1）主运化：运，即转运输送；化，即消化吸收。脾主运化是指脾对饮食物的消化吸收及其将精微物质转输至全身的作用。其主要包括运化水谷和运化水液两个方面。

运化水谷，是指对饮食物的消化吸收和转输精微物质。饮食物经胃受纳腐熟传入小肠，小肠受盛化物，分清别浊后依赖于脾的运化功能，把水谷化为水谷精微并布散到全身。脾气的运化功能健全，可为全身脏腑组织化生精、气、血、津液，从而维持人体正常的生理活动。故称"脾胃为后天之本、气血生化之源"。反之，若脾失健运，消化吸收功能减退，则出现腹胀、泄泻、食欲缺乏及倦怠、消瘦等症。

运化水液，也称"运化水湿"，是指脾对体内水液的吸收、转输和布散。人体摄入的水液经过脾的吸收和转输，布散至全身，在肺、肾等脏腑协同作用下，维持水液代谢的平衡。因此，脾的运化水液功能健旺，就能防止水液在体内发生停滞。反之，如果脾的运化水液功能减退，必然导致水液代谢障碍，从而产生水湿痰饮等病理产物，甚则导致水肿。

（2）主统血：统，是统摄、控制之意。脾主统血，是指脾统摄、控制血液循行于脉中而不溢于脉外。

脾统血的作用是通过气摄血来实现，而脾为气血生化之源，故脾气健运，气血生化有源，气能固摄血液，血液不至于溢出脉外而发生出血。反之脾失健运，气血生化不足，气的固摄功能减退，血溢于脉外，出现血虚及各种出血病证，如便血、崩漏、肌衄、尿血等，即"脾不统血"。

（3）主升：是指脾气运动特点以上升为主，包括升清和升举内脏两个方面。

脾主"升清"：升，上升；清，水谷精微。脾主升清，是指脾将水谷精微上输至心、肺、头目，通过心肺化生气血，以营养全身。脾的升清是与胃的降浊相对而言的。二者相反相成，贯穿了饮食物消化、吸收、输布、排泄全过程。脾能升清，则气血生化有源，机体生命活动旺盛。若脾不升清，气血生化无源，则可出现神疲乏力、头晕目眩、腹胀、泄泻等症。

升举内脏：是指脾气有升举内脏，维持人体内脏位置相对恒定，防止其下垂的作用。若脾气虚弱，升举无力，可导致内脏下垂，如胃下垂、子宫脱垂或久泄脱肛等，称为"中气下陷"或"脾气下陷"。

2. 脾与形体官窍的关系

（1）在体合肉，其华在唇：肌肉所需的营养，靠脾运化水谷精微供给。四肢肌肉最为发达,脾健则营养充足,肌肉丰满,四肢轻劲,灵活有力,故又称"脾主四肢"。脾失健运,则营养吸收不足,肌肉消瘦或痿弱,四肢沉重,倦怠无力。

其华在唇,是说脾气的盛衰可以从口唇的色泽反映出来。脾气健运,气血充足,则口唇红润有光泽;脾失健运,气血虚少,则口唇淡白无华,甚则萎黄不泽。

（2）开窍于口:指饮食、口味等与脾之运化功能关系密切。脾气健运,则食欲旺盛,口味正常;脾失健运,则出现食欲缺乏,口淡乏味、口腻、口甜等。

（四）肝

肝位于腹部,横膈之下,右胁之内。与胆、目、筋、爪等构成肝系统。肝主升、主动,喜条达而恶抑郁,体阴用阳。肝五行属木,为阴中之阳,通于春气。

1. 肝的生理功能

（1）主疏泄:疏,即疏通;泄,即发泄、升发。肝主疏泄,是指肝气具有疏通全身气机,使之畅达的功能。主疏泄功能主要表现在三个方面。

1）调畅气机:气机,就是气的升降出入运动。机体的脏腑、经络、器官等的活动,全赖于气的升降出入运动。肝的疏泄功能正常,则气机调畅,气血调和,经络通利,脏腑器官等的活动正常。若肝的疏泄功能异常,则可出现两个方面的病理现象:一是肝的疏泄不及,气机郁滞,形成肝气郁结,出现胸胁、两乳或少腹胀痛不适等;二是肝的升发太过,肝气上逆,出现头目胀痛、面红耳赤,甚则猝然昏倒。气升太过,则血随气逆,而导致吐血、咯血等血从上溢的病理变化。

2）调畅情志:情志活动为心所主管,但与肝的疏泄功能密切相关。正常的情志活动依赖于气机的调畅。肝的疏泄功能正常,则气机调畅,气血和调,精神愉快、心情舒畅。肝失疏泄,若疏泄不及,肝气郁结,则表现为精神抑郁、多愁善虑、沉闷欲哭、嗳气太息、胸胁胀闷等;若疏泄太过,则表现为兴奋状态,如烦躁易怒、头晕胀痛、失眠多梦等。

此外,妇女的排卵和月经来潮、男子的排精,与肝的疏泄功能也有密切关系。

3）促进消化:肝的疏泄功能有助于脾胃的升降和胆汁的分泌和排泄。脾升胃降能保证饮食物正常消化吸收。若肝失疏泄,影响脾升胃降,则可出现眩晕、泄泻等脾气不升或出现嗳气、脘痞、恶心、呕吐、呃逆等胃气不降之证。肝失疏泄,亦影响胆汁的分泌和排泄,可出现胁痛、口苦等症。

（2）主藏血:指肝有贮藏血液、调节血量和防止出血的作用。

肝是人体贮藏血液的主要器官,当人体处于安静状态时,则部分血归于肝脏。当机体活动量增加时,肝将贮藏的血液向外周输布。肝藏血的另一个含义是固摄血液,防止出血。故肝不藏血,则可出现头晕目眩、视物昏花、肢体麻木、妇女月经量少等肝血不足病证,亦可见咯血、呕血、衄血、月经过多、崩漏等出血病证。

2. 肝与形体官窍的关系

（1）在体合筋,其华在爪:筋,即筋膜,是连接关节、肌肉,主管运动的组织,依赖于肝血的濡养。肝血充盈,筋得其养,运动有力而灵活。如肝血不足,筋失所养,则表现为动作迟缓、屈伸不利、肢体麻木、震颤等。

爪，即爪甲，乃筋之延续，故称"爪为筋之余"，包括指甲和趾甲。肝血的盛衰，影响爪甲的枯荣。肝血充足，爪甲红润，坚韧明亮；若肝血不足，则爪甲软薄，色泽枯槁，甚则变形脆裂。

（2）开窍于目：目即眼睛，又称"精明"，是视觉器官。肝的经脉上达于目，故目的视觉功能依赖于肝气的疏泄和肝血的濡养。肝的功能正常，眼睛视物清楚。若肝阴血不足，则两目干涩、视物不清或夜盲；肝经风热，则目赤痒痛；肝火上炎，则目赤生翳；肝阳上亢，则头晕目眩；肝风内动，则目斜上视。

（五）肾

肾位于腰部，脊柱两侧，左右各一。与膀胱、骨髓、脑、发、耳等构成肾系统。肾为人体脏腑阴阳之本，生命之源，故被称为"先天之本"。肾五行属水，为阴中之阴，通于冬气。

1. 肾的主要生理功能

（1）肾藏精，主生长、发育与生殖：精，是指维持人体生命活动的基本物质；肾藏精是指肾具有贮存、封藏精气的生理功能。

肾中所藏之精，包括先天之精和后天之精。先天之精，禀受于父母，与生俱来，是生育繁殖，构成人体的原始物质，又称为"生殖之精"。后天之精，来源于水谷精微，由脾胃化生，维持人体的生命活动。先天之精和后天之精相互依存为用，密切结合构成了肾中之精。精能化气，肾气有促进机体生长、发育和生殖的作用。肾中精气的盛衰，关系到人的生长、壮盛和衰老的整个过程变化。

肾中精气的功能可概括为肾阴和肾阳两个方面。肾阴，又称元阴、真阴、真水，为人体阴液的根本，对机体各脏腑组织起着滋养、濡润作用。肾阳，又称元阳、真阳、真火，为人体阳气的根本，对机体各脏腑组织起着推动、温煦作用。二者相互制约、相互依存、相互为用，维持着人体生理上的动态平衡。若肾阴不足，虚火内生，可见五心烦热、潮热盗汗、男子遗精、女子梦交；肾阳不足，温煦和生化功能衰减，则可出现腰膝冷痛、小便不利或小便频数、男子阳痿早泄、女子宫冷不孕。

（2）肾主水：是指肾有主持和调节人体水液代谢的功能。肾主水的作用，主要通过肾的气化作用来实现。肾的气化正常则开阖有度，储存一定量的水液于体内，以供生理活动的需要。若肾主水功能失调，气化失职，开阖失度，则水液代谢障碍。若阖多开少，小便的生成和排泄发生障碍，可见尿少、水肿等病理现象；若开多阖少，则见尿多、尿频等症。

（3）肾主纳气：纳，即摄纳之意；肾主纳气，是指肾有摄纳肺吸入之清气，调节呼吸，维持一定呼吸深度的作用。人体的呼吸运动，虽为肺所主，但吸入之气，必须下归于肾，由肾气摄纳，呼吸才能通畅、调匀。正常的呼吸运动是肺肾之间相互协调的结果。若肾的纳气功能减退，则呼吸表浅，呼多吸少，动则喘甚，即为"肾不纳气"。

2. 肾与形体官窍的关系

（1）在体合骨，其华在发：肾藏精，精生髓，髓居于骨中以养骨，称为肾主骨。肾精充足,骨髓生化有源,骨骼得到髓的滋养,则骨骼坚固有力;若肾精不足,骨髓生化无源,骨骼失养,则出现小儿囟门迟闭,骨软无力,老年人骨质脆弱,易于骨折等。

齿与骨同出一源,也由肾精所充养,称为"齿为骨之余"。牙齿的生长和脱落与精的盛衰有着密切的关系,肾精充沛,则牙齿坚固;肾精不足,则小儿牙齿生长迟缓,成人牙齿松动或过早脱落。

发为肾之外候,其生长依赖于血的滋养,肾藏精,精化血,精足血旺,毛发得以充分润养,故称"发为血之余"。发的生长状态,常能反映肾中精气的盛衰。青壮年精血充足,发黑而润泽;老年人精血衰少,发白而易于脱落。

(2)开窍于耳和二阴:耳是听觉器官,耳的听觉功能依赖于肾中精气的充养。肾中精气充沛,则听觉灵敏;肾精不足,则听力减退、耳鸣甚至耳聋。

二阴,即前阴与后阴。前阴,是指排尿和生殖的器官;后阴,是指排泄粪便的通道。人的生殖功能,有赖于肾中精气的充盛。大小便的排泄,与肾的气化密切相关。肾中精气充足,排尿和生殖功能正常。若肾精亏虚,则引起排尿异常,出现尿频、尿少、尿闭等;也可导致生殖功能的减退,如早泄、阳痿等。大便的排泄,虽属大肠的传化糟粕功能,但亦与肾气的推动和固摄作用有关。若肾气不足,推动无力而致气虚便秘,或固摄无权而致大便失禁,久泄滑脱。

 知识拓展

命门

"命门"一词,最早见于《黄帝内经》,是指目而言。命门作为内脏提出,始见于《难经》,指出了命门的所在部位及其功能,即为右肾的代称,是男子藏精、女子系胞之所在。明代张景岳在《景岳全书》中说"命门为元气之根,水火之宅。五脏之阴气,非此不能滋;五脏之阳气,非此不能发。"这里所说的命门的功能,实际上是指肾阴和肾阳的功能。一般称肾阳为命门之火,肾阴为命门之水。古代医家之所以称之为"命门",无非是强调肾阴、肾阳在生命活动中的重要性而已。

二、六　腑

六腑,即胆、胃、大肠、小肠、三焦、膀胱的合称。共同生理功能是"传化物",共同生理特点是泻而不藏。六腑以通为用,以降为顺。若通降得太过与不及,均属于病态。

(一)胆

胆居六腑之首,又隶属奇恒之腑。与肝相连,附于肝之短叶间,是中空的囊状器官,内藏有胆汁,胆汁是一种味苦而呈黄绿色的精汁,故《灵枢·本脏》中称胆为"中精之腑"。胆的主要功能：

1. 贮存和排泄胆汁　胆汁具有促进饮食物的消化吸收功能，是保证脾胃运化能够正常进行的重要条件。胆汁由肝之精气所化生，汇聚于胆，泄注于小肠，所以胆汁的化生和排泄受肝的疏泄功能的控制和调节。肝的疏泄功能正常，则胆汁排泄通畅，脾胃运化功能健旺。若肝的疏泄不及，胆汁排泄不利，则影响脾胃的消化功能，可见胸胁胀满、纳呆、厌食油腻、大便失调；若肝的疏泄太过，胆汁上逆，则见口苦、呕吐黄绿苦水；若湿热蕴结肝胆，胆汁不循常道，外溢肌肤，则见黄疸。

2. 主决断　决断，即决定判断；胆主决断，是指胆具有判断事物，并做出决定的作用。肝胆相连，互为表里，肝主谋虑，胆主决断，二者相互配合，协调着正常的精神思维活动。若胆气不足，则易惊善恐，遇事不决等。

（二）胃

胃又称胃脘，位于膈下，分为上、中、下三部。胃的上部称上脘，包括贲门，上接食管；中部称中脘，即胃体；下部称下脘，包括幽门，下通小肠。胃为水谷精微之仓、气血之海。胃喜润恶燥，主要生理功能如下：

1. 胃主受纳、腐熟水谷　受纳是接受和容纳；腐熟是饮食物经过胃的初步消化，形成食糜的过程。饮食入口，经过食管，容纳于胃，故称胃为"太仓""水谷之海"。胃的受纳、腐熟作用为脾的运化功能提供了物质基础。故称脾胃为"后天之本，气血生化之源"。胃的受纳腐熟功能减退，则有胃脘疼痛、厌食、恶心、呕吐等表现；胃的受纳腐熟功能亢进，则出现多食善饥等症。

2. 主通降　就是指胃能够将食糜下传小肠、大肠，并排出糟粕的过程。中医以脾胃升降来概括整个消化系统的生理功能。脾宜升则健，胃宜降则和，脾升胃降，升降协调，共同完成饮食物的消化吸收。胃之通降是降浊，降浊是受纳的前提条件。胃失通降，则见胃脘胀满、纳呆、口臭、大便秘结等胃失和降之证，或见恶心、呕吐、嗳气酸腐、呃逆等胃气上逆之候。

（三）小肠

小肠位于腹中，包括回肠、空肠、十二指肠。其上端通过幽门与胃相接，下端通过阑门与大肠相连。小肠的主要生理功能包括：

1. 主受盛化物　受盛，是指接受、以器盛物之意；化物是指消化、化生之意。小肠的受盛化物功能主要表现在两个方面：一是作为容器，接受胃下移的食糜，即受盛；二是对食糜的进一步消化和吸收，将其转化为营养物质，即化物。小肠受盛化物功能失调，则有腹胀、腹痛、腹泻、便溏等表现。

2. 主泌别清浊　泌，即分泌；别，即分别；清，即水谷精微；浊，即食物残渣。泌别清浊，是指小肠将初步消化的食糜，分成水谷精微和食物残渣的过程。清者吸收，浊者送到大肠，形成粪便排出体外。小肠在吸收水谷精微物质的同时，也吸收了大量的水液。经气化，多余的水液渗入膀胱，形成尿液，排出体外。小肠参与了人体的水液代谢，故称"小肠主液"。

小肠泌别清浊功能失调,浊气在上可引起腹胀、腹痛、呕吐、便秘、小便短少等症;清气在下可引起便溏、泄泻、小便清长等症。故在临床中采用分利法治疗泄泻,即"利小便以实大便"。

(四)大肠

大肠居腹中,包括结肠和直肠。其上口在阑门处接小肠,下端紧接肛门。

大肠的主要功能为传化糟粕。传化,即传导和变化之意。大肠接受小肠下传的食物残渣,并吸收其中多余的水分,使之形成粪便,经肛门排出体外。大肠重新吸收水分,参与了体内的水液代谢,故称"大肠主津"。大肠的传导变化作用,是胃的降浊功能的延伸,且与脾的升清、肺的宣降以及肾的气化功能密切相关。大肠传导失司,则可导致排便异常,出现便秘、泄泻等症。

(五)膀胱

膀胱位于小腹中央,为中空的囊状器官,上有输尿管与肾相通,下通过尿道开口于前阴。

膀胱的主要功能为贮存和排泄尿液。人体多余的水液,经过肾的气化作用生成尿液,下输于膀胱,贮存到一定量时及时排出体外。所以膀胱贮存和排泄尿液功能全依赖肾的气化作用。肾和膀胱的气化失常,则见小便不利、尿频、尿急、尿痛以及尿失禁等症。

(六)三焦

三焦是上、中、下三焦的合称。在人体脏腑中三焦最大,有名无实,有"孤腑"之称。从部位上来划分,膈肌以上为上焦,包括心、肺;膈肌以下脐以上为中焦,包括脾、胃、肝、胆;脐以下为下焦,包括肾、膀胱、大肠、小肠。三焦的主要生理功能包括:

1. 通行元气　元气,是人体最根本的气,是生命活动的原动力。三焦是元气运行的通道。元气通过三焦而输布到五脏六腑,充沛于全身,以激发、推动各个脏腑组织的功能活动。

2. 运行水液　人体的水液代谢是由肺、脾、肾等多个脏腑参与,三焦为水液生成、敷布、升降出入的通路。三焦在水液代谢过程中的协调平衡作用,称之为"三焦气化"。三焦通行水液的功能,实际上是对肺、脾、肾等脏腑参与水液代谢功能的总括。从临床实践看,三焦病变多属实证,常见尿闭、水肿、悬饮等症。

三、奇 恒 之 腑

奇恒之腑包括脑、髓、骨、脉、胆、女子胞。奇,异也;恒,常也。奇恒之腑似脏非脏,似腑非腑,在形态上多为中空器官,与六腑相似;在生理功能上藏精气,与五脏相类。在此仅介绍脑及女子胞。

(一)脑

脑,又名髓海,居颅腔之中,外为头面,内为脑髓,是精髓和神明汇聚之处。脑的主要生理功能：

1. 主宰人体的生命活动　脑为髓汇聚之处,脑髓的功能对维持人体的生命活动有极其重要的作用,故称"脑为元神之府"。元神藏于脑中,是生命的枢机,主宰人体的生命活动。

2. 主司人的精神活动　精神活动包括思维、意识和情志活动等,都是外界事物反映于脑的结果。脑主精神活动功能异常,则出现意识思维及情志方面的异常。

3. 主司感觉运动　脑为髓之海,脊髓通过督脉等与脑相通,脑髓和脊髓对人体听觉、视觉、嗅觉、运动等有着重要的影响。如脑髓或脊髓受到损伤,可致听觉失聪,视物不明,嗅觉不灵,感觉异常或运动失常,如偏瘫、截瘫甚至全身瘫痪。

中医认为脑的生理和病理与五脏有关,特别与心、肝、肾关系更为密切。将脑的生理和病理统归于心而分属于五脏,所以在临床康复实践中,脑的证候和治疗都与五脏相关。

（二）女子胞

女子胞,又称胞宫,即子宫,位于下腹腔内,呈倒置的梨形,与阴道相连,为女性生殖器官。主要生理功能包括：

1. 主持月经　月经,又称月事、经水,是女子生殖功能发育成熟后,生殖期的妇女出现的周期性子宫出血的生理现象。中医学认为健康女性到了14岁左右,肾中精气旺盛,产生了天癸,生殖器官发育成熟,冲任二脉气血充足,子宫发生周期性变化,每28天左右周期性排经一次。这种周期,从月经初潮,维持到49岁左右为止。月经的来潮是脏腑经脉气血及天癸等共同作用于女子胞的结果。因此,女子胞的发育情况及功能正常与否,直接影响着月经的来潮。

2. 孕育胎儿　月经来潮后,女子胞就具有生殖和养育胎儿的能力。受孕之后,月经停止来潮,脏腑经络气血皆下注于冲任,到达胞宫以养胎,促进胎儿发育,直至胎儿发育成熟而分娩。

此外,女子胞还主生理性带下,所以说女子胞是女性经、带、胎、产等功能活动的重要器官。由于月经来潮、胎儿孕育均与血液有关。而心主血脉,肝藏血,脾统血,肾藏精。冲脉任脉同起于胞中,任为阴脉之海,冲为血海,月经来潮又与二者相关。所以胞宫与心、肝、脾及冲任二脉的关系较为密切。故临床中见月经不调或胎孕病证时,多从肾、肝、脾、心及冲任二脉着手治疗。

四、脏腑之间的关系

人体是一个统一的有机整体,各脏腑功能活动不是孤立的,在生理上相互制约、相互依存和相互为用,在病理上相互影响。

（一）脏与脏之间的关系

1. 心与肺　心与肺的关系是血和气的关系。

心主血,肺主气。肺气旺盛助心行血,而血液的正常运行,有助于维持肺的呼吸功能。

肺主气功能异常,影响心行血,出现胸闷、心悸、唇青舌紫等心血瘀阻表现。心不主血,影响肺的宣发肃降,出现咳嗽、气促等肺气上逆之证。

2. 心与脾　心与脾的关系主要表现在血液的生成和运行方面。

心主血,脾统血,又为气血生化之源。脾运化功能正常,生血旺盛,则心有所主;心主血,脾得濡养,则脾的运化、统血功能正常。若脾气虚弱,气血生化无源,或脾不统血,血液妄行,均造成心血不足,出现心悸、失眠、多梦、腹胀、食少、体倦乏力、面色无华等心脾两虚之证。

3. 心与肾　心与肾的关系主要体现在心肾阴阳互制互济方面。

心在五行属火,肾属水。心火必须下降于肾,使肾水不寒,而肾水必须上济于心,使心火不亢,才能协调"心肾相交"的平衡关系。若心肾相交失衡,则出现心烦、失眠、腰膝酸软、男子遗精,或女子梦交等心肾不交的表现。

4. 心与肝　心与肝的关系主要表现在血液和神志两个方面。

心主血,肝藏血,血脉充盈,则心有所主,肝有所藏。若心血不足,则肝血因之而虚;肝血不足,心血因之而损,均出现心悸、失眠、视物昏花、月经涩少等"心肝血虚"之证。

心主神志,肝主疏泄,共同维持正常的精神情志活动。如心火亢盛引动肝火,可见心烦失眠、急躁易怒等表现。

5. 肝与肾　肝与肾的关系主要表现在精与血之间相互滋生和相互转化。

肝藏血,肾藏精。精能生血,血能化精,二者均来源于水谷之精,故有"肝肾同源""精血同源"之说。肾精亏损与肝血不足常相互影响,可出现头晕目眩、腰膝酸软、耳鸣耳聋等肝肾不足之证。

6. 肝与脾　肝与脾的关系主要体现在饮食水谷的消化吸收和血液生成调摄方面。

肝主疏泄,脾主运化。肝的疏泄功能正常,则脾的运化功能健旺,若肝失疏泄,气机郁滞,脾失健运,可见精神抑郁、胸胁胀满、腹胀腹痛,泄泻等症。

肝藏血,脾统血,脾是气血生化之源。二者功能协调,才能维持气血的正常运行。若脾气虚、脾不统血或肝不藏血,则肝脾两虚,出现食欲缺乏、腹胀便溏、头晕目眩、面色苍白等症。

7. 肺与脾　肺与脾的关系主要表现于气的生成和津液的代谢输布两个方面。

气的生成主要依赖于肺的呼吸和脾的运化功能。肺气虚影响到脾,或脾气虚累及肺,则可见咳嗽、懒言、乏力、食少、便溏等肺脾两虚之证。

肺的宣降,通调水道及脾的运化水液功能协调配合,才能维持津液的代谢和输布。若脾失健运,聚湿生痰影响肺的宣降,可出现咳嗽、痰多、气喘等症。

8. 肺与肝　肺与肝的关系主要表现于气机的调节方面。

肺主肃降,肝主升发,升降协调,气机调畅。若肝升太过或肺降不及,则可致气火上逆而出现咳嗽、咯血等症。

9. 肺与肾　肺与肾的关系主要表现在水液代谢和呼吸运动两个方面。

肺的宣发肃降、通调水道功能,依赖于肾阳的推动;肾的气化主开合作用,依赖于肺的宣发肃降功能。若肺失宣降，通调水道失职，损及肾脏可出现水肿、尿少。

肺主呼气，肾主纳气；肺为气之主，肾为气之根。人体的呼吸运动，必须二者相互配合，共同完成。肺主呼吸，肾主纳气功能正常，则呼吸均匀。若肾的精气不足，摄纳无权或肺病日久伤及于肾，可见气短喘促、呼多吸少等肾不纳气之证。

10. 脾与肾　脾与肾的关系主要表现在先后天相互滋生与水液代谢方面。

脾主运化，为后天之本；肾主藏精，为先天之本。脾之健运，须借助于肾阳的温煦，肾中精气亦赖于水谷精微的培育和补充。脾虚则肾亏，肾亏亦致脾虚，可出现腹胀便溏、腰酸耳鸣等症。

脾运化水液，肾主水。脾运化水液，有赖于肾阳的温煦，二者相互配合，协同其他脏腑，共同维持水液代谢的平衡。若肾阳不足，不能温煦脾阳，或脾阳久虚，损及肾阳，均可导致脾肾阳虚，出现脘腹冷痛、下利清谷，或腰膝酸冷、五更泄泻、水肿等症。

（二）脏与腑之间的关系

脏属阴，腑属阳；阴主里，阳主表；脏与腑构成了一脏一腑、一阴一阳的表里关系。

1. 心与小肠　心与小肠相表里。若心经有热可下移于小肠，出现少尿、尿热、尿赤、尿痛等症；而小肠有热循经上炎于心，可见舌红、口舌生疮等症。

2. 肺与大肠　肺与大肠相表里。若大肠实热影响肺的肃降，出现胸满、喘咳等症；若肺气不降，津液不能下达可见大便秘结。

3. 脾与胃　脾与胃相表里。若脾为湿困，运化失职，清气不升，可影响胃的受纳和降浊，而出现纳呆、腹胀满等症；若食滞胃脘，浊气不降，亦可影响脾的运化和升清功能，而出现腹胀、泄泻等症。

4. 肝与胆　肝与胆相表里。肝气郁滞，影响胆汁的排泄，胆腑湿热，影响肝的疏泄，则可出现肝胆气滞、肝胆湿热等证。

5. 肾与膀胱　肾与膀胱相表里。若肾气不足，气化失常，膀胱开合失度，可出现小便不利、遗尿或尿失禁等症。

（三）腑与腑之间的关系

六腑的共同生理特点是传化物，它们之间的关系主要是在饮食水谷的消化吸收，津液的生成输布，糟粕形成排泄过程中的相互联系和相互配合。

（朱淑琴）

第四节　精气血津液

 导入案例

患者，女，62岁。5个月前食欲下降，中上腹胀满，面目及下肢水肿，心悸气急。近2

个月来心悸气急剧增,下肢明显水肿,小便不利,不能平卧,脘腹胀满,颈静脉怒张,畏寒,四肢不温,舌胖淡,苔薄腻嫩,脉弦滑。

请思考:

1. 此患者为何种病证?

2. 列出病证涉及的脏腑,并进行病机分析。

精、气、血、津液是构成人体和维持人体生命活动的基本物质。它们既是脏腑功能活动的物质基础,也是脏腑功能活动的产物。精、气、血、津液是通过经脉来运行、输布,同时经脉亦靠其来滋养。

一、精

(一)精的基本概念

精是构成人体和维持人体生命活动及具有生殖功能的精微物质。它有广义与狭义之分。广义之精,泛指人体内一切精微物质,包括气、血、津液及水谷精微等;狭义之精,是指肾中所藏的具有生殖功能的精微物质,即生殖之精。

(二)精的生成

精的生成,禀受于父母,充实于水谷,藏之于肾。有先天之精和后天之精之分。

1. 先天之精 禀受于父母,是构成胚胎的原始物质,又称生殖之精,藏于肾中。

2. 后天之精 来源于水谷,又称"水谷之精"。脾胃运化的水谷之精,是人出生后赖以维持生命活动的精微物质,故称为后天之精。

人体之精,以先天之精为本,并得到后天之精的不断充养,先后天之精相互促进,相互资生,人体之精方能逐渐充盛。故称"先天生后天,后天养先天"。无论是先天之精或是后天之精的匮乏,均致精虚不足的病理变化。

(三)精的生理功能

精具有繁衍生命、促进生长发育、生髓化血、濡养脏腑的功能。

二、气

(一)气的基本概念

古人认为气是构成世界的最基本物质,是世界的本原,宇宙间的一切事物,都是气的运动变化而产生的。这种对自然现象的朴素唯物主义认识被引入医学领域,且以气的运动变化来阐述人体的生命活动,则逐渐形成中医学中气的基本概念。即气是构成人体和维持人体生命活动的最基本物质。

中医学中的气,概括起来主要有两个含义:一指体内流动着的精微物质,如水谷之精气、营气、卫气等;二是指脏腑器官组织的生理活动,如脏腑之气、经络之气(经气)等。二者之间相互联系,前者是后者的物质基础,后者为前者的运动表现。总而言之,可以认为气是一种能动的物质,而物质的运动即为气,由此而产生各种生理功能。

（二）气的生成、分布与分类

气的生成有赖于全身各脏腑组织的综合作用,其中与肾、脾胃、肺等脏腑的关系尤为密切(图1-5)。根据气在人体分布的部位和作用及来源的不同,划分为元气、宗气、营气、卫气。

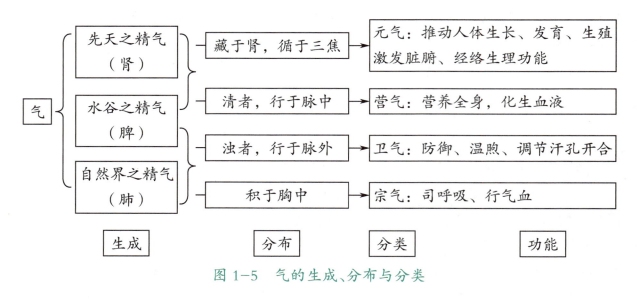

图 1-5　气的生成、分布与分类

1. 元气　元气又名真气、原气,是人体最根本、最重要的气,是人体生命活动的原动力。

（1）生成:禀受于父母,由先天之精所化生,根于肾,依靠后天之气的滋养和补充。

（2）分布:元气是以三焦为通道,内至脏腑,外达肌肤腠理而分布全身。

（3）功能:一是促进人体生长、发育和生殖;二是温煦和激发脏腑经络等组织器官的生理活动。元气充沛,则生长发育良好,脏腑、经络等组织器官的功能正常,身体强健,活力旺盛;若先天禀赋不足,或后天失养,元气虚衰,则生长发育迟缓,身体虚弱而多病。

2. 宗气　宗气是积于胸中之气,其积聚之处称作"膻中","膻中"为气之海。

（1）生成:宗气是由肺吸入的自然界清气和脾胃运化的水谷精气结合而成。

（2）分布:宗气聚集于胸中,上出于肺,循喉咽而走息道;下蓄丹田,注气街(腹股沟处)而行于足;贯注于心肺之脉而通达全身。

（3）功能:一是出喉咙而司呼吸;二是贯心脉而行气血。故凡语言、声音、呼吸的强弱、气血的运行、肢体的寒温、心搏的强弱其节律等均与宗气的盛衰有关。

3. 营气　又称"荣气",是行于脉中而最富营养的气。营气与血同行于脉中,可分不可离,故常称"营血"。营气与卫气相对而言,属于阴,故又称为"营阴"。

（1）生成:营气由脾胃运化的水谷精微所化生,是水谷精微中富有营养的物质。

（2）分布：营气分布于血脉之中，成为血液组成部分，循行于全身。

（3）功能：一是化生气血；二是营养全身。

4. 卫气　卫气与营气相对而言，属于阳，又称"卫阳"。

（1）生成：卫气由脾胃运化的水谷精微的剽悍部分所化生，是水谷精微。

（2）分布：卫气不受脉管的约束而行于脉外，运行于皮肤、肌肉之间，熏于肓膜，散于胸腹。

（3）功能：一是防御，即护卫肌表，防御外邪入侵；二是温煦，即温养脏腑、肌肉和皮毛；三是调节，即维持体温的相对恒定，调节腠理的开合和汗液的排泄。

（三）气的运动

气的运动，称作"气机"。气的运动形式有升、降、出、入四种基本运动形式。气的运动协调平衡被称为"气机调畅"。气的升降出入之间失去协调平衡被称为"气机失调"。由于气的运动形式是多种多样的，所以气机失调也有多种表现。如气的运行受阻不畅通时，称作"气机不畅"；受阻较甚，局部阻滞不通时，称作"气滞"；气的上升太过或下降不及时，称作"气逆"；气的上升不及或下降太过时，称作"气陷"。

（四）气的生理功能

1. 推动作用　指气能激发和促进人体的生长发育以及各脏腑、经络等组织器官的生理功能，能推动血液的生成运行以及津液的生成、输布和排泄等。若气推动功能不足，则人体的生长发育迟缓，或早衰，或脏腑经络功能减退，或血的生成不足和运行迟涩，或津液的生成不足和输布排泄障碍，进而出现血虚、血瘀、痰饮、水肿等病理变化。

2. 温煦作用　气是人体热量的来源，气的温煦作用能维持人体正常的体温。人体脏腑经络的功能活动，血和津液的正常循行和输布，也需要气的温煦作用。若气的温煦作用不足，则会出现畏寒肢冷，血运迟缓，水液停滞。故说"血得温而行，得寒而凝"。

3. 防御作用　气有护卫肌表，防御外邪侵犯，与入侵之病邪做斗争的作用。

4. 固摄作用　主要是气对精、血、津液等液态物质具有固摄，防止其无故流失的作用。若气的固摄作用减弱，气不摄血，引起各种出血；气不摄津，出现自汗、流涎、遗尿、泄泻滑脱等症；气不固精，出现遗精、滑精、早泄等症。气的固摄作用，还具有维系脏腑位置的功能。

5. 气化作用　气化是指通过气的运动而产生的各种变化。具体地说，是指精、气、血、津液各自的新陈代谢及其相互转化。若气化功能失常，则影响饮食物的消化吸收，影响气、血、津液的生成输布，影响汗液、尿液和粪便的排泄。

三、血

（一）血的基本概念

血，是运行于脉中，富有营养和滋润作用的红色液体。它是构成人体和维持人体生命活动的基本物质之一。血液运行于脉中,故称脉为"血府"。

（二）血的生成

血的生成物质基础是水谷精微和精髓,血液的主要成分是营气和津液。血液的生成与心肺、脾胃、肝肾等多个脏腑有关,其中以脾胃的生理功能尤为重要。

脾胃是气血生化之源,其运化的水谷精微转化为营气和津液,由脾上输于心肺,与肺吸入的清气相结合,贯注于心脉,在心气的作用下变化而成血液。若脾胃运化失常,血液无生化之源,则出现血虚。

肾中所藏之精,可以化生血液。故肾精充足,则血液的生成充足;若肾精亏虚,会导致血虚。肝藏血,肝的疏泄功能有助于脾升胃降,促进脾胃的运化功能。

（三）血的循行

血液的正常循行必须具备三个条件:一是脉管系统的完整性,二是血液充盈,三是脏腑的生理功能正常,特别是与心、肺、肝、脾四脏的关系尤为密切。

1. 心主血脉　心气为血液运行的动力,脉是血液运行的通路。全身的血液,依赖心气的推动,通过经脉而输送到全身,发挥其濡养、滋润的作用。心主血脉功能正常,则心气充沛,血液循环正常。

2. 肺朝百脉　肺主一身之气,调节着全身的气机,辅助心脏,推动和调节血液的运行。

3. 脾主统血　五脏六腑之血全赖脾气统摄,脾气健旺,则脾气固摄,血液循经运行而不溢出脉外。

4. 肝主藏血　有防止出血作用。此外,肝的疏泄功能能调畅气机,保证血液的通畅运行。

（四）血的生理功能

1. 营养和滋润全身　血循行于脉内,为全身的脏腑组织活动提供营养。血的营养和滋润作用可以从面色、肌肉、皮肤、毛发等方面反映出来。血液充盈,则面色红润,肌肉丰满壮实,肌肤和毛发光滑等。血液亏虚,则面色苍白无华或萎黄,肌肤干燥,肢体麻木,运动不灵活等。

2. 神志活动的物质基础　人的精神活动需要血液的滋养。血液充足,神志清楚,精力充沛,思维敏捷,活动正常。若血虚,则可见惊悸、失眠、精神萎靡、神志恍惚等。

四、津　液

（一）津液的基本概念

津液是机体一切正常水液的总称。它包括各脏腑组织器官的内在体液及正常的分泌物,如胃液、泪液、唾液等。津液也是构成人体和维持生命活动的基本物质。

津与液,同源于水谷精微,二者在性状、分布和功能上有所不同。一般,质地较清稀、流动性较大，布散于皮肤、肌肉和孔窍之中，并渗入血脉，起着滋润作用的，称为津；质地较稠厚，流动性较小，灌注于骨节、脏腑、脑髓之中，起着濡养作用的，称为液。通常并称为"津液"。

（二）津液的生成、输布和排泄

人体内津液的代谢，包括生成、输布和排泄。在津液的代谢中，需要多个脏腑共同参与完成。

1. 津液的生成　主要与脾胃、大肠和小肠有关。津液来源于饮食水谷，是通过脾胃、大肠和小肠等脏腑的消化吸收而生成的。

2. 津液的输布　主要与肺、脾、肾、肝与三焦有关，脾通过运化功能，将津液直接散布周身，同时上输于肺，经过肺的宣发肃降和肾的蒸腾，再将津液进行布散。另外，肝气疏泄，能促进津液代谢；三焦通调，则津液能正常输布。

3. 津液的排泄　主要是通过排汗、排尿等过程来完成，与肺、肾、膀胱等脏腑有关。肺气宣发，使汗和呼气从皮肤和呼吸道排出；肺气肃降，使其从大肠排出。肾主水，使浊者下降至膀胱，经膀胱气化而排出尿液。

津液在代谢过程中，任一脏腑的功能失调，都会影响津液的代谢，出现津液不足或痰饮、水肿、癃闭等水液停滞积聚的病变。

（三）津液的生理功能

1. 滋润和濡养作用　津布散于皮肤、肌肉和孔窍之中，起着滋润作用；液灌注于骨节、脏腑、脑髓之中，起着濡养作用。若津液不足，则可见肌肤干燥、毛发枯槁、口燥唇裂、鼻干、两眼干涩等症。

2. 化生血液　津液是血液的组成成分之一。津液渗入脉中，化生为血液。津液还有调节血液浓度的作用，以保持滑利血脉，血液环流不息。

3. 调节阴阳　在正常情况下，人体阴阳之间处于相对的平衡状态。津液属于阴，故称为阴液。对调节人体的阴阳平衡起着重要作用。脏腑之阴正常与否，与津液的盛衰是分不开的。

4. 排泄废物　津液通过自身的代谢，能把机体的代谢产物通过汗、尿等形式，不断地排出体外，以保证机体脏腑的功能活动正常。若津液代谢发生障碍，代谢产物就会潴留于体内，形成痰饮、水湿等病变。

五、精气血津液之间的关系

精、气、血、津液，虽各具特点，但不是彼此孤立的，它们在生理功能上相互依存、相互制约、相互转化、相互为用，在病理变化上又相互影响，四者之间存在着极为密切的关系（图1-6）。

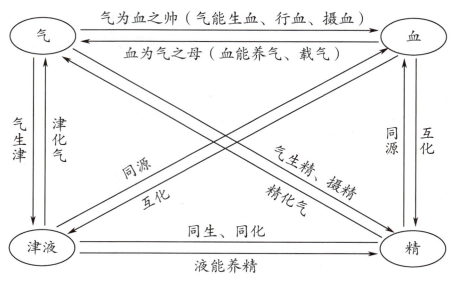

图 1-6　精气血津液之间的关系

（一）气与血的关系

气属阳,血属阴,气的功能以推动、温煦为主,血的功能以营养、滋润为主。气和血之间关系概括为气为血之帅、血为气之母。

1. 气为血之帅　包括气能生血、气能行血、气能摄血三个方面。

（1）气能生血:是指血液的化生离不开气作为动力。营气运行于脉中,是组成血液的重要部分。气旺,则血液充足;气虚,则血虚。临床上治疗血虚时,常于补血药中加入补气药,从而取得较好疗效,即是源于气能生血的理论。

（2）气能行血:是指血液的运行离不开气的推动作用。血液的运行有赖于心气的推动,肺气的宣发布散,肝气的疏泄条达。气行则血行,气滞则血瘀。临床治疗血行失常病证时,常配合补气、行气、降气的药物,即是源于气能行血的理论。

（3）气能摄血:是指气具有统摄血液在脉管中运行,防止其逸出脉外的功能。此功能与脾气统血相关。脾气充足,则保证血液的正常运行及其濡养功能。若脾气虚弱,失去统摄,则见各种出血病变,临床上称为“脾不统血”。当发生大出血的危重症候时,临床上常用大剂补气药物以摄血,即是源于气能摄血的理论。

2. 血为气之母　包括血能养气和血能载气两个方面。

（1）血能养气:指血不断地为气的生成和功能活动提供营养。故血足则气旺,血虚气亦虚。

（2）血能载气:指血是气的载体,气存于血中,随血之运载而达全身。患者大失血时,气亦随之大量丧失,被称为“气随血脱”。

（二）气与津液的关系

二者关系同气与血的关系相似,主要表现在气能生津、气能行津、气能摄津和津能载气四个方面。

1. 气能生津　津液的生成主要依赖于气的推动和气化作用。脾胃等脏腑之气旺盛，化生津液功能增强，则人体津液生成充足；若脾胃等脏腑之气虚衰，则会导致津液生成不足。故有"气旺津充"和"气弱津少"之说。

2. 气能行津　是指气能推动津液的输布和排泄。若气虚推动作用减弱，或气机运行不畅，均可引起津液输布、排泄障碍，产生水湿痰饮等病理产物，称为"气不行水"或"气不化水"。

3. 气能摄津　是指气的固摄作用能够防止津液的无故流失。其主要体现在卫气对于汗液的调节控制和肾气对尿液的调节控制。若气虚对津液固摄无力，则出现自汗、遗尿、小便失禁等，治疗上常采用益气摄津之法。

4. 津能载气　津液也是气的载体，气同样依附津液存在。因此津液的流失也会使气受损伤。如出汗过多，或大量呕吐、腹泻，会使津液丧失，同时也会导致气随津脱。

（三）精与气的关系

精属阴而气属阳，往往以"精气"并称，二者之间相互滋生、相互依存，关系十分密切。

1. 精能化气　一是脏腑之精具有化生阳气的作用，特别是肾中之精能化生元气。二是水谷之精可化生营气、卫气、宗气，全身各脏腑之气都依赖于精的滋养。故精充则气盛，精亏则气衰。

2. 气能生精　精的生成依赖于气的充盛、气的运动和气化功能。故气盛则精盈，气虚则精不足。

3. 气能摄精　主要体现在气对生殖之精的固藏和控制。如肾气亏虚，失于固摄，则出现遗精、早泄、滑精。

（四）精血津液之间的关系

1. 精血同源　是指精与血来源相同，同源于饮食物化生而来的水谷精微，两者之间具有相互资生、相互转化的关系。精得血则充，血得精则旺，二者共同维持人体正常生命活动。若精亏则血少，血虚则精衰，最终导致精血亏虚的病证。

2. 精与津液的关系　主要表现在同生、同化和液能养精两个方面。水谷之精与津液同源于水谷精微。水谷精微中，既含有水谷之精，又含有津液，皆由脾胃的消化吸收而化生，故精和津液是同生同化的。脾胃化生的津液，稠厚部分入于肾，充养肾精。二者在病理上可相互影响。有水谷之精不足者，有津液不足者，亦有精与津液并虚者。

3. 津血同源　是指血与津液都来源于水谷精气，津和血之间可相互渗透，相互转化。津液渗入脉中，成为血液的组成部分；血液渗于脉外，又转化为津液，故有"津血同源"之说。汗为津液所化生，所以失血的患者，不宜发汗，因汗多伤血；津亏者，不可轻用破血逐瘀之法，以免伤津。

（朱淑琴）

第五节 病因病机

导入案例

患者张某,女,45 岁,来院就诊。患者当天中午在田间劳作,突感头晕目眩,胸闷,欲坐到树荫下,却体软无力,突然晕倒,不省人事,由他人送来就诊。

请思考:

1. 患者所患何种病证?

2. 引起该病证的主要病因是什么?

一、病　因

病因即致病因素,又称为病邪,泛指能破坏人体相对平衡状态而导致疾病的原因。一般将病因分为外感病因、内伤病因、病理产物性病因和其他病因四大类。

(一)外感病因

外感病因,是指来源于自然界,多从口鼻、肌表侵入人体而引发疾病的一类致病因素,亦称之为"外邪"。外感病因包括六淫、疠气。

1. 六淫

(1)六淫与六气:六淫,即风、寒、暑、湿、燥、火六种外感病邪的统称。淫,有太过、浸淫之意,引申为异常。六淫与六气既有联系,又有区别。六气,是指风、寒、暑、湿、燥、火六种正常的自然界气候变化,是万物生、长、化、收、藏的必要条件。正常的六气变化一般不会使人发病。

当气候变化异常,六气发生太过或不及,或非其时而有其气,如春天当温而反寒,秋季当凉而反热;或气候变化过于急骤,如暴寒暴热,超过了一定的限度,使人体不能与之适应,就会导致疾病的发生;或当人体正气不足,不能抵抗异常或正常的气候变化就会发生疾病。总之,是六气还是六淫,主要与机体是否发病有关。

(2)六淫致病的共同特点

1)外感性:六淫之邪来源于自然界,多从口鼻、肌表侵犯人体而发病,故六淫所致之病为外感病,例如风湿伤于肌腠,温邪自口鼻而入等。

2)季节性:六淫致病多与季节气候密切相关。例如春季多风病,夏季多暑病,长夏多湿病,秋季多燥病,冬季多寒病等。

3)地域性:六淫致病常与生活、工作的地区和环境有关。例如西北高原地区多寒病、燥病;东南沿海地区多热病、湿病。生活、工作环境过于潮湿,使人多患湿病;高温环境作业者,则易患火、热、燥病。

4）相兼性：六淫既可单独侵袭人体发病,又可两种以上邪气相兼同时侵犯人体而致病。例如风寒感冒、风寒湿痹、寒湿困脾等。

5）转化性：六淫致病在一定的条件下,其证候的病理性质可发生转化。例如寒邪可郁而化热,暑湿日久可以化燥伤阴,六淫之邪皆可从热化火等。这种转化与机体的体质密切相关。

（3）六淫的性质和致病特点

1）风邪的性质和致病特点：风为春季的主气,故风邪致病,多见于春季,但四时皆有。

风为阳邪,其性开泄,易袭阳位：风具有轻扬、升发、向上、向外的特性,故属阳邪。其性开泄,是指风邪侵犯人体,可使腠理开泄,则出现汗出、恶风等症状。阳位是指病位在上、在表。风邪常易侵袭人体的头面、肌表、肺等部位。如：风邪循经上扰头面,则头项强痛、口眼歪斜；风邪犯肺,则鼻塞流涕、咽痒咳嗽；风邪袭表,则见恶风、发热等表证症状。

风性善行、数变：善行,是指风邪致病有病位游移、行无定处的特点。如：风疹、荨麻疹发无定处,此起彼伏；行痹（风痹）之四肢关节游走性疼痛等症状。数变,是指风邪致病具有发病急、变化快的特点。如：风疹、荨麻疹之发病较急,时隐时现；小儿风水病短时间会发生头面一身悉肿。

风性主动：风邪致病具有动摇不定的特点。如因受外伤再感风邪,出现的四肢抽搐、角弓反张、直视上吊等"破伤风"症状。

风为百病之长：风邪为患较多,致病极为广泛。风邪为外邪致病的先导,寒、湿、燥、热诸邪多依附于风而侵犯人体,故"风为百病之长""风为六淫之首"。

2）寒邪的性质和致病特点：寒为冬季的主气,故寒邪为病多见于冬季,但也可见于其他季节。此外贪凉露宿,饮食过于寒凉,空调致冷等,均为感受外寒的途径。外寒致病根据寒邪侵犯部位的深浅有伤寒、中寒之别。寒邪伤于肌表,郁遏卫阳,称为"伤寒"；寒邪直中于里,伤及脏腑阳气,称为"中寒"。

寒为阴邪,易伤阳气：寒属阴邪,最易损伤人体阳气,阳气受损,失于温煦,全身或局部可出现明显的寒象。例如寒邪侵袭肌表,郁遏卫阳,则恶寒；寒邪直中于里,损伤脾阳,则运化升降失常,以致脘腹冷痛、吐泻清稀。

寒性凝滞,主痛：凝滞,即凝结、阻滞不通。寒邪侵入人体可使气血凝结,阻滞不通,不通则痛,故寒邪伤人多见疼痛症状。疼痛的特点为得温则减,遇寒加重。如：寒袭肌表,则头身疼痛；寒客肢体关节,发为肢体关节疼痛剧烈的痛痹（寒痹）；寒邪直中于里,则脘腹冷痛。

寒性收引：收引,收缩牵引的意思。寒邪侵袭人体,可使气机收敛,经脉收缩而挛急。如：寒袭肌表,则毛窍收缩,故无汗；寒客筋脉,则筋脉收引拘急,可使肢体关节屈伸不利、拘挛作痛。

3）暑邪的性质和致病特点：暑为夏季的主气,且暑邪为病,独见于夏令,具有明显的季节性。在夏至以后,立秋之前感受自然界中的火热外邪则为暑邪。

暑为阳邪,其性炎热:暑为火热之气,具有炎热之性,故暑邪伤人多表现出一派阳热之象,如出现壮热、心烦、面赤、烦躁、脉象洪大等症状。

暑性升散,易伤津耗气:暑为阳热之气,主升主散。升,即暑邪易于上犯头目。伤于暑邪,上犯头目,则头昏目眩。散,即易于发散,故常伤津耗气。暑邪侵犯人体,使腠理开泄,津液发散于体表,而致大汗出。出汗过多,一方面耗伤津液,出现口渴喜饮、唇干舌燥、尿少色黄等症;另一方面,在大量汗出的同时,往往气随津泄,而导致气虚。故伤于暑者,常可见到气短乏力、倦怠懒言;甚则出现突然昏倒、不省人事等气随津脱之象。

暑多挟湿:暑季炎热,且多雨潮湿,故常暑湿相兼侵犯人体为病。临床表现除发热、烦渴等暑热表现外,常兼见四肢困倦、胸闷呕恶、大便溏泄不爽等湿阻症状。

4)湿邪的性质和致病特点:湿为长夏主气。长夏处于夏秋之交,湿气最盛,潮湿充斥,故长夏多湿病。外湿多因气候潮湿,居处伤湿,以水为事,或涉水淋雨,而使人发病,故四季均可见湿邪为患。

湿为阴邪,易阻遏气机,损伤阳气:湿性类水,水属于阴,故湿为阴邪。湿邪留滞于脏腑经络,最易阻滞气机。湿阻胸膈,气机不畅则胸闷;湿困脾胃,升降失常,则食少纳呆、脘痞腹胀、便溏不爽。湿为阴邪,易伤阳气。脾为阴土,又喜燥而恶湿,对湿邪有着特殊的易感性。湿邪侵袭人体,常先困脾,使脾阳不振,运化无权,水湿停聚,发为泄泻、水肿、小便短少等症。

湿性重浊:重,指湿邪致病有沉重的特征,如头身困重,四肢酸楚沉重等。湿邪外袭,遏困清阳,则头重如束布帛;湿邪留滞经络关节,阳气布达不畅,发为"着痹(湿痹)",可见肢体关节疼痛重着不移等。浊,指湿邪致病,其排泄物和分泌物具有秽浊不清的特点。例如湿浊在上,则面垢、眵多;湿邪下注,则小便混浊不清、大便溏泄等。

湿性黏滞:是指湿邪致病具有黏腻停滞的特点。主要表现在两个方面:一是症状上的黏滞,即排泄物和分泌物黏腻不清。如湿滞大肠,则大便黏腻不爽;湿滞膀胱,则小便滞涩不畅。二是病程较长、反复发作、缠绵难愈,如湿疹、着痹等。

湿性趋下,易袭阴位:湿邪有趋下之性,易于伤及人体下部。如水湿所致浮肿以下肢水肿较为明显,小便浑浊、泄泻、下痢、妇女带下等,多由湿邪下注所致。

5)燥邪的性质和致病特点:燥为秋季主气。秋季天气收敛清肃,气候干燥,空气中水分减少,故燥邪虽四季均有,但多见于秋季。燥邪为病,有温燥、凉燥之分。初秋有夏热之余气,久晴无雨,秋阳以曝,则燥与热相结合而侵犯人体,故病温燥。深秋有近冬之凉气,西风肃杀,则燥与寒相结合而侵犯人体,故病凉燥。

燥性干涩,易伤津液:燥性干涩,最易耗伤人体的津液,出现各种干燥、涩滞不利的症状。如口干唇燥、鼻咽干燥、皮肤干燥甚则皲裂、毛发干枯不荣、小便短少、大便干结等,故有"燥胜则干"之说。

燥易伤肺:肺为娇脏,喜润恶燥,开窍于鼻,直接与自然界的大气相通,而燥邪伤人,多从口鼻而入,故燥邪最易伤肺。燥邪犯肺,使肺津受损,清肃失职,从而出现干咳少痰,或痰黏难咯,或痰中带血,甚则喘息胸痛等症。

6）火（热）邪的性质和致病特点：热邪,又称温邪、温热之邪。热之极则为火。温、热、火邪三者仅程度不同,没有本质的区别。热邪多属外感,如风热、暑热、湿热等;火则常自内生,多由脏腑阴阳气血失调所致,如心火上炎、肝火炽盛等。但温、热、火邪常相提并论或相互包涵,故不予严格区分,如温热之邪、火热之邪等。

火（热）为阳邪,其性炎上：火（热）为阳邪,其性燔灼,故火热之邪侵犯人体表现为一派阳热之象,可见壮热、面赤、烦躁、舌红、脉洪数等症状。火（热）邪具有上炎的特点,其致病主要在人体上部。如风热上扰可见头痛、耳鸣、咽喉红肿疼痛;阳明火盛可见牙痛、齿龈红肿等症状。

火（热）易伤津耗气：火（热）邪侵犯人体,因其燔灼蒸腾而消灼煎熬阴津,又逼迫汗液外泄,从而耗伤人体的津液,故火（热）邪致病临床表现除热象显著外,常伴有大汗出、口渴喜饮、咽干舌燥、尿少色黄、大便秘结等津液不足的症状。火热阳邪过盛,功能亢奋,还易于消蚀人体正气,故《素问·阴阳应象大论》有"壮火食气"之说;同时火热之邪迫津外泄,也会导致气随津泄而耗气,因此临床上还可见倦怠乏力、少气懒言等气虚的症状。

火（热）易生风动血：生风,是指火热之邪燔灼肝经,劫耗阴液,使筋脉失养,运动失常,可致肝风内动,称为"热极生风"。临床表现为高热、四肢抽搐、两目上视、角弓反张等。动血,是指火热之邪侵犯血脉,灼伤脉络,迫血妄行,引起各种出血的病证,如吐血、衄血、便血、尿血、皮肤发斑、妇女月经过多、崩漏等。

火（热）易扰心神：心在五行中属火,火热之性躁动,与心相应,故火热之邪入于营血,尤易影响心神,轻者心神不宁而心烦失眠,重者可扰乱心神,出现狂躁不安、神昏谵语等症。

火（热）易致肿疡：火热之邪入于血分,可聚于局部,腐蚀血肉,形成阳性疮疡痈肿,其临床表现以疮疡局部红、肿、热、痛为主要特征。

2. 疠气：指一类具有强烈传染性的致病因素,又称"瘟疫""疫毒""戾气""疫气""毒气""乖戾之气"等。疠气致病的种类很多,如大头瘟、蛤蟆瘟、疫痢、白喉、烂喉丹痧、霍乱、鼠疫等,包括了许多烈性传染病。

（1）疠气的致病特点

1）传染性强,易于流行：疠气具有强烈的传染性和流行性,这是疠气有别于其他病邪的最显著特征。处在疫气流行地区的人群,无论男女老少,体质强弱,凡触之者,多可发生疾病。

2）特异性强,症状相似：疠气具有很强的特异性,每一种疠气所致之疾病,均有较为相似的临床特征和传变规律。例如痄腮,无论患者是男女老幼,都表现为耳下腮部肿胀,故《素问·刺法论》说："五疫之至,皆相染易,无问大小,病状相似。"

3）发病急骤,病情危笃：疠气多属热毒之邪,其性疾速迅猛,故其致病具有发病急骤,来势凶猛,变化多端,病情险恶的特点。某些疠气所致疾病预后不良,死亡率高,甚至"缓者朝发夕死,重者顷刻而亡。"

（2）疠气发生和疫疠流行的原因

1）气候反常:自然气候的反常变化,如久旱、酷热、水灾、湿雾瘴气等,均可滋生疠气而导致疫疠发生。

2）环境污染和饮食不洁:环境污染是疠气形成的重要原因,如水源、空气污染可能滋生疠气。食物污染、饮食不洁也可引起疫疠发生,如疫痢多半是疠气直接通过饮食进入体内而发病。

3）预防隔离工作不严格:由于疠气具有强烈的传染性,故预防隔离工作不严格也会使疫疠发生或流行。

4）社会因素:社会因素对疠气的发生与疫疠的流行也有一定的影响。若战乱不停,社会动荡不安,人们生活环境恶劣,则疫疠就会不断地发生和流行。若国家安定,卫生防疫工作得力,疫疠即能得到有效的控制。

（二）内伤病因

内伤病因是与外感病因相对而言。内伤病因是指直接伤及脏腑而引起内伤病的致病因素。其内容包括七情内伤、饮食失宜、劳逸失度。

1. 七情

（1）七情的概念:指人的喜、怒、忧、思、悲、恐、惊七种正常情志变化。情志活动是人们对外在环境各种刺激所引起的心理状态,为正常的生理表现,一般不会使人致病。只有突然、强烈或长期持久的情志刺激,超过了人体本身的正常生理活动范围,使人体气机紊乱,脏腑阴阳气血失调,才会导致疾病发生。

（2）七情内伤的致病特点

1）直接伤及内脏:不同的情志刺激对各脏有不同影响。然而仍以心为主。因为"心者,五脏六腑之大主也,……故悲哀愁忧则心动,心动则五脏六腑皆摇。"指出了各种情志刺激都与心有关。情志所伤的病证,以心、肝、脾三脏和气血失调为多见。

2）影响脏腑气机:怒则气上,怒伤肝;喜则气缓,喜伤心;悲则气消,悲伤肺;恐则气下;惊则气乱,惊恐伤肾;思则气结,思伤脾。

3）影响病情变化:良性的情志活动,有利于疾病的好转或恢复;不良的情志变化,则能加重病情。

 知识拓展

合理搭配饮食

饮食要种类合理搭配,才能获得充足的营养,正如《黄帝内经》中所说:"五谷为养,五果为助,五畜为益,五菜为充,气味合而服之,以补益精气。"人的饮食应该谷、肉、果、菜齐全,且以谷类为主,肉类为副,蔬菜为充,水果为助,兼而取之,才有益于健康。

2. 饮食失宜　指饥饱无度、饮食不洁、饮食偏嗜等违背正常规律而导致疾病的发生。

(1)饥饱无度:即过饥过饱,或饥饱无常。过饥则摄食不足,气血生化乏源,变生各种疾病;过饱,或暴饮暴食则脾胃难以消化转输而致病;饥饱无常,也易致脾胃损伤,尤以大病初愈阶段或小儿时期多见。

(2)饮食不洁:即进食不洁净的食物而导致胃肠道疾病和肠道寄生虫病的发生。如进食腐败变质的食物,或进食被寄生虫污染的食物,或进食被疫毒污染的食物,或进食、误食有毒食物。

(3)饮食偏嗜:即饮食偏寒偏热,或饮食五味有所偏嗜或嗜酒成癖等,久之可导致人体阴阳失调或导致某些营养物质缺乏而引起疾病的发生。

3. 劳逸失度

(1)过劳:指过度劳累,包括劳力过度、劳神过度、房劳过度。劳力过度则耗伤机体正气而积劳成疾;劳神过度则耗伤心脾;房事过度则耗伤肾精。

(2)过逸:过逸可使人体气血运行不畅,脾胃功能减弱,可见精神不振,食少乏力,肢体软弱;或形体肥胖,动则心悸、气喘、汗出等;或继发其他疾病。

(三)病理产物性病因

病理产物性病因,又称"继发性病因",是指在疾病过程中形成的病理性产物,又可成为新的致病因素。它包括痰饮、瘀血、结石。

1. 痰饮

(1)痰饮的基本概念:痰饮是指人体脏腑功能失调,水液代谢障碍所形成的病理产物。一般认为湿聚为水,水积成饮,饮凝成痰。就形质而言,较稠浊者为痰,清稀者为饮,统称痰饮。痰分为有形之痰和无形之痰。有形痰饮,指视之可见,闻之有声,触之可及的痰。如咳吐出的痰液。无形痰饮,指视之不见,闻之无声,触之不及,只见其症,不见其形的痰,如眩晕、重着、梅核气等。

(2)痰饮的形成:外感六淫、疫疠之气,内伤七情、饮食劳逸,瘀血、结石等致病因素是形成痰饮的初始病因。肺、脾、肾及三焦主司水液代谢的生理功能失常,是形成痰饮的中心环节。肺主通调水道,为水之上源;脾主运化,防止水湿停聚;肾主水,为水液代谢之本;三焦为水液运行的通道。由于外感、内伤以及其他病理产物性病因的作用,影响脏腑的气化功能,导致肺、脾、肾及三焦主司水液代谢的生理功能失常,水湿停聚,从而形成痰饮。所以说水液代谢障碍是形成痰饮的基础。

(3)痰饮的致病特点

1)阻滞气机,阻碍气血:痰饮停滞易于阻滞气机,使脏腑气机升降出入失常,又可流注经络,导致经络壅塞,气血运行受阻。例如痰饮在肺,肺失宣降,出现咳嗽喘息、胸部满闷,甚则不能平卧;痰流注肢体,则使经络阻滞,气血运行不畅,则见肢体麻木、屈伸不利,甚则半身不遂。

2)易扰心神:痰饮扰乱神明,可见一系列神志失常的病证。如痰浊上蒙清窍,可见头昏目眩、精神不振等症状。痰迷心窍,扰乱神明,可见神昏、痴呆、癫证等病证;痰郁化火,痰火扰心,可见神昏谵语,甚则发狂等病证。

3)致病广泛,变化多端:痰饮可随气而行,全身上下内外无所不至,可引起许许多多的病证。如饮逆于上,可见眩晕;饮流于下,则见足肿;饮在肌表,可见身肿等。这些病证上达于头,下至于足,内至脏腑,外达肌肤,故有"百病皆有痰作祟""怪病多痰"之说。

4)病势缠绵,病程较长:痰饮与湿邪类似,具有黏滞的特性,致病缠绵,病程较长,难以速愈。如咳喘、眩晕、胸痹、癫痫、中风、痰核、瘰疬、瘿瘤、阴疽、流注等,多反复发作,缠绵难愈。

2. 瘀血

(1)瘀血的基本概念:瘀血,指体内有血液停滞,包括离经之血积存体内,或血运不畅,阻滞于经脉及脏腑内的血液,是病理产物。血瘀,指血液失去正常的流动状态,停滞在某一局部所表现的一系列现象,是病理状态。

(2)瘀血的形成

1)气虚:运血无力,血行不畅;固摄无力,血溢脉外。

2)气滞:气机郁滞,血液停滞。

3)血热:血热搏结,血热妄行;灼伤脉络,血溢脉外。

4)血寒:寒客血脉,血液凝滞。

5)各种内外伤:血离经脉,积存体内。

(3)瘀血的致病特点

1)疼痛:多为刺痛,部位固定不移,夜间痛甚。

2)肿块:体表皮肤青紫肿胀,体内为癥块,质硬固定不移。

3)出血:血色紫暗,或有瘀块。

4)全身症状:唇甲青紫,舌质紫暗,或有瘀点、瘀斑;久瘀则面色黧黑,肌肤甲错。脉细涩、沉弦或结代。

3. 结石

(1)结石的基本概念:结石是指体内湿热浊邪蕴结不散,或久经煎熬形成的砂石样病理产物,属于继发性病因。

(2)结石的形成

1)饮食失宜:偏嗜肥甘厚味,酿成湿热,胆汁排泄不利,郁积日久,则蕴结成石,发为肝胆结石。若湿热下注,日久煎熬积结则可形成肾或膀胱结石。若空腹进食大量的柿子或黑枣等,与胃酸作用后,凝结形成团块则为胃结石。

2)情志内伤:情志所伤,气机郁滞,肝失疏泄,胆汁疏泄不利,郁滞化热,煎熬日久,可形成肝胆结石。

3）服药不当：长期过量服用钙、镁、铋类药物等，致使脏腑功能失调，或药物及其代谢产物残存体内，可诱发结石形成，如肾结石、胃结石等。

（3）结石的致病特点

1）多发于空腔性脏器：如肝、胆、肾、膀胱等。

2）易阻气机，损伤脉络：结石为有形实邪，易于阻滞气机，影响气血的运行，可见局部胀闷酸痛等症。结石移动的过程中，易于损伤脉络，导致出血等症状。如：肝胆内结石，可致胆汁排泄障碍，甚则出现黄疸；肾、膀胱结石，可影响尿液的排泄，甚则损伤脉络，出现血尿。

3）梗阻通道，导致疼痛：结石停留体内，气血运行受阻，不通则痛。一般为局部胀痛、钝痛等，甚者结石嵌顿，则出现剧烈的绞痛，以阵发性、间歇性为多，发作时剧痛难忍，而缓解时一如常人。如：胆结石发生胆道梗阻时，可见右上腹绞痛难忍；肾、输尿管结石发生结石嵌顿时，可见腰及少腹部剧烈绞痛。

4）病程较长，轻重不一：结石多为湿热内蕴，日久煎熬而成，故大多数结石的形成过程缓慢。结石的大小不等，停留部位不一，其临床表现各异。结石小，则病情较轻，有的甚至无任何症状；结石过大，则病情较重，症状明显，发作频繁。

（四）其他病因

1. 外伤　大多属意外损伤，多由机械暴力或意外因素致形体组织创伤而造成。其原因包括枪弹伤、金刀伤、跌打损伤，持重努伤、烧烫伤、冻伤、溺水、雷电击伤等。

2. 虫兽伤　包括毒蛇、猛兽、狂犬及其他家畜、动物咬伤，以及某些昆虫咬（螫）伤等。虫兽所伤，轻者可引起局部疼痛、肿胀、出血；重者可损伤内脏，导致出血过多，或邪毒内陷，波及全身，出现全身中毒症状，如高热神昏、神志恍惚、肢体抽搐等；更有甚者，可致死亡。

3. 药邪　是指用药不当造成疾病的一种致病因素。

（1）炮制不当：有些含有毒性的药物，经过适当炮制后，可中和或降低毒性，若炮制不当而毒性未减则可引起中毒。

（2）用药过量：药物有常用量。如果用药过量，则易中毒。

（3）配伍不当：中药使用很讲究配伍，不同药物通过合理配伍可中和副作用加强疗效。但配伍不当，易产生或使得某些药物毒性增加。

（4）用法不当：诸如煎煮、禁忌等事宜不明。

（5）滥用补药：滥用补药，不利于健康，甚至可引起疾病。

4. 医过　由于医生的过失而导致贻误病情或致生他疾的一类致病因素。医生应有良好的医德、医风、医术。医过多由于医生缺乏职业道德，对患者不负责任，草率从事，而致贻误病情，或致生他疾。如：医生语言不妥，讲话不注意场合、分寸，从而使患者思想负担过重，加重病情；医生在诊治患者过程中粗心大意，动作粗鲁，往往会造成医疗差错或事故,对患者造成不应有的损伤。

5. 先天因素　人在出生前已经潜伏着的可以致病的因素。它包括父母体质、遗传性病因和胎儿孕育过程中所形成的病因。

二、病　机

病机是疾病发生、发展及变化的机理。疾病的发生、发展变化及其转归,与患者机体的正气强弱和致病邪气的性质、感邪的轻重、邪气所伤部位等密切相关。尽管疾病种类繁多,临床表现错综复杂,但总体来说,不外乎邪正盛衰、阴阳失调、气血津液失常等基本病机。

（一）邪正盛衰

邪正盛衰是指人体在疾病的发生、发展过程中,致病邪气与机体抗病能力之间相互斗争所发生的盛衰变化。邪正斗争的消长盛衰,不仅关系到疾病的发生,同时还影响着疾病的发展和转归。因此从一定意义上说,疾病的发展演变过程也是邪正斗争及其盛衰变化的过程。

1. 正邪与疾病的发生

（1）正气不足是疾病发生的内在根据。

（2）邪气是疾病发生的重要条件。

（3）正邪斗争胜负决定发病与否。

2. 邪正盛衰与疾病的转归

（1）正胜邪退:是疾病趋于好转和痊愈的一种转归。

（2）邪盛正衰:是疾病趋于恶化,甚至死亡的一种转归。

（3）正虚邪恋:是正气已虚而邪气未尽,正气一时无力驱邪,邪气留恋不去,病势缠绵的一种转归。

（4）邪去正虚:是病邪已经驱除,但正气耗伤,有待逐渐恢复的一种转归。

（二）阴阳失调

阴阳失调,是指由于各种致病因素的影响,导致机体阴阳的相对平衡状态遭到破坏,形成阴阳偏胜、阴阳偏衰、阴阳互损的功能失调状态。阴阳失调是对脏腑、经络、气血等功能失调,以及气机失常等病机的概括。阴阳失调是疾病发生、发展的内在根据。

1. 阴阳偏胜　阴邪或阳邪过于亢盛的病理状态,属于"邪气盛则实"的实性病理。

（1）阳偏胜:即是阳盛,是指机体在疾病过程中所表现的一种以阳气偏盛,导致功能亢奋、产热过剩的病理状态。由于阳是以热、动、燥为特点,故其病机特点多表现为阳盛而阴未虚的实热性病理变化。

（2）阴偏胜:即是阴盛,是指机体在疾病过程中所表现的一种以阴气偏盛,导致功能障碍或减退、产热不足以及阴寒性病理产物积聚的病理状态。由于阴是以寒、静、湿为特点,故其病机特点多表现为阴盛而阳未虚的实寒性病理变化。

2. 阴阳偏衰　阴或阳过于虚衰的状态,属于"精气夺则虚"的虚性病理。

(1)阳偏衰:指机体在疾病过程中,阳气虚损,导致功能活动减退或衰弱、温煦功能减退的一种病理状态。其病机特点多表现为阳气不足,阳不制阴,阴相对偏盛的虚寒性病理变化。阳气不足以心、脾、肾三脏较为多见。

(2)阴偏衰:是指机体在疾病过程中,精、血、津液等物质亏损,阴不制阳,导致阳气相对偏旺、功能活动虚性亢奋的病理状态。其病机特点多表现为阴液不足,宁静、滋养作用减退,阴不制阳,阳气相对有余的虚热性病理变化。阴液不足以肺、肝、肾三脏为多见。

3. 阴阳互损　在阴或阳任何一方虚损的前提下,影响到相对的一方,形成阴阳两虚的病理状态,属于阴阳偏衰的进一步发展。

(1)阴损及阳:是指阴液亏损,致使阳气的生化不足,或者阳气无所依附而耗散,形成以阴虚为主的阴阳两虚病变。

(2)阳损及阴:是指阳气亏损,致使阴液的生成减少,或阳不摄阴而阴液流失等,形成以阳虚为主的阴阳两虚病变。

(三)气血津液失常

气血津液失常是指疾病过程中,由于邪正盛衰或脏腑功能失调,导致气血津液的不足或运行失常,以及相互关系失调所产生的病理变化。气血津液是脏腑、经络、官窍等一切组织器官进行生理活动的物质基础。所以气血津液失常的病机,不仅是脏腑、经络等组织器官各种病理变化的基础,也是分析各种疾病病机的基础。

1. 气的失常　主要包括两个方面:一是气的不足,功能减退,称为"气虚";二是气的运行失常,如气滞、气逆、气陷、气闭、气脱等,称为"气机失调"。

2. 血的失常　主要包括两个方面:一是血的不足,濡养作用减退,称为"血虚";二是血的运行失常,如血液运行迟缓而致血瘀或者血液运行加速、血液妄行、溢出脉外而出血等。

3. 津液失常　主要包括两个方面:一是津液不足;二是津液输布、排泄障碍,致使津液蓄积于体内,产生痰饮、水湿等病理产物。

4. 气血津液关系失调　常见的病理表现有气滞血瘀、气血两虚、气不摄血、气随血脱、气随津脱、津血两伤等。

(四)内生"五邪"

内生"五邪",是指由于脏腑阴阳失调,气、血、津液代谢异常所产生的类似风、寒、湿、燥、火(热)五种外邪致病特征的病理变化。由于病起于内,所以分别称为"内风""内寒""内湿""内燥""内火(或内热)"。"内生五邪"不是致病邪气,而是脏腑阴阳失调,气、血、津液失常所形成的综合性病理变化。

(五)脏腑失常

脏腑失常是指脏腑的正常生理功能失调。任何疾病的发生,无论外感还是内伤,都势必造成脏腑的生理功能的紊乱。脏腑失常的病机主要表现在两个方面：一是脏腑功能的太过或不及，以及各脏腑之间的失衡；二是脏腑本身的阴阳、气血失调。

（李宏燕）

第六节　诊法与辨证

导入案例

李某，男，56岁。近8年来常感心悸，胸闷气短，形寒肢冷，未经明确诊断和治疗。半小时前突然心痛剧烈，胸闷持续不解，冷汗淋漓，进而神志昏迷，呼吸微弱，面色苍白，四肢厥冷，唇色青紫，脉微欲绝。

请思考：

1. 患者所患何种病证？
2. 写出中医辨病辨证依据。

一、诊　　法

诊法是中医诊察疾病、收集病情资料的基本方法，包括望、闻、问、切四法，简称"四诊"。运用诊法可以广泛地收集与病情有关的资料，深入地了解病情，从而为辨证论治提供重要依据。

（一）望诊

望诊是指医生对患者神、色、形态、五官、舌象等进行有目的地观察，借以了解健康状况，测知病情的方法。望诊在中医诊法中占有重要的地位，故有"望而知之谓之神"的说法。

1. 望神　神的概念有广义和狭义之分。广义的神，是指人体一切生命活动的外在表现；狭义的神，是指人的精神、意识、思维活动。望神，是通过观察人体生命活动的整体表现，来诊察病情的方法。望神时重点观察患者的目光、神情、气色、体态四个方面。神的表现，按其盛衰可分为得神、少神、失神、假神四大类。

（1）得神：即精气充足。其表现是神志清楚、思维敏捷、言语清晰、目光明亮、面色荣润、表情自然、体态自如、动作灵活、反应灵敏。可见于常人；若见于患者，则说明精气未衰，脏腑未伤，病情轻浅，预后良好。

（2）少神：即神气不足。其表现是精神不振、思维迟钝、不欲言语、目光呆滞、肢体倦怠、动作迟缓。提示正气不足，精气轻度损伤，多见于轻病或恢复期患者，亦可见于体质虚弱者。

（3）失神：神气衰败之象。其表现是精神萎靡、神志朦胧、昏昏欲睡、声低断续、应答迟缓、目暗睛迷、瞳神呆滞、面色晦暗、表情淡漠。提示正气大伤，精气衰竭，病情深重，预后不良。

（4）假神：垂危患者出现精神暂时好转的假象。其表现是久病、重病之人，突然精神转好，目光转亮而浮光外露，言语不休，欲进饮食，想见亲人，两颧泛红如妆。提示正气将脱，阴不敛阳，虚阳外越，阴阳即将离决，属病危。

2. 望色　望色是通过观察面部与肌肤的颜色和光泽，以了解病情的诊察方法。望色以望面部气色为主，正常人的面色是红黄隐隐、明润含蓄。五色主病如下：

（1）青色：主寒证、痛证、惊风、瘀血。

（2）赤色：主热证。

（3）黄色：主虚证、湿证。

（4）白色：主虚证、寒证、失血证。

（5）黑色：主肾虚、寒证、瘀血和水饮。

3. 望形态

（1）望形体：观察患者形体的胖瘦强弱等情况，以诊断疾病的方法。

1）体强：即形体强壮。表现为筋骨强健、胸廓宽厚、肌肉丰满、皮肤润泽、精力充沛等。是内脏坚实，气血充盛，阴阳和调的征象。

2）体弱：即形体虚弱。表现为筋骨不坚、胸廓狭窄、肌肉瘦削、皮肤不荣、疲惫乏力等。是内脏虚弱，气血不足，阴阳失衡的征象。

3）体胖：即形体肥胖，多为痰湿内盛之体。

4）体瘦：即体形瘦削，多为阴血不足之体。

（2）望姿态：通过观察患者的动静状态及肢体动作和体位，以诊断疾病的方法。望姿态时主要观察患者的行、坐、卧、立时的动作与体态，并应结合其他诊法进行辨证。

4. 望头颈五官

（1）望头面：小儿头形过大或过小，伴智力低下者，为先天不足，肾精亏虚。头发稀疏，色黄干枯者，是肾气亏虚，精血不足所致。口眼歪斜者病在局部，为风邪中于经络，属外风病证；口舌歪斜与半身不遂并见，为痰瘀痹阻经脉，属内风病证。

（2）望颈项：久病项软，举头无力，是气血大伤，肌肉失养。后项强硬，伴高热神昏，多为温热病热极生风。

（3）望五官：两目上视，白多黑少，不能转动者，为"戴眼"，见于惊风、痉厥及癫痫等；双目凝视前方不能转动，称"瞪目直视"，多属阴血亏损或痰迷心窍；黑睛斜向一侧，称"横目斜视"，为肝风内动的表现之一，亦可见于先天性斜视。耳内流脓，称"脓耳"，多因肝胆湿热蕴结所致。鼻头色赤有小丘疹，久之色紫变厚或肿大，称"酒渣鼻"，多因肺胃热壅。唇色青紫，为气滞血瘀；小儿环口发青为惊风先兆。咽部有灰白色膜点，擦之不去，重擦出血，随即复生者，是"白喉"，为疫毒蕴积肺胃，上蒸咽喉所致，极易传染，须隔离治疗。

5. 望舌　望舌是通过观察舌象变化,以测知体内病变的方法,又称舌诊。舌诊是中医特色诊法之一。观察舌象对判断正气盛衰、区别病邪性质、分辨病位深浅及推断病情及预后具有重要意义。

舌通过经络与五脏相连,因此人体脏腑、气血、津液的虚实,疾病的深浅轻重变化,都可客观地反映于舌象。故舌面与脏腑的分属关系是舌尖属心肺、舌中属脾胃、舌根属肾,舌两侧属肝胆(图1-7)。

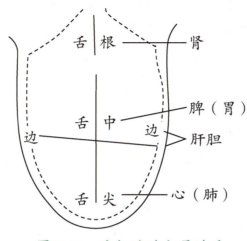

图 1-7　舌与脏腑分属关系

正常舌象为"淡红舌、薄白苔",表现为舌质柔软,活动自如,舌色淡红,荣润有神;舌苔薄白均匀,干湿适中。

(1)望舌方法与注意事项

1)伸舌姿势:望舌时要求患者把舌伸出口外,充分暴露舌体。口要尽量张开,伸舌要自然放松,舌面应平展舒张,舌尖自然垂向下唇。

2)顺序:望舌应遵循一定顺序进行,一般先看舌质,后看舌苔,按舌尖、舌中、舌边、舌根的顺序进行。

3)光线:望舌应以充足而柔和的自然光线为好。

4)饮食:饮食对舌象影响也很大,如刚刚饮水,则使舌面湿润;过冷、过热的饮食以及辛辣等刺激性食物,常使舌色改变。此外,某些食物或药物会使舌苔染色,出现假象,称为"染苔"。

(2)望舌的内容:望舌内容可分为望舌质和望舌苔两个部分。其中望舌质,主要观察舌色、舌形、舌态、舌下络脉;望舌苔,主要观察苔质和苔色。

1)望舌色

淡红舌:舌色淡红明润,为脏腑功能正常,气血和调,胃气充盛的表现。

淡白舌:舌色较正常浅淡,主虚证、寒证或气血两虚证。

红绛舌:舌色深于正常,鲜红者,称红舌;深红者,称绛舌。红绛舌主热证。

青紫舌:舌色淡紫无红者,为青舌;舌色深绛而暗,为紫舌。青紫舌主血瘀,或寒极、热极。

2）望舌形

胖大舌：舌体大于正常，伸舌满口，且舌肌呈弛缓状。胖大舌主水湿、痰饮。

瘦薄舌：舌体较正常瘦小而薄。瘦薄舌主阴血亏虚之证。

裂纹舌：舌面有明显的数目不等、形状各异、深浅不一的裂沟。其裂沟中一般无舌苔覆盖，多主精血亏虚之证。

齿痕舌：舌体边缘有牙齿挤压的痕迹。齿痕舌主脾虚湿盛。

芒刺舌：舌面红色颗粒高起如刺，摸之棘手。芒刺舌主邪热炽盛。

3）望舌态

强硬舌：舌体失其柔和，伸缩不利，或不能转动。强硬舌主热入心包或中风病。

痿软舌：舌体软弱，一侧或全舌痿软，伸缩无力，言语困难。痿软舌主阴血亏虚。

震颤舌：舌体颤动，不能自主。震颤舌主肝风内动。

歪斜舌：伸舌时舌体偏向一侧。歪斜舌主中风或中风先兆。

短缩舌：舌体卷曲，内缩，不能伸出。短缩舌主危急重证。

4）望舌下络脉：舌下络脉是位于舌系带两侧纵行的大络脉，管径小于2.7mm，长度不超过舌下肉阜至舌尖的五分之三，络脉颜色为淡紫色。

舌下络脉的观察方法：先让患者张口，将舌体向上腭方向翘起，舌尖可轻抵上腭，勿用力太过，使舌体保持自然松弛，舌下络脉充分显露。

舌下络脉异常及其临床意义：舌下络脉细而短，色淡红，周围小络脉不明显。舌色和舌下黏膜色偏淡者，多属气血不足。舌下络脉粗胀，或舌下络脉呈青紫、紫红、绛紫、紫黑色，或舌下细小络脉呈暗红色或紫色网状，或舌下络脉曲张如紫色珠子状大小不等的瘀血结节等改变，都是血瘀的征象。

5）望苔质

薄、厚苔：透视舌苔，隐隐见底为薄，不能见底为厚；主病邪之多少，病位之浅深。薄苔，提示病浅在表，病邪较轻；厚苔，提示病已入里，病邪较重。

润、燥苔：津液隐隐为润，无津干涩为燥，水泛欲滴为滑；主津液之多少。润苔，津液未伤；燥苔，津液受伤；滑苔，水液内停。

腻、腐苔：颗粒细密，融合成片，为腻；颗粒粗松，难聚成渣，为腐。腻苔，主痰饮、湿浊、食积或湿遏热伏；腐苔，主痰热、湿热、积热或内脏发痈。

6）望苔色

白苔：主寒证，主表证，主常人。

黄苔：主热证，多属里证。

灰黑苔：主久病、重病。

（二）闻诊

闻诊是医生利用听觉和嗅觉来诊察了解病情的诊断方法。它包括听声音和嗅气味两个方面。

1. 听声音

（1）正常声音：发声自然、音调和谐、刚柔相济；语言流畅、应答自如、语言明确。

（2）发声异常：凡语声高亢有力，声音连续者，多属阳证、热证、实证；凡语声低微细弱，懒言，声音断续，或前重后轻，多属阴证、虚证、寒证。

1）声重：发声粗重浊，邪阻鼻窍，肺气不宣，多属外感风寒或湿浊阻滞。

2）音哑、失音：语声嘶哑者，为音哑，语而无声者，为失音。暴病卒感、气息有力，为外邪犯肺（金实不鸣）；久病渐至、气息无力，肺肾阴虚（金破不鸣）。

3）鼻鼾、呻吟、惊呼：有力为实证，无力为病久夹虚。

（3）语言异常

1）谵语：语无伦次，声高有力。属实证（热扰心神）。

2）郑声：言语重复（断续），出语怯弱。属虚证（心气散乱）。

3）狂言：怒骂无常，妄言妄为，不避亲疏。主痰火，瘀热上蒙，属阳证。

4）独语：喃喃自语，首尾不续，见人欲止。主气郁，痰湿上蒙，属阴证。

5）错语：语言错乱，语后自知，神志正常，是心气不足，神失所养。

6）语言謇涩：神志清楚、思维正常而吐字困难，或吐字不清。其多因风痰所致，为中风先兆或后遗症。

 知识拓展

哮与喘的区别

有关哮与喘的区别，虞抟在《医学正传》中说："夫喘促喉中如水鸡声者，谓之哮；气促而连续不能以息者，谓之喘。"喘不必兼哮，但哮必兼喘；喘以气息言，气息急迫、呼吸困难为主，哮以声响言，喉间哮鸣有声为特征。

（4）呼吸异常

1）喘：呼吸困难，进出费力，甚至张口抬肩、鼻翼扇动。实喘：邪壅于肺、气失肃降，表现为声高气粗、息涌而长、呼出为快。虚喘：肺不主气及肾失摄纳，表现为声低气怯、息短不续、得吸为快。

2）哮：喘且喉间鸣响（如水鸣声），多呈反复阵发。痰饮伏肺，外感引动，反复发作。

3）短气：急促有声，短不成息。饮停胸中，则短气而渴、四肢关节痛、脉沉，属实证；肺气不足，则体虚气短、小便不利，属虚证。

4）少气：沉静无声，弱不成息。主诸虚不足，是身体虚弱的表现。

（5）咳嗽：咳声有力，频频不止，为邪实。咳声无力，时显时隐，为正虚。咳声紧闷，为寒闭。咳声急迫,为火热。咳声重浊,为湿阻。咳声清脆,为燥伤。咽痒即咳,为风袭。干咳无痰或少痰,为肺阴虚。咳声阵发,短促痉挛,如鸡鸣声,为百日咳。

（6）呕吐:声音微弱、吐势徐缓,吐物呈清水痰涎,多属虚证、寒证。声音壮厉、吐物呈黏痰黄水、或酸或苦,多属热证、实证。呕吐酸腐味的食糜,多因暴饮暴食,或过食肥甘厚味,以致食滞胃脘,胃失和降,胃气上逆而致。

（7）呃逆:是气逆上冲于咽喉,发出一种不能自主的短促的冲击声。呃逆见于新病,呃逆声有力者,属实证、热证,多因寒邪或热邪客于胃。呃逆见于久病,呃逆声低怯者,属虚证、寒证,多因脾胃气衰或脾胃虚寒。

（8）嗳气:是胃中气体上出咽喉所发出的声响,其声长而缓。嗳气酸腐,食后易作,为食滞胃脘;嗳气无味,声音低沉,为胃气自虚;嗳气无味,声音响亮,为肝气犯胃。

（9）太息:又称叹息,是患者自觉胸闷不畅,一声长吁或短叹后,则胸中略舒的一种表现,是因气机不畅所致,以肝郁为多见。

2. 嗅气味

（1）口气:口臭,消化吸收不良、龋齿、胃热;口气酸腐,消化不良;口气腐臭,内有溃腐疮痈。

（2）汗气:汗膻味,风湿郁热,久蕴肌肤;腋下随汗散发阵阵臊臭味者,湿热内蕴,可见于狐臭病。

（3）二便之气:大便腐臭难闻,热滞肠间;大便淡腥微臭,脾胃虚寒;大便酸臭如败卵,食滞肠间;小便黄赤浊臭,多是湿热。

（4）病室气味:病室臭气触人,瘟疫重症;病室有尿臊气,尿毒症;病室有烂果味,重症消渴;病室有尸臭味,脏腑败坏之症。

（三）问诊

问诊,是医生通过对患者(或陪诊者)进行有目的地询问了解一些当前不能直接观察到的疾病现象,来诊察病情的方法。问诊的主要内容有一般情况、主诉、现病史、既往史、家族史和现在症状等。

1. 问一般情况　问一般情况主要是询问患者的姓名、性别、年龄、民族、籍贯、婚否、职业、家庭住址、联系方式等。

了解一般情况,可以取得与病情有关的资料,作为诊断疾病的参考和依据。不同的年龄、性别、职业,可有不同的多发病、常见病。如小儿易患麻疹、水痘等病变;妇女多见经、带、胎、产的疾病;硅沉着病、铅汞中毒等疾病,大多与职业有关;而疟疾、血吸虫病、大骨节病、瘿瘤等,多属地方性、区域性的疾病。

2. 问主诉　主诉是指患者就诊时感受最明显或最痛苦的症状、体征及其持续时间。主诉通常是患者就诊的主要原因,也是疾病的主要矛盾。医生在问诊时,应善于对患者凌乱的陈述加以归纳,抓住其中几个主要症状,并将其部位、性质、程度、持续时间等,逐一询问清楚。主诉的症状不宜过多,一般是1～3个,如"咳嗽3天""发热、腹痛、泄泻2天"等。

记录主诉的文字也要简洁、明了。

3. 问现病史　现病史是指从疾病的发生到此次就诊时病情演变的全过程，以及对疾病诊治的经过。问现病史要从发病情况、病情演变过程、诊断和治疗情况三个方面询问。

4. 问既往史和家族史　既往史是指患者以往的患病情况或健康状况。由于不同的体质对某些病邪的感受性以及临床表现的证候类型不尽相同，疾病之间又可互相影响，互相传变，因此通过了解既往史对当前病证的诊断很有帮助。

家族史是指患者的直系亲属，如父母、兄弟姐妹、配偶、子女等的健康状况和患病情况，这对于了解患者有无可能发生传染性疾病和遗传性疾病具有重要意义。

5. 问现在症状　问现在症状是指询问患者就诊时所感到的痛苦与不适，以及与病情相关的全身情况，是问诊的主要内容。问现在症状的内容，包括询问寒热、出汗、疼痛、饮食、二便、睡眠等。

（1）问寒热：询问患者有无怕冷或发热的症状。怕冷与发热，并不局限于体温的升高或降低，如怕冷可以是患者主观上的感觉，其体温并不一定低于正常；发热除指体温高于正常外，还包括患者自觉全身或某一局部有发热的主观感觉。

1）恶寒发热：恶寒与发热同时并见，是外感表证的主要症状。外邪客于肌表，卫阳奋起抗邪，正邪交争，致使卫阳郁遏不宣则发热，肌表失却温煦则恶寒。

2）但寒不热：患者只觉怕冷而无发热的情况。根据其怕冷的程度及特征，分为恶寒和畏寒。

恶寒：患者无风自冷，虽加衣被，甚至近火取暖仍觉寒冷。多见于外感病的初期，是表证的主要症状之一。

畏寒：患者经常自觉怕冷，得暖可以缓解。畏寒属阳虚，往往见于素体阳虚或因病而损伤阳气的患者。阳虚不能温煦肌体，故时觉怕冷。

3）但热不寒：患者只觉发热、恶热而无怕冷的症状。主要见于阳盛或阴虚的里热证。根据热势的轻重、发热的时间、特点等，可分为以下几种热型：

壮热：患者持续高热不退，体温超过 39℃，只恶热不恶寒。多见于外感热病的极期，属里实热证。

潮热：发热如潮水之有规律，定时发热或定时热甚。临床常见的潮热有三种情况：一是阳明潮热，患者常于日晡（下午 3～5 时）阳明旺时而热甚，故又称"日晡潮热"，以热势较高、腹部胀痛拒按、大便秘结的里实热证为特征。二是湿温潮热，指午后热甚，但身热不扬，即肌肤初扪之不觉很热，扪之稍久则觉灼手。此属湿热邪气困遏中焦的湿温病，常伴有胸闷呕恶、头身困重、苔黄而腻等症状。三是阴虚潮热，以午后或入夜低热为特征，多为阴液亏损，虚阳偏亢的里虚热证，常兼有五心烦热、盗汗、颧红、舌红少津等症状。

低热：患者自觉发热而体温并无增高，或轻度发热，体温一般不超过 38℃。微热虽热势较轻，但持续时间较长，多见于某些阴液亏虚、脾气虚损的内伤病或温热病的后期。

（2）问汗：汗为阳气蒸化津液，出于体表而成。所以通过问汗，可以了解阳气盛衰、津液盈亏的情况。

1）汗出有无

表证有无汗出：在外感病表证阶段，若无汗出者，多为外感寒邪所致的表寒实证。若有汗出者，常属外感风邪的表虚证或外感风热的表热证。

里证有无汗出：里证无汗常见于津亏、失血阴伤等，因阴津亏少，汗化无源所致，也可见于里寒证。

2）汗出性质

自汗：经常汗出不止，活动后尤甚。多由阳气虚弱，腠理不密，津液无以固摄而外泄，常伴有神疲乏力、气短懒言等症。

盗汗：入睡时出汗，醒后则汗止。多因阴虚不能制阳而阳偏盛，虚热蒸发津液外出为汗，常伴有潮热、颧红及舌红少苔等症。

战汗：患者先全身战栗抖动，继而汗出。战汗是邪正交争剧烈，病变发展的转折点，可根据汗出后的病情变化来推测邪正之盛衰。若汗出热退、脉静身凉，是邪去正安的好转现象；若汗出后仍烦躁不安、脉来疾急，则为邪盛正衰的危候。

（3）问疼痛：疼痛是临床上最常见的自觉症状之一。疼痛产生的机制有虚实两个方面：一方面是"不通则痛"，多由邪实阻滞，气血不畅所致，其痛势剧烈，痛而拒按；另一方面是"不荣则痛"，多由阴阳气血不足，脏腑经络失于濡养所致，其痛势较缓，痛而喜按。

1）胀痛：痛有胀感，多由气滞引起，常具有时发时止、气泄得缓的特点。

2）刺痛：疼痛如针刺状，特点是痛处固定而拒按，为瘀血作痛的表现。

3）冷痛：痛处有冷感，得温则痛缓为冷痛，常见于寒证。

4）灼痛：疼痛有灼热感而喜凉，常见于热证。

5）绞痛：疼痛剧烈如刀绞。其多因有形实邪，如瘀血、结石、蛔虫等闭阻气机，或寒盛而气机滞塞所致。

6）重痛：疼痛并有沉重的感觉。其多因湿邪阻遏气机所致。

7）隐痛：疼痛不剧烈却绵绵不休。其多由气血不足，脏腑经络失养所致。

（4）问饮食

1）口渴与饮水：口不渴，反映体内津液未伤，往往见于寒证、湿证；若喜冷饮者，属湿热内蕴；若喜热饮者，为痰饮内停，津不上承；欲漱水而不欲咽者为瘀血阻滞，气不化津；口渴且饮水量多，反映体内津液不足，常见于热证、燥证，亦可见于汗、吐、下太过津伤的患者；若大渴引饮，伴有小便量多、能食易饥，是消渴。

2）食欲与食量：了解患者的食欲及食量，对判断其脾胃功能的强弱有重要的意义。食欲缺乏伴面色萎黄、消瘦，多为脾胃虚弱；口腻纳呆，脘腹痞闷胀痛，多为湿邪困脾；腹胀厌食者，多为饮食积滞；消谷善饥，反见消瘦，为胃火亢盛；饥不欲食，为胃阴不足。

3）口味：口淡无味，多属脾胃气虚；口中反酸，多为肝胃不和；口中酸腐，多为食积；口中甜腻，多为脾胃湿热；口苦，多为肝胆湿热。

（5）问二便：询问二便的情况，可以了解其消化功能、水液代谢的情况，并为判断病证的寒热虚实提供重要依据。

1）小便：尿量减少，见于热盛伤津；尿量过多，见于消渴或虚寒证；小便频数，多属膀胱湿热；小便失禁，多为肾气不固。

2）大便：新病大便秘结，伴腹痛或发热，多属实证、热证；久病、老年人、产后便秘，多属津亏血少，或气阴两虚；大便溏薄，伴腹胀纳呆，多为脾胃虚弱；下利清谷，五更泄泻，多为脾肾阳虚；大便脓血，里急后重，多为湿热痢疾。

（6）问睡眠

1）失眠：又称"不寐"，是指经常难以入睡，或睡后易醒，或睡而易惊，甚至彻夜难眠。失眠伴心悸、多梦，多属心血不足；失眠伴面色不华，神疲肢倦，纳呆，多属心脾两虚；心烦失眠，潮热盗汗，为阴虚火旺，心肾不交；腹胀便秘，夜卧不安，为食积。

2）嗜睡：又称"多寐"，是指不论昼夜，睡意很浓，经常不自主的入睡。常见于中气不足，阳气虚衰，或湿邪困脾，清阳不升等病证。

（7）问月经

1）经期异常

月经先期：月经周期常提前7天以上。量多质稠色鲜红，为血分有热；量多质稀色淡，为气虚不摄。

月经后期：月经周期常推迟7天以上。血淡质稀，为血亏不充；血暗紫有块，经行腹痛，为寒凝胞宫。

经期错乱：月经或提前或推迟7天以上而无定期。多因肝气郁滞、瘀血或脾肾虚损。

2）经量异常

月经量多：月经周期不变，行经量却超过正常，或行经时间延长，量亦因而增多。量多质稠色鲜红，为血分有热；量多质稀色淡，为气虚不摄。

月经量少：月经周期如常，而经量减少，或行经时间缩短，经量少于正常。血淡质稀，多伴后期，为血亏不充；血暗紫有块，经行腹痛，为寒凝、瘀阻胞宫。

闭经：在行经年龄而并未怀孕的情况下，停经超过3个月。其产生原因与月经量少基本相同，只是程度更重。

崩漏：不在行经期，阴道内大量出血，或持续淋漓不断出血。色红而多，为热伤冲任，迫血妄行；色暗反复，为瘀阻胞宫；量多质稀色淡，为气虚、精亏不摄。

3）经色、经质异常：经色淡红质稀，提示气血不足；经色深红质稠，多为血热内炽；经色紫暗有块，多属寒凝胞宫，内有瘀血。

（8）问小儿：应根据小儿的特点，除一般问诊内容外，还要注意出生前后的情况，预防接种史、传染病史、喂养和生长发育等情况。

（四）切诊

切诊是医生用手在患者体表的一定部位进行触、摸、按、压，以获取病情资料，了解疾病内在变化和体表反应的一种诊察方法。切诊分脉诊和按诊两部分。这里仅介绍脉诊的主要内容。

脉诊是医生用手指触按患者的动脉搏动,以探查脉象,了解病情变化的一种独特的诊病方法。脉诊的基本原理,主要在于脉为人体气血运行的通道。脉为血之府,与心相连,心气推动血液在脉中运行;血液除属心所主外,又由脾所统,归肝所藏,且赖肺气的辅心行血,通过经脉灌溉脏腑,肾精又能化血而不断充养血脉。所以五脏均与血脉密切相关,且心又为五脏六腑之大主,故人体气血阴阳和脏腑的状况可显现于脉。

1. 脉诊的部位和方法

(1)部位:目前临床常用寸口诊脉法。寸口又名气口、脉口,即是腕后桡动脉搏动处。寸口分寸、关、尺三部,以腕后高骨(桡骨茎突)内侧为关部,关前一指为寸部,关后一指为尺部,两手共六部脉。寸口脉寸、关、尺三部常用的配属脏腑法,是以右手寸部候肺,关部候脾胃,尺部候命门(肾);左手寸部候心,关部候肝,尺部候肾(图1-8)。

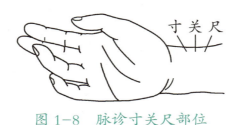

图 1-8 脉诊寸关尺部位

(2)方法

1)时间:《黄帝内经》认为平旦诊脉最为相宜,现在认为只要在内外环境安静的条件下随时都可诊脉,但医生一定要调匀呼吸,每次诊脉的时间不应少于1分钟,以2~3分钟为宜。

2)姿势:切脉时不论患者取坐位或卧位,其手臂须平展,直腕仰掌,使手臂与心脏保持同一水平,以免气血运行受阻而影响脉象。

3)布指:医生先用中指在患者的腕后高骨内侧定关部,后用食指在关前定寸部,环指在关后定尺部。布指的疏密可视患者身材的高矮作适当的调整,即身高臂长者疏,身矮臂短者密。诊小儿脉时,因其寸口短,可用"一指定关法"。

4)指法:切脉时三指平齐呈弓状,以指目(指端隆起螺纹处)按脉。三指平布后以同样的指力切三部脉,称"总按";仅一指用力,重点辨某部脉,称"单按"。

5)指力:轻指力触及皮肤为举,又叫浮取;重指力按在肌肉与筋骨之间的为按,又叫沉取;介于轻重之间的指力按至肌肉为寻,又叫中取。

2. 正常脉象 健康人的脉象称为正常脉象,又称平脉、常脉。平脉是三部有脉,一息四到五至(60~90次/min),不浮不沉,不迟不数,不大不小,从容和缓,应指有力,节律均匀。平脉具有胃、神、根三个特点。所谓脉有胃气,是指脉象从容和缓,节律一致;所谓脉有神,即脉象柔和有力,形体指下分明;所谓脉有根,即指沉取尺部,脉应指有力。

正常脉象可随性别、年龄、体质、情绪、季节、地域等因素而产生相应的生理变化,诊脉时必须综合考虑这些因素的影响。此外,有的人脉不见于寸口,而从尺部斜向手背,称为斜飞脉;若脉出现在寸口的背部,称反关脉,均为生理性变异脉位,不作病脉。

3. 常见病脉

(1) 浮脉

脉象:轻取即得,重按稍减而不空。

主病:表证。浮而有力为表实;浮而无力为表虚。

(2) 沉脉

脉象:轻取不应,重按乃得。

主病:里证。沉而有力为里实;沉而无力为里虚。

(3) 迟脉

脉象:脉来缓慢,一息不足四至(每分钟脉搏在 60 次以下)。

主病:寒证。有力为实寒;无力为虚寒。

(4) 数脉

脉象:脉来急促,一息五至以上(每分钟脉搏在 90 次以上)。

主病:热证。有力为实热;无力为虚热。

(5) 虚脉

脉象:三部脉举按寻皆无力。

主病:虚证,多为气血两虚。

(6) 实脉

脉象:三部脉举按寻皆有力。

主病:实证。

(7) 滑脉

脉象:往来流利,应指圆滑,如珠走盘。

主病:痰饮、食积、实热证。

(8) 涩脉

脉象:往来不畅,应指艰涩,如轻刀刮竹。

主病:精伤、血少、气滞、血瘀。

(9) 洪脉

脉象:脉体大而有力,如波涛汹涌,来盛去衰。

主病:热盛。

(10) 细脉

脉象:应指细小如线,但起落明显。

主病:虚证,多见于阴虚、血虚证,又主湿证。

（11）濡脉

脉象：浮而细软。

主病：虚证、湿证。

（12）弦脉

脉象：端直以长，挺然指下，如按琴弦。

主病：肝胆病、痛证、痰饮。

（13）紧脉

脉象：脉来绷急，状如牵绳转索。

主病：寒证、痛证、宿食。

（14）促脉

脉象：数而时止，止无定数。

主病：促而有力主阳热亢盛、气血壅滞、痰食停积等实证；促而无力多为脏腑虚衰，多见于虚脱之证。

（15）结脉

脉象：缓而时止，止无定数。

主病：结而有力主寒、痰、瘀血、癥瘕积聚；结而无力主虚，见于气血亏虚。

（16）代脉

脉象：时有一止，止有定数，良久方来。

主病：脏气衰微，或跌打损伤、痛证、惊恐。

临床上病情错综复杂，所见的脉象也不只是单一的脉象，而是两种或两种以上的脉象同时出现。这种由两种或两种以上的单一脉象复合而成的脉，就叫"相兼脉"。相兼脉的主病，相当于各组成脉象主病的总和。如：浮脉主表，数脉主热，浮数脉即主表热证；沉脉主里，迟脉主寒，有力为实证，则沉迟有力脉主里实寒证。

二、辨   证

疾病的辨证就是在中医理论指导下，将四诊所收集的各种症状、体征等临床资料进行分析、综合，对疾病当前的病理本质做出判断，并概括为具体证名的诊断过程。

中国传统康复的辨证方法主要有八纲辨证、气血津液疾病辨证、脏腑疾病辨证、经络疾病辨证等。其中，八纲辨证是各种辨证的总纲，脏腑疾病辨证是各种辨证方法的基础，临床诊断时应综合运用。

（一）八纲辨证

八纲，即阴、阳、表、里、寒、热、虚、实八个辨证的纲领。八纲辨证是在掌握四诊收集资料的基础上，根据正邪的盛衰、病邪的性质、病位的浅深等情况，进行综合分析，归纳为阴、阳、表、里、寒、热、虚、实八类证候。一般而言，表里辨病位的浅深，寒热辨病证的性质，虚实辨邪正的盛衰,阴阳则是统摄其他六纲的纲领。表、热、实多属阳;里、寒、虚多属阴。

1. 表里辨证 表里辨证是辨别疾病病位和病势趋向的两个纲领。人体的皮毛、肌腠、经络在外属表;脏腑、气血、骨髓在内属里。表证病轻而浅,里证病深而重;表邪入里为病进,里邪出表为病退。

(1) 表证:是指六淫等外邪经皮毛、口鼻侵入人体,病位表浅,邪在肌肤的证候,多起病急、病程短。

【临床表现】 恶寒(或恶风)发热,头身疼痛,鼻塞流涕,咽喉痒痛,咳嗽,舌苔薄白,脉浮。

【辨证要点】 恶寒发热并见、苔薄白、脉浮。

(2) 里证:是指病变部位深在脏腑、气血、骨髓的一类证候,多病程长。

【临床表现】 多种多样,以脏腑气血阴阳等失调的症状为其主要表现。

【辨证要点】 病变所在脏腑不同,临床表现各异。概而言之,凡非表证(及半表半里证)的特定证候,一般都属于里证的范畴,即“非表即里”。

(3) 半表半里证:是指病邪既不在表,又非完全入里,介于表里之间的证候。

【临床表现】 寒热往来,胸胁苦满,心烦喜呕,默默不欲饮食,口苦,咽干,目眩,脉弦等。

【辨证要点】 寒热往来、胸胁苦满、口苦、咽干、脉弦。

(4) 表证与里证的鉴别:主要审察其寒热、舌象和脉象变化。外感病中,发热恶寒同时并见的属表证,但寒不热或但热不寒或无寒热的属里证。表证的舌象少变化,里证的舌象多有变化。表证脉浮,里证脉不浮。

2. 寒热辨证 寒热辨证是辨别疾病性质的两个纲领。寒证与热证反映机体阴阳的偏盛与偏衰。

(1) 寒证:是指感受寒邪,或机体阴盛、阳虚所表现的证候。其病机为“阴盛则寒”或“阳虚则寒”。

【临床表现】 畏寒喜暖,面色淡白,肢冷踡卧,口淡不渴,痰、涎、涕清稀,小便清长,大便稀溏,舌苔白而润滑,脉迟或紧等。

【辨证要点】 畏寒喜暖、口淡不渴、肢冷、舌苔白滑,脉迟或紧。

(2) 热证:是指感受热邪,或机体阴虚、阳亢所表现的证候。其病机为“阳盛则热”或“阴虚则热”。

【临床表现】 身热喜凉,口渴喜冷饮,面红目赤,烦躁不宁,痰、涕黄稠,吐血,衄血,大便秘结,小便短赤,舌红苔黄而干,脉数等。

【辨证要点】 身热喜凉,口渴喜冷饮,舌红苔黄,脉数。

(3) 寒证与热证的鉴别:辨别寒证与热证,不能孤立地根据某一症状做判断,应对疾病的全部表现进行综合观察。若患者畏寒喜暖、口不渴、面色白、四肢逆冷、大便稀溏、小便清长、舌淡苔白滑、脉迟或紧,则属寒证。若患者恶热喜凉、渴喜冷饮、面色红赤、四肢灼热、大便干结、尿少色黄、舌红苔黄、脉数,则属热证。

3. 虚实辨证　虚实辨证是辨别邪正盛衰的两个纲领。虚证主要指正气不足,而实证主要指邪气亢盛。通常人体正气虚弱,无力抗邪属虚;病邪壅盛于内,而正气尚未明显虚弱,则属实。

(1)虚证:是指人体正气不足所表现的证候。虚证包括精、气、血、阴、阳、津液不足,以及脏腑各种不同的虚损。

【临床表现】　各种虚证的表现不尽一致,常见的有面色淡白或萎黄,精神萎靡,身倦乏力,形寒肢冷,自汗,大便稀溏或滑脱,小便清长或失禁,舌淡胖嫩,脉虚,沉迟无力或弱;或形体消瘦,颧红,五心烦热,盗汗,潮热,舌红少苔或无苔,脉细数无力。

【辨证要点】　以正气不足,机体功能衰退为其主要表现。具有起病缓,病程长的特点,多见于慢性消耗性疾病。

(2)实证:是指邪气亢盛所表现的证候。实证形成的原因主要有二:一是外邪侵入人体,正邪剧争所致;二是脏腑功能失调,代谢障碍,气机阻滞,水湿痰饮内停,瘀血内阻,或宿食、虫积等停滞体内所致。

【临床表现】　由于外邪性质与致病的病理产物不同,故临床表现各异。常见的有高热,胸闷烦躁,甚至神昏谵语,呼吸气粗,痰涎壅盛,腹胀痛拒按,大便秘结或下利里急后重,小便不利或涩痛、色黄量少,舌质苍老,舌苔厚腻,脉实有力等。

【辨证要点】　以邪实而正气未虚,正邪斗争剧烈为其主要表现。具有起病急,病程短的特点。

(3)虚证与实证的鉴别:虚证与实证,由于虚损之部位和邪气的性质各异,故症状极为复杂。同样的症状,可能是虚证,也可能是实证,如腹痛、腹胀、便秘、恶寒等在虚证和实证中均可出现。因此必须通过望形体、舌象、听声音、问病史、按胸腹、脉象等诊察手段进行全面分析。若患者形体虚弱、精神萎靡不振、声低息微、痛处喜按、舌淡嫩无苔或少苔、脉象虚弱无力者属虚证。若患者形体壮实、精神亢奋、声高息粗、痛处拒按、舌质苍老、舌苔厚腻、脉实有力者属实证。

4. 阴阳辨证　阴阳是辨别证候类别的纲领,是八纲辨证的总纲。尽管疾病千变万化,但概括起来不外乎阴证和阳证两大类。

(1)阴证:凡符合属阴性质的证候,称为阴证。里证、虚证、寒证均属阴证范围。

【临床表现】　不同的疾病,所表现的阴性证候不尽相同。常见的有面色淡白或晦暗,少气懒言,倦怠无力,精神萎靡,身重,踡卧,畏寒肢冷,声音低怯,呼吸微而缓,口淡不渴,大便溏而腥臭,痰、涕、涎清稀,小便清长,舌淡胖嫩苔白滑,脉沉迟或细涩或微弱等。

【辨证要点】　以抑郁、静而不烦、功能衰退、清冷、暗晦等为主要特点。

(2)阳证:凡符合属阳性质的证候,称为阳证。表证、热证、实证均属阳证范围。

【临床表现】　不同的疾病,表现出来的阳性证候不尽相同。常见的有恶寒发热,或壮热,面红目赤,心烦,躁动不安,或神昏谵语,呼吸气粗而快,语声高亢,喘促痰鸣,痰、涕黄稠,口渴喜冷饮,大便秘结或热结旁流,尿少色黄而涩痛,舌红绛起芒刺,苔黄、灰黑而干,脉实、洪、数、浮、滑等。

【辨证要点】 以亢奋、躁动、功能亢进、红赤、分泌物黏稠等为主要特点。

（3）阳证与阴证的鉴别：一般来说,凡急性的、兴奋、功能亢进、明亮的均属阳证;凡慢性的、抑郁、静而不躁、清冷、功能衰退、晦暗的均属阴证。

（二）气血津液疾病辨证

气血津液疾病辨证是根据气血津液的相关理论,分析四诊所获得的临床资料,归纳、判断为某种证候的辨证方法。气血津液是构成人体和维持人体生命活动的物质基础,其生成和作用的发挥,与脏腑的正常生理活动有密切关系。因此气血津液疾病辨证与脏腑疾病辨证密切相关,两者应相互参考。

1. 气病辨证　气的病变繁多,但临床上常见的证候有气虚、气滞、气逆、气陷四种。其中气虚、气陷属于虚证;气滞、气逆多属于实证。

（1）气虚证:是指元气不足,气的功能减退,脏腑组织功能活动减弱所表现的证候。

【临床表现】 少气懒言,身倦乏力,自汗,活动劳累后诸症加重,或见头晕目眩,面色淡白,舌淡苔白,脉虚无力。

【辨证要点】 少气懒言、身倦乏力、自汗、舌淡苔白、脉虚无力等。

（2）气陷证:是指气虚无力升举而反下陷所表现的证候。常由气虚证进一步发展而来。

【临床表现】 久泻久痢,腹部有坠胀感,或便意频频,或脱肛,子宫脱垂,肾下垂,胃下垂,伴见头晕目眩,少气懒言,倦怠乏力,舌淡苔白,脉弱。

【辨证要点】 内脏下垂、久泻久痢与气虚之象并见。

（3）气滞证:是指人体某一部位气机阻滞,运行不畅所表现的证候。

【临床表现】 胸胁脘腹等处胀闷、疼痛,症状时轻时重,部位常不固定,可为胀痛、窜痛、攻冲作痛,嗳气或矢气之后疼痛减轻,舌淡红,脉弦。

【辨证要点】 胸胁等处胀闷疼痛,脉弦。

（4）气逆证:是指气机升降失常,脏腑之气上逆所表现的证候。

【临床表现】 肺气上逆,则见咳嗽喘息;胃气上逆,则见呃逆,嗳气,恶心,呕吐;肝气上逆,则见眩晕,头胀痛,甚则昏厥,呕血等。

【辨证要点】 肺、胃、肝等脏腑气机上逆。

2. 血病辨证　血的病变可概括为血虚、血瘀、血热、血寒四类证候。其中血虚属虚证,血瘀、血热、血寒属实证。

（1）血虚证:是指血液亏虚,脏腑经络、形体官窍失其濡养所表现的证候。

【临床表现】 面色淡白无华或萎黄,口唇、爪甲色淡,头晕目眩,或心悸,失眠,多梦,或手足拘挛麻木,或妇女月经量少色淡,或月经后期,或经闭。舌淡苔白,脉细。

【辨证要点】 面色萎黄,或面、舌、唇、爪甲色淡白,脉虚而细。

（2）血瘀证：由瘀血内阻引起的病证，称之为血瘀证。

【临床表现】 因瘀血导致瘀阻的部位和形成的原因不同，其临床表现各异。如：瘀阻于心，可见心悸，胸闷心痛，口唇指甲青紫；瘀阻于肺，可见胸痛，咯血；瘀阻于胃，可见呕血，大便色黑如柏油；瘀阻胞宫，可见痛经，月经不调，经色紫暗成块；瘀阻于肢体肌肤局部，可见局部肿痛青紫。舌质紫暗或有瘀斑、瘀点，脉细涩或结代。

【辨证要点】 痛如针刺，痛有定处，肿块固定，出血色紫有块，皮肤紫斑，唇舌、指甲青紫，脉涩。

（3）血热证：是指血分有热，灼伤脉络，迫血妄行所表现的证候。

【临床表现】 咯血，吐血，衄血，尿血，便血，妇女月经提前，量多，或崩漏，或局部疮疡红肿热痛，或伴身热，口渴，心烦，甚则躁狂，舌质红绛，脉数。

【辨证要点】 各种出血症状和实热症状并见。

（4）血寒证：是指寒邪客于血脉，凝滞气机，血液运行不畅所表现的证候。

【临床表现】 手足局部冷痛，痛处肤色青紫发凉，得温痛减，遇冷痛剧，或少腹拘急冷痛，或妇女少腹冷痛，月经后期，经色紫暗，夹有瘀块，伴畏寒肢冷，喜温恶寒，舌淡紫苔白滑，脉沉迟或涩。

【辨证要点】 手足局部冷痛、痛处肤色青紫发凉，或妇女少腹冷痛、月经后期、经色紫暗、夹有瘀块等。

3. 气血同病辨证 气、血均是构成人体和维持人体生命活动的基本物质，在其生成、发挥生理功能方面，相互依存，相互为用；若发生病变时，则相互影响，形成不同的病证。

（1）气虚血瘀证：是指气不足，推动血行无力，以致血行瘀阻所表现的证候。

【临床表现】 神倦乏力，少气懒言，自汗，胸胁刺痛固定不移，拒按，或肋下痞块，或肢体瘫痪，半身不遂，舌淡紫，或有紫斑，脉涩。

【辨证要点】 气虚和血瘀症状并见。

（2）气滞血瘀证：是指气机阻滞而致血行瘀阻所表现的证候。

【临床表现】 胸胁胀满或走窜疼痛，性情急躁，胁下痞块，刺痛拒按，入夜更甚，或妇女痛经，经色紫暗，夹有瘀块，舌紫暗或有瘀斑，脉弦涩。

【辨证要点】 气滞和血瘀症状并见。

（3）气血两虚证：是指气虚与血虚同时存在所表现的证候。

【临床表现】 头晕目眩，少气懒言，乏力自汗，心悸失眠，面色淡白或萎黄，唇爪甲淡白，舌淡嫩，脉细弱。

【辨证要点】 气虚与血虚症状并见。

（4）气不摄血证：是指气虚固摄血液功能减弱所表现的证候。

【临床表现】 吐血，便血，衄血，皮下出血，或妇女月经量多，崩漏，伴见神疲乏力，少气懒言，自汗，头晕目眩，面色淡白或萎黄，舌淡白，脉细弱。

【辨证要点】 出血和气虚症状并见。

（5）气随血脱证：是指在大出血时，气随之亡脱所表现的证候。

【临床表现】　大量出血，继而突然出现面色苍白，大汗淋漓，四肢厥冷，呼吸喘促或微弱，神昏，脉微欲绝。

【辨证要点】　出血和阳气脱失症状并见。

4. 津液病辨证　津液病有津液不足证和津液停聚证两种。

（1）津液不足证：是指体内的津液不足，脏腑组织官窍失其濡养所表现的证候。

【临床表现】　口干咽燥，渴欲饮水，唇焦或裂，皮肤干燥，甚或枯瘪，目眶深陷，小便短少，大便干燥，舌红少津，脉象细数等。

【辨证要点】　肌肤、口唇、舌咽干燥、尿少便干等干燥枯涩症状。

（2）水液停聚证：是指肺、脾、肾对水液的输布排泄功能失调，以致水液排出减少而停聚于体内所表现的多种证候。

1）水肿证：体内水液停聚，泛滥肌肤，引起面目、四肢、胸腹甚至全身浮肿的病证。临床辨证应区分阳水与阴水。

阳水：水肿性质属实者。常由外感风湿邪气，或水湿浸淫等所引起。阳水表现为头面浮肿，先从眼睑开始，继而波及全身，来势迅速，皮肤薄而光亮，上半身肿甚，小便短少，恶风恶寒，发热，舌苔薄白，脉浮紧；或咽喉肿痛，舌红脉浮数。

阴水：水肿性质属虚者。常由病久正虚，劳倦内伤，脾肾阳虚所引起。阴水表现为水肿以腰以下为甚，按之凹陷不起，纳呆便溏，腹胀，面色无华或萎黄，神倦肢困；若水肿日益加重，小便不利，可见腰膝酸冷疼痛，畏寒神疲，四肢不温，舌淡或胖，苔白滑，脉沉迟无力。

2）痰证：是指水液停聚，质地稠厚，停聚于脏腑、经络、组织之间所表现的证候。

【临床表现】　咳喘咳痰，胸闷，脘痞不舒，纳呆恶心，呕吐痰涎，头晕目眩，神昏癫狂，喉中痰鸣，肢体麻木，半身不遂，瘰疬瘿瘤，乳癖，喉中异物感等。舌苔白腻或黄腻，脉滑。

【辨证要点】　咳痰或呕吐痰涎，神昏癫狂，苔腻，脉滑等痰盛症状。

3）饮证：是指水饮停聚，质地清稀，停聚于脏腑组织之间所表现的证候。

【临床表现】　咳嗽气喘，胸闷，痰液清稀，量多色白，倚息不得平卧；或胸胁胀闷作痛，随呼吸、咳嗽转侧而加剧；或脘痞腹胀，水声漉漉，泛吐清水；或下肢浮肿，身体困重疼痛，舌苔白滑，脉弦。

【辨证要点】　舌苔白滑、脉弦为饮证的主要舌脉征象。

（三）脏腑疾病辨证

脏腑疾病辨证，是指运用脏腑、经络、气血津液及病因的相关理论，分析四诊所收集的症状、体征等资料，以辨明疾病所在的脏腑部位、病因、性质以及邪正盛衰的一种辨证方法。简言之，即以脏腑的相关理论为依据，辨别脏腑疾病的辨证方法。

脏腑理论是脏腑疾病辨证的理论依据。因此熟悉和掌握各脏腑的生理功能及其相互关系是掌握脏腑疾病辨证的基础。

1. 心与小肠病辨证　心居胸中，外有心包络裹护。心的主要生理功能是主血和藏神，开窍于舌,其华在面。心的病变主要表现为血液运行和神志活动的异常,因此心病的常见症状有心悸怔忡、心痛、心烦、失眠、神昏、神志错乱、口舌生疮等。

心与小肠相表里,小肠主液、受盛化物、泌别清浊,故小肠病的常见症状为小便赤涩灼痛、尿血。

(1)心气虚证:是指心气不足,鼓动无力所表现的证候。

【临床表现】 心悸或怔忡,动则尤甚,伴见精神疲惫,气短,身倦乏力,自汗面色淡白,舌淡苔白,脉虚弱或结代。

【辨证要点】 心悸和气虚症状并见。

(2)心血虚证:是指心血不足,失其濡养功能所表现的证候。

【临床表现】 心悸,失眠多梦,健忘,面色淡白而无华,或萎黄不泽,头晕目眩,唇舌淡白,脉细无力。

【辨证要点】 心悸、失眠多梦、健忘和血虚症状并见。

(3)心火亢盛证:是指心火内炽所表现的证候。

【临床表现】 心烦,失眠,甚则狂躁谵语,或口舌生疮,或吐血,衄血,伴发热,口渴喜冷,尿少色黄或灼痛,大便秘结,面色红赤,舌尖红赤,舌苔黄,脉数有力。

【辨证要点】 心的常见症状与实热证的一般表现共见。

(4)心脉痹阻证:是指各种致病因素导致心脉痹阻不通,血行不畅所表现的证候。

【临床表现】 心悸怔忡,心胸憋闷疼痛,痛引肩背内臂,时作时止。或见痛如针刺,舌紫暗,或有瘀斑、瘀点,脉涩或结代;或见心胸闷痛,体胖多痰,身重困倦,舌胖苔厚腻,脉沉滑;或见心胸剧痛,得温痛减,畏寒肢冷,舌淡苔白润,脉沉迟或沉紧。

【辨证要点】 心悸怔忡、心胸憋闷疼痛。

(5)小肠实热证:是指心移热于小肠所表现的证候。

【临床表现】 心烦,口舌生疮,小便涩痛色黄,尿道灼热,或尿血,口渴,舌尖红赤苔黄,脉数。

【辨证要点】 尿赤、尿道灼热、兼心烦、口舌生疮等症状。

2. 肺与大肠病辨证 肺居胸中,上连气道,开窍于鼻,外合皮毛。肺的生理功能是主管呼吸,辅心行血,通调水道。肺病的常见症状有咳嗽、气喘、吐痰、胸痛、咯血、声音嘶哑、鼻塞流涕和水肿等。

肺与大肠相表里。大肠为"传导之官",能吸收水分,排泄糟粕。大肠病的主要症状有便秘、泄泻、便血等。

(1)肺气虚证:是指肺气不足而致功能活动减弱所表现的证候。

【临床表现】 咳喘无力,气短,动则益甚,咳痰清稀,语声低微,神疲乏力,懒言,自汗,易感冒,面色淡白,舌淡苔白,脉弱。

【辨证要点】 咳喘无力、吐痰清稀和气虚症状并见。

(2)肺阴虚证:是指肺阴亏耗,虚热内扰,肺失清肃所表现的证候。

【临床表现】 干咳无痰,或痰少而黏,不易咯出,甚或痰中带血,胸痛,声音嘶哑,口干咽燥,形体消瘦,颧红,盗汗,五心烦热,舌红少苔或无苔,脉细数,或伴见气短乏力,神疲倦怠等症状。

【辨证要点】 干咳无痰或痰少而黏和虚热症状并见。

（3）热邪壅肺证:是指热邪炽盛,内壅于肺所表现的证候。

【临床表现】 咳嗽,痰稠色黄,气喘息粗,鼻翼扇动,或胸痛,咳吐脓血腥臭痰,或衄血,咯血,伴见壮热,口渴饮冷,烦躁不安,面赤,大便干燥,尿少色黄,舌红苔黄,脉滑数。

【辨证要点】 里热炽盛和肺病症状并见。

（4）痰湿阻肺证:是指痰浊阻塞于肺,以致肺气上逆所表现的证候。

【临床表现】 咳嗽痰多,色白而黏,易于咯出,胸闷,甚则气喘痰鸣,舌淡苔白腻,脉滑。

【辨证要点】 咳嗽痰多色白,易咯出,而寒热之象不明显。

（5）大肠湿热证:是指湿热邪气阻滞大肠,以致大肠传导失司所表现的证候。

【临床表现】 腹痛,下痢脓血,里急后重,或暴注下泻,气味秽臭,肛门灼热,尿少色黄,或口渴,或发热,舌红苔黄腻,脉濡数或滑数。

【辨证要点】 下痢或泄泻和湿热之象并见。

3. 脾与胃病辨证 脾胃共处中焦,为表里关系。脾主运化水谷,胃主受纳腐熟,脾主升,胃主降,共同完成饮食物的消化、吸收与输布。脾为气血生化之源,又能统摄血液。脾的病变常见症状有腹胀腹痛、泄泻或便溏、浮肿、出血、肢体倦怠等。胃病常见的症状有胃脘疼痛、恶心、呕吐、呃逆、嗳气等。

（1）脾气虚证:是指脾气不足,运化失常所表现的证候。

【临床表现】 纳少,腹胀,饭后尤甚,大便溏薄,肢体倦怠,少气懒言,面色萎黄无华,形体消瘦,或浮肿,舌淡苔白,脉缓弱。

【辨证要点】 纳少、腹胀、便溏和气虚症状并见。

（2）脾胃湿热证:是指湿热内蕴中焦所表现的证候,又称中焦湿热。

【临床表现】 脘腹胀满,肢体困倦,尿少色黄,大便溏泄不爽,纳少厌食,恶心呕吐,或面目肌肤发黄,色泽鲜明如橘色,皮肤发痒;或身热起伏,汗出热不解;舌红苔黄腻,脉濡数。

【辨证要点】 脾运失健和湿热内阻症状并见。

（3）胃热（火）证:是指胃中火热炽盛,胃的功能失常所表现的证候。

【临床表现】 胃脘灼痛,拒按,或消谷善饥,或见口臭,或牙龈肿痛溃烂,齿衄,喜冷饮,大便秘结,尿少色黄,舌红苔黄,脉滑数。

【辨证要点】 胃脘灼痛及实火内炽症状并见。

（4）食滞胃脘证:是指饮食停滞胃脘所表现的食积证候。

【临床表现】 脘腹胀闷疼痛,拒按,厌食,嗳腐酸馊;或呕吐酸腐食臭,吐后胀痛减轻;

或肠鸣矢气,大便溏泄,泻下物酸腐臭秽,舌苔厚腻,脉滑。

【辨证要点】 脘腹胀满疼痛,呕吐酸腐食臭。

4. 肝与胆病辨证 肝位于右胁,其生理功能为疏通全身气机和藏血。肝病常见的症状有胸胁、乳房、少腹胀痛或窜痛、头部胀痛、头晕目眩、情志抑郁,或急躁易怒、手足抽搐、肢体震颤、消化异常,以及目疾、月经不调、睾丸疼痛等。

胆附于肝,为中精之府,其生理功能为贮藏胆汁,排泄胆汁,以助消化。胆病常见症状有口苦、黄疸、惊悸、胆怯等。

(1)肝气郁结证:是指肝失疏泄,气机郁滞所表现的证候。

【临床表现】 胸胁、少腹胀痛或窜痛,胸闷善太息,情志抑郁或易怒,或咽喉如梗,吞之不下,吐之不出;或瘿瘤;或妇女乳房胀痛,或月经不调,痛经或闭经;或形成癥块;舌苔薄白,脉弦或涩。

【辨证要点】 情志抑郁、胸胁、少腹胀痛或窜痛、脉弦。

(2)肝火上炎证:是指肝火炽盛,气火上逆所表现的证候。

【临床表现】 头晕胀痛,耳鸣如潮,或突然耳聋,耳内流脓肿痛,或两目赤肿,急躁易怒,胁肋灼痛,口苦,不寐,或噩梦纷纭,面红目赤,或吐血、衄血;大便秘结,尿少色黄,舌红苔黄,脉弦数。

【辨证要点】 急躁易怒,胁肋灼痛,头晕胀痛,舌红苔黄,脉弦数。

(3)肝阳上亢证:是指肝肾阴虚,阴不制阳,肝阳偏亢所表现的证候。

【临床表现】 眩晕耳鸣,头目胀痛,面红目赤,急躁易怒,心悸失眠,头重脚轻,步履不稳,腰膝酸软,舌红,脉弦有力或弦细数。

【辨证要点】 头目眩晕胀痛、腰膝酸软、头重脚轻、病程较长。

(4)肝胆湿热证:是指湿热蕴结肝胆,或肝经湿热所表现的证候。

【临床表现】 胁肋灼热胀痛或胁下痞块,腹胀,厌食,口苦,恶心呕吐,大便不调,小便短黄;或身目发黄,黄色鲜明,或寒热往来,或身热不扬;或阴部瘙痒,带下色黄味臭;或阴部湿疹,灼热瘙痒;或睾丸肿胀热痛。舌红苔黄腻,脉弦数或滑数。

【辨证要点】 胁肋胀痛、厌食腹胀、身目发黄、阴部瘙痒和湿热内蕴症状并见。

5. 肾与膀胱病辨证 肾位于腰部,主管人体的生长发育与生殖,调节水液代谢,并有纳气功能。肾病的常见症状有腰膝酸软、头晕耳鸣、发脱齿摇、遗精早泄,或阳痿不育、浮肿、气喘、二便异常等。

膀胱位于下腹部,与肾相表里,能贮尿排尿。膀胱病变的常见症状有尿频、尿急、尿痛、尿血、尿闭、遗尿,或小便失禁。

(1)肾精不足证:是指肾精亏虚,生殖和生长发育功能低下所表现的证候。

【临床表现】 小儿发育迟缓,身体矮小,囟门迟闭,智力低下,骨骼痿软,或成人早衰,发脱齿摇,耳鸣耳聋,失眠健忘,或男子精少不育或女子经闭不孕,性功能减退,舌淡脉细弱。

【辨证要点】 小儿发育迟缓,成人生殖功能低下及早衰现象。

（2）肾阴虚证:是指肾阴亏虚,失于濡润,虚热内生所表现的证候。

【临床表现】 眩晕耳鸣,腰膝酸软,健忘,发脱齿摇,男子遗精,阳强易举,女子经少、经闭,或见崩漏,五心烦热,颧红盗汗,骨蒸潮热,形体消瘦,尿少色黄,舌红无苔,脉细数。

【辨证要点】 肾的常见症状和虚热之象并见。

（3）肾阳虚证:是指肾阳亏虚,温煦失职,气化失权所表现的证候。

【临床表现】 腰膝酸冷疼痛,畏寒肢冷,尤以下肢为甚,面色淡白,或黧黑,神疲乏力,小便清长或夜尿多;或男子阳痿,精冷不育;或女子宫寒不孕,或性欲减退;或大便久泄不止,或五更泄泻;或浮肿(腰以下为甚),按之凹陷不起,甚则腹部胀满,心悸久喘,舌淡胖苔白滑,脉沉迟无力。

【辨证要点】 生殖功能减退与畏寒肢冷、腰膝酸冷等虚寒之象并见。

（4）膀胱湿热证:是指湿热蕴结膀胱,气化功能失常所表现的证候。

【临床表现】 尿频,尿急,尿道灼痛,尿血,尿有砂石,或尿浊,尿短赤,小腹胀痛急迫,或见发热,腰酸胀痛,舌红苔黄腻,脉滑数。

【辨证要点】 尿急、尿痛、尿频和湿热症状并见。

6. 脏腑兼病辨证　人体的脏腑在生理上是一个有机的整体,因而发生疾病时常可互相影响。凡两个或两个以上的脏器相继或同时发生疾病时,即为脏腑兼病。

（1）心脾两虚证:是指心血不足,脾气虚弱所表现的证候。

【临床表现】 心悸怔忡,失眠多梦,头晕健忘,食欲缺乏,腹胀便溏,或皮下出血,或妇女月经量少色淡,淋漓不尽,倦怠乏力,面色萎黄,舌淡,脉细弱。

【辨证要点】 心悸、失眠多梦等心神失养的症状与纳差、腹胀、便溏等脾虚不运症状并见。

（2）肺肾阴虚证:是指肺肾两脏阴液亏损不足,虚热内扰所表现的证候。

【临床表现】 干咳无痰,痰少而黏,或痰中带血,或声音嘶哑,腰膝酸软,男子遗精,女子月经量少,经闭,崩漏,形体消瘦,颧红盗汗,潮热,五心烦热,口咽干燥,舌红无苔或少苔,脉细数。

【辨证要点】 肺肾常见症状与虚热之象并见。

（3）肝脾不调证:是指肝失疏泄,脾失健运所表现的证候,又称肝郁脾虚。

【临床表现】 胸胁胀闷窜痛,善太息,情志抑郁或急躁易怒,纳呆腹胀,便溏不爽,肠鸣矢气,或大便溏结不调,或腹痛欲泻,泻后痛减,舌苔白或腻,脉弦。

【辨证要点】 胸胁胀满、腹痛肠鸣、纳呆便溏、脉弦。

（4）脾肾阳虚证:是指脾肾两脏阳气虚衰,以泄泻或水肿为主要表现的证候。

【临床表现】 腰膝或下腹冷痛,久泄久痢不止,或五更泄泻,完谷不化,粪质清稀;或面浮肢肿,小便不利,甚则腹胀如鼓,面色㿠白,形寒肢冷,精神萎靡,舌质淡胖,舌苔白滑,脉沉迟无力。

【辨证要点】 泻痢、浮肿、腰膝冷痛和虚寒症状并见。

（四）经络疾病辨证

经络疾病辨证，是以经络学说为理论依据，对症状体征进行分析综合，以判断病属何经、何脏，从而进一步确定发病原因、病变性质的一种辨证方法。

经络疾病辨证与脏腑疾病辨证互为补充，二者不可截然分开。脏腑疾病辨证侧重于阐述脏腑功能失调所出现的各种症状，而经络疾病辨证则主要是论述经脉循行部位出现的异常反应，是脏腑疾病辨证的补充。

1. 十二经脉病证 十二经脉，包括手足三阴经和三阳经。它们的疾病有三个特点：一是经脉受邪，经气不利出现的病证与其循行部位有关。如膀胱经受邪，可有腰背、腋窝、足跟等处疼痛；二是与经脉特性和该经所属脏腑的功能失调有关。如肺经为十二经之首，易受外邪侵袭而致气机壅塞，故见胸满、咳喘气逆等肺失宣降的症状；三是一经受邪常影响其他经脉，如脾经患病可有胃脘疼痛，食后作呕等胃经病证。可见十二经病证是有一定规律可循的，掌握其规律和特点，便可以帮助我们推求出病因病机。

2. 奇经八脉病证 奇经八脉的病证，由其循行的部位和所具有的特殊功能决定。其中督脉总督一身之阳，任脉总任一身之阴，冲脉为十二经之海，三脉皆起于下极而一源三歧，与足阳明胃经、足少阴肾经联系密切，所以冲、任、督脉的病证常与人的先、后天真气有关，并常反映为生殖功能的异常。带脉环绕腰腹，其病常见腰脊绕腹而痛、子宫脱垂、赤白带下等。阳跷脉、阴跷脉能调节下肢运动，其病多表现为肢体痿痹无力、运动障碍。阳维脉为病，多见寒热；阴维脉为病，多见心胸、脘腹、阴中疼痛。

（李宏燕）

第七节　预防与治则

 导入案例

患者张某，女，35岁。因两天前与邻居吵架后，胸胁、乳房胀闷疼痛，善太息，咽喉如梗，食欲不振，纳差，舌质淡红，苔薄白，脉弦。

请思考：

1. 患者所患何证？

2. 请谈谈应从哪些方面可以更好地预防疾病？

一、预　　防

预防，是指采取一定的措施，防止疾病的发生与发展。中医学历来重视预防，早在《黄帝内经》中就提出了"治未病"的预防思想。预防,包括未病先防和既病防变两个方面。

 知识拓展

精神调摄

精神调摄在疾病预防中至关重要,唐代孙思邈在《备急千金要方·养性》篇中提出"十二少"的情志调摄之法为"少思、少念、少欲、少事、少语、少笑、少愁、少乐、少喜、少怒、少好、少恶。"

（一）未病先防

未病先防是在疾病未发生之前,做好各种预防工作,以防止疾病的发生。

1. 调养身体,提高人体抗病能力

（1）调摄精神:人的心情舒畅,精神愉快,心静神安,有利于调畅气机和脏腑气血调和。但是如果七情太过,如暴喜暴怒,过度悲伤及长期忧思抑郁,可影响健康。所以通过调摄精神,注重精神修养,有益于健康长寿。

（2）锻炼身体:通过运动,可使人体气机调畅,气血流通,关节疏利,增强体质,提高抗病力,可以减少疾病的发生。

（3）生活起居应有规律:要适应自然环境的变化,对饮食起居,劳逸等有适当的节制和安排。

（4）药物预防及人工免疫:我国早在16世纪就发明了人痘接种法预防天花,是人工免疫的先驱。近年来,使用中药预防疾病更加普遍,各种人工免疫方法也受到广泛重视。

2. 防止病邪的侵袭　要讲究卫生,防止环境、水源和食物污染,对六淫、疫疠等应避其毒气。至于外伤和虫、兽伤,则要在日常生活和劳动中,留心防范。

（二）既病防变

既病防变是指在疾病发生以后,应早期诊断、早期治疗,以防止疾病的发展与传变。

1. 早期诊治　疾病初期,病情轻浅,正气未衰,所以比较易治。这时要争取时间及早诊治,防止疾病由小到大,由轻到重,由局部到整体,防微杜渐,这是防治疾病的重要原则。

2. 防止传变　是指脏腑组织病变的转移变化。在疾病防治工作中,只有掌握疾病的发生、发展规律及其传变途径,做到早期诊断,有效治疗,才能防治疾病的传变。

二、治　　则

治则即治疗疾病时所必须遵循的原则。

（一）治病求本

求本是寻找出疾病的根本原因，并针对根本原因进行治疗。标和本是一个相对概念，可用以说明病变过程中各种矛盾的主次关系。

标本治法的临床应用，一般是"治病必求于本"。但在某些情况下，标病甚急，如不及时解决，可危及患者生命或影响疾病的治疗，则应采取"急则治其标，缓则治其本"的法则，先治标病，后治本病。若标本并重，则应标本兼顾，标本同治。

（二）正治与反治

正治是逆其证候性质而治的一种常用治疗法则，又称逆治。逆，是指采用方药的性质与疾病的性质相反。治疗方法主要有"寒者热之""热者寒之""虚则补之""实则泻之"。

反治是顺从疾病假象而治的一种治疗方法，又称从治。从，是指采用方药的性质顺从疾病的假象，与疾病的假象相一致而言。主要有"热因热用""寒因寒用""塞因塞用""通因通用"。

热因热用是以热治热，即用热性药物治疗具有假热症状的病证。适用于阴寒内盛，格阳于外，反见热象的真寒假热证；寒因寒用是以寒治寒，即用寒性药物治疗具有假寒症状的病证。适用于里热盛极，阳盛格阴，反见寒象的真热假寒证。塞因塞用是以补开塞，即用补益药治疗具有闭塞不通症状的病证。适用于因虚而闭阻的真虚假实证。通因通用是以通治通，即用通利的药物治疗具有实性通泄症状的病证。

（三）扶正与祛邪

扶正，即扶助正气，增强体质，提高机体抗邪能力；祛邪，即祛除病邪，使邪去正安。

1. 扶正　适用于以正气虚为主要矛盾，而邪气也不盛的虚性病证。如气虚、阳虚的患者，应采取补气、补阳的方法治疗。

2. 祛邪　适用于以邪实为主要矛盾，而正气未衰的实性病证，如表邪盛者，宜发汗解表。

3. 扶正与祛邪兼用　适用于正虚邪实病证，而且两者同时兼用则扶正不留邪，祛邪又不会伤正。但在具体应用时，还要分清以正虚为主，还是以邪实为主。

4. 先祛邪后扶正　适用于虽然邪盛正虚，但正气尚能耐攻，或同时兼顾扶正反会助邪的病证，则应先祛邪而后扶正。

5. 先扶正后祛邪　适用于正虚邪实，以正虚为主的患者，因正气过于虚弱，兼以攻邪，则反而更伤正气，故应先扶正而后祛邪。

（四）调整阴阳

调整阴阳，补偏救弊，恢复阴阳的相对平衡，促进阴平阳秘，乃是临床治疗的根本法则之一。

1. 损其偏盛　主要是说对于阴阳偏盛，即阴或阳的一方过盛有余的病证，临床即可采用"损其有余"的方法治之。如阳热亢盛的实热证，应"治热以寒"，即用"热者寒之"的方法，以清泻其阳热；阴寒内盛的寒实证，则应"治寒以热"，即用"寒者热之"的方法以温散其阴寒。

"阴胜则阳病,阳胜则阴病"故在调整阴或阳的偏盛时,若已引起相对一方偏衰时,则当兼顾其不足,配合以扶阳或益阴之法。

2. 补其偏衰 这是对于阴阳偏衰,即阴或阳的一方虚损不足的病证,如阴虚、阳虚或阴阳两虚等,采用"补其不足"的方法治之。如阴虚不能制阳,常表现为阴虚阳亢的虚热证,则应滋阴以制阳,但最终导致肾阴亏虚,则应"壮水之主,以制阳光";因阳虚不能制阴而致阴寒偏盛者,应补阳以制阴,最终导致肾阳虚损,则应"益火之源,以消阴翳"。

若属阴阳两虚,则应阴阳双补。应当指出,阴阳是互根互用的,故阴阳偏衰亦可互损,因此在治疗阴阳偏衰的病证时,还应注意"阳中求阴"或"阴中求阳";即在补阴时适当配用补阳药,补阳时适当配用补阴药。

(五)调整气血关系

气血是各脏腑及其他组织功能活动的主要物质基础,气血各有其功能,又相互为用。气能生血、行血、摄血,故称"气为血帅"。而血能为气的活动提供物质基础,血能载气,故称"血为气母"。当气血相互为用,相互促进的关系失常时,就会出现各种气血失调病证。

气能生血,气旺则血生,气虚则生血不足,可致血虚,或气血两虚,治疗以补气为主,兼顾补血养血,而不能单纯补血;气能行血,气虚或气滞,可致血行减慢而瘀滞不畅,是为气虚血瘀或气滞血瘀。治宜补气行血或理气活血化瘀。

气机逆乱,则血行也随之逆乱,如肝气上逆,血随气逆,则常可导致昏厥或咯血,治疗则宜降气和血;气能摄血,气虚不能摄血,可导致血离经脉而出血,治宜补气摄血。血为气母,故血虚气亦虚。血脱者,气常随血脱。治疗应根据血脱先益气的原则,急宜补气固脱。

(六)三因制宜

三因制宜是因时、因地、因人制宜的统称,是指治疗疾病要根据季节,地区以及人体的体质、性别、年龄等不同而制订适宜的治疗方法。

1. 因时制宜 四时气候的变化,对人体的生理功能、病理变化均产生一定的影响。一般来说"用热远热",即春夏季节,气候由温渐热,阳气升发,人体腠理疏松开泄,即使患外感风寒,也不宜过用辛温发散药物,以免开泄太过,耗伤气阴;相反,秋冬季节要"用寒远寒"。

2. 因地制宜 根据不同地区的地理特点,来考虑治疗用药的原则。不同地区,由于地势高低、气候条件及生活习惯各异,人的生理活动和病变特点也不尽相同。

3. 因人制宜 根据患者年龄、性别、体质、生活习惯等不同特点,来考虑治疗用药的原则。

(1)年龄:不同年龄则生理状况和气血盈亏不同,治疗用药也应有区别。如小儿生机旺盛,但气血未充,脏腑娇嫩,易寒易热,易虚易实,病情变化较快,故治小儿病,忌投峻攻,少用补益,用药量宜轻。

(2)性别:男女性别不同,各有其生理特点,妇女有经、带、胎、产等情况,治疗用药应加以考虑。

（3）体质：体质有强弱与寒热之偏，阳盛或阴虚之体，慎用温热之剂；阳虚或阴盛之体，慎用寒凉伤阳之药。

只有全面地看问题，具体情况具体分析，善于因时、因地、因人制宜，才能取得较好的治疗效果。

（李宏燕）

思考与练习

一、名词解释

1. 阴阳
2. 五行
3. 六淫
4. 七情
5. 八纲
6. 气
7. 津液
8. 精血同源
9. 三因制宜

二、填空题

1.《黄帝内经》提出，_____是阴阳之征兆也。

2. 防治和康复疾病的基本原则是_____。

3. 阴阳转化的条件是＿＿＿＿＿＿＿＿＿。

4. 事物的阴阳属性具有＿＿＿＿、＿＿＿、＿＿＿＿。

5. 五行相生的顺序是＿＿＿＿＿＿＿＿，五行相克的顺序是＿＿＿＿＿＿＿＿＿。

6. 六淫致病具有＿＿＿＿、＿＿＿＿、＿＿＿＿＿、＿＿＿＿、转化性的特点。

7. 湿为阴邪，易阻滞＿＿＿＿、损伤＿＿＿＿。

8. 七情内伤可影响脏腑气机，如怒则气＿＿＿＿、喜则气＿＿＿＿。

9. 饮食失宜包括＿＿＿＿＿＿＿、＿＿＿＿＿＿＿、＿＿＿＿＿＿＿三个方面。

10. ＿＿＿＿＿＿＿＿是疾病发生的内在根据。

11. 中医诊法包括＿＿＿＿、＿＿＿＿、＿＿＿＿、＿＿＿＿四诊。

12. 望神重点观察患者的＿＿＿＿、＿＿＿＿、＿＿＿＿、＿＿＿＿。

13. 正常舌象是＿＿＿＿＿＿＿＿，＿＿＿＿＿＿＿＿。

14. 既病防变包括＿＿＿＿＿＿＿，＿＿＿＿＿＿＿。

15. 用寒远寒，用热远热，属于＿＿＿＿制宜。

三、简答题

1. 阴阳学说的基本内容包括哪些？

2. 如何用五行学说说明五脏之间的关系？

3. 五脏对应的五体、五华、五窍关系分别是什么？

4. 肾精来源有哪些？

5. 气的生理功能有哪些？

6. 简述气与血的关系。

7. 中医的病因包括哪些内容？

8. 疠气的致病特点有哪些？

9. 望舌包括哪些内容？

10. 预防包括哪些方面？

第二章 | 经络与腧穴

02章 数字资源

学习目标

1. **知识目标：** 掌握十二经的走向和交接规律，腧穴的分类、主治作用和定位方法，常用腧穴的定位、主治和操作；熟悉经络的概念和功能，腧穴的概念和特定穴；了解经络系统的组成和流注次序。
2. **能力目标：** 在人体上画出具体经脉循行路线，准确点出常用腧穴定位，准确说出常用腧穴的主治作用，为后期的传统康复治疗夯实基础。
3. **素质目标：** 具备良好的康复工作习惯和严谨的工作态度，对患者具有高度的爱心、细心、耐心与责任心，具有团队协作精神和求真务实的工作作风。

第一节 经 络

 导入案例

杨某，男，36岁。夏夜吹风扇入睡，晨起发现流涎，口角向一侧歪斜，伴一侧眼睑闭合不全。近日接受针灸治疗，已基本恢复。患者在针灸时感觉到，针刺穴位处有酸麻感，并沿着一定部位传导。

请思考：

1. 这种酸麻感，对治疗有什么作用？
2. "沿着一定部位传导"是指什么部位？

经络学说是研究人体经络系统的循行分布、生理功能、病理变化及其与脏腑相互关系的学说。经络学说，源于远古，服务当今，是人体针灸和推拿的基础，是中医学的重要组成部分。

一、经络的概念

经络是人体运行气血，联络脏腑肢节，沟通上下内外的通道。经络是经脉和络脉的总称。经是经脉，犹如途径，是经络系统的主干，其特点是纵行分布，循行于人体的深部。络是络脉，犹如网络，是经脉的分支，其特点是纵横交错，遍布全身，循行于人体的浅部。

经络相贯，遍布全身，把人体的五脏六腑、四肢百骸、器官孔窍及皮肉筋骨联结成了一个统一的有机整体。

二、经络系统的组成

人体的经络系统，由经脉、络脉和连属部分组成（图 2-1）。

（一）经脉

经脉可分为正经、奇经和经别三类。正经有十二，即手足三阴经和手足三阳经，合称"十二经脉"，是气血运行的主要通道。奇经有八条，即督、任、冲、带、阴跷、阳跷、阴维、阳维，统称为奇经八脉，有统率、联络和调节十二经脉的作用。十二经别，是从十二经脉别出的经脉，主要是加强十二经脉中相为表里的两经之间的联系，还由于它通达某些正经未循行到的器官与形体部位，因而能补正经之不足。

1. 十二经脉

（1）内容：十二经脉的名称为手太阴肺经、手厥阴心包经、手少阴心经、手阳明大肠经、手少阳三焦经、手太阳小肠经、足阳明胃经、足少阳胆经、足太阳膀胱经、足太阴脾经、足厥阴肝经、足少阴肾经。

（2）走向与交接规律：十二经脉走向与交接有一定的规律（图 2-2）。《灵枢·逆顺肥瘦》说："手之三阴，从脏走手；手之三阳，从手走头；足之三阳，从头走足；足之三阴，从足走腹。"

十二经脉按照一定的循行走向，相互联系，有三种交接方式。

相为表里的阴经与阳经在四肢末端交接：相为表里的阴经与阳经共六对，均在四肢末端交接。其中互为表里的手三阴经与手三阳经交接在上肢末端（手指），互为表里的足三阳经和足三阴经交接在下肢末端（足趾）。如手太阴肺经和手阳明大肠经在食指端交接，手少阴心经和手太阳小肠经在小指端交接，手厥阴心包经和手少阳三焦经在环指端交接，足阳明胃经和足太阴脾经在足大趾交接，足太阳膀胱经和足少阴肾经在足小趾交接，足少阳胆经和足厥阴肝经在足大趾爪甲后交接。

同名手足阳经在头面部交接：同名的手足阳经有三对，都在头面部交接。如手阳明大肠经与足阳明胃经在鼻翼旁交接，手太阳小肠经与足太阳膀胱经在目内眦交接，手少阳三

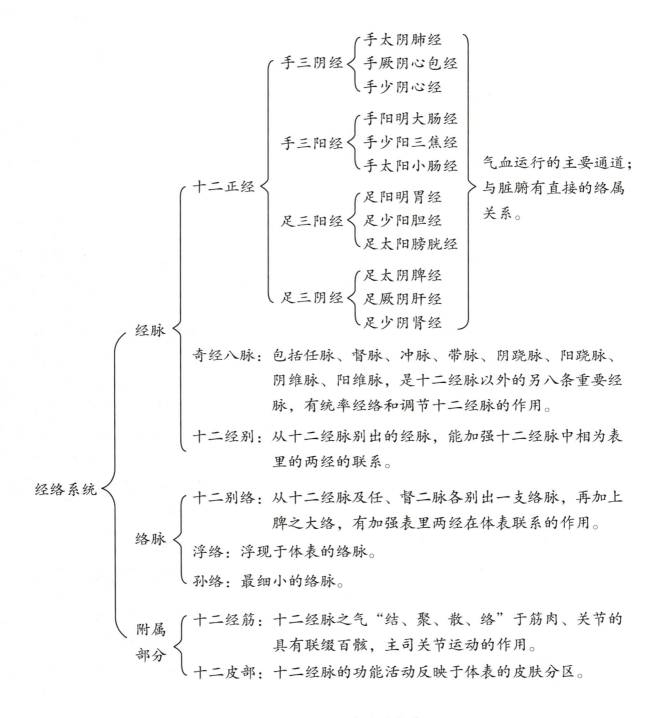

图 2-1 经络系统的组成

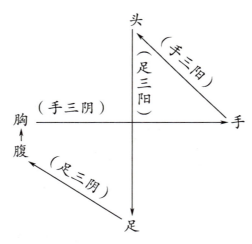

图 2-2　十二经脉走向与交接规律

焦经与足少阳胆经在目外眦交接。

手足阴经在胸部交接：手足阴经，又称"异名经"，也有三对，交接部位皆在胸部内脏。如足太阴脾经与手少阴心经交接于心中，足少阴肾经与手厥阴心包经交接于胸中，足厥阴肝经与手太阴肺经交接于肺中。

（3）分布规律：十二经脉在体表左右对称地分布于头面、躯干和四肢，纵贯全身。

头面部分布见表 2-1：手三阳经止于头面，足三阳经起于头面，手三阳经与足三阳经在头面部交接，所以说："头为诸阳之会"。十二经脉在头面部的分布规律是阳明在前，少阳在侧，太阳在后。手足阳明经分布于面额部；手太阳经分布于面颊部；手足少阳经分布于头侧部；足太阳经分布于头顶、枕项部。另外，足厥阴经也循行至顶部。

躯干部分布见表 2-2：足三阴经与足阳明经分布在胸腹部（前），手三阳经与足太阳经分布在肩胛、背、腰部（后），手三阴、足少阳与足厥阴经分布在腋、胁、侧腹部（侧）。

四肢部分布见表 2-3：阴经分布在四肢的内侧面，阳经分布在外侧面。

表 2-1　十二经脉在头面部的分布

	部位	经脉分布
前面	面额部	手足阳明经
	面颊部	手太阳经
侧面	耳颞部	手足少阳经
后面	头顶部	足太阳经
	枕项部	
顶部	头顶部	足厥阴经

78

表 2-2　十二经脉在躯干部的分布

部位		经脉分布		
		第一侧线	第二侧线	第三侧线
前面	胸部	足少阴肾经 (距前正中线 2 寸)	足阳明胃经 (距前正中线 4 寸)	足太阴脾经 (距前正中线 6 寸)
	腹部	足少阴肾经 (距前正中线 0.5 寸)	足阳明胃经 (距前正中线 2 寸)	足太阴脾经 (距前正中线 4 寸) 足厥阴肝经 (从少腹斜向上至肋)
后面	背腰部	足太阳膀胱经 (距后正中线 1.5 寸)	足太阳膀胱经 (距后正中线 3 寸)	
侧面	肩胛部	手三阳经		
	腋下	手三阴经		
	肋、侧腹部	足少阳胆经 足厥阴肝经		

注:由内向外的顺序为足少阴肾经、足阳明胃经、足太阴脾经、足厥阴肝经。

表 2-3　十二经脉在四肢部的分布

部位	阴经(属脏)	阳经(属腑)	循行部位 (阴经行内侧,阳经行外侧)	
手	手太阴肺经 手厥阴心包经 手少阴心经	手阳明大肠经 手少阳三焦经 手太阳小肠经	上肢	前缘 中线 后缘
足	足太阴脾经 足厥阴肝经 足少阴肾经	足阳明胃经 足少阳胆经 足太阳膀胱经	下肢	前缘 中线 后缘

注:在内踝上 8 寸以下部位,肝经在前缘,脾经在中线;在内踝上 8 寸处交叉后,脾经在前缘,肝经在中线。

(4)表里关系:十二经脉的表里关系,是手足三阴经和三阳经脉通过经别和别络相互沟通,组成六对"表里相合"关系见表 2-4,即手足阳明经与太阴经为表里、手足少阳经与厥阴经为表里、手足太阳经与少阴经为表里。互为表里的两经,分别循行于四肢内外侧的相对位置,并在四肢末端交接;又分别络属于相为表里的脏腑,从而构成了脏腑阴阳表里相合关系。如手太阴肺经属肺络大肠,手阳明大肠经属大肠而络肺;足少阴肾经属肾络膀胱,足太阳膀胱经属膀胱络肾等。

表2-4　十二经脉的表里关系

表	手阳明大肠经	手少阳三焦经	手太阳小肠经	足阳明胃经	足少阳胆经	足太阳膀胱经
里	手太阴肺经	手厥阴心包经	手少阴心经	足太阴脾经	足厥阴肝经	足少阴肾经

（5）流注次序:十二经脉的流注是从手太阴肺经开始,依次流至足厥阴肝经,再流至手太阴肺经(图2-3)。阴阳相贯,首尾相接,逐经相传,构成了周而复始、如环无休的流注系统。十二经脉将气血周流全身,起到濡养全身的作用。

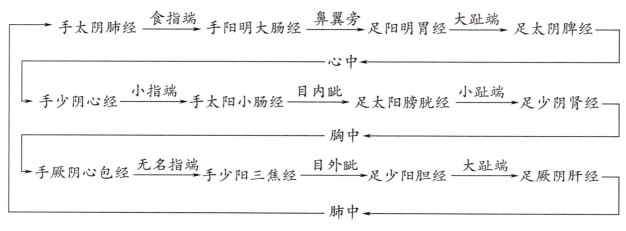

图2-3　十二经脉流注次序

2. 奇经八脉　奇经八脉是任脉、督脉、冲脉、带脉、阴跷脉、阳跷脉、阴维脉、阳维脉的总称。它们与十二正经不同,既不直接内属脏腑,又无表里配合关系,故称奇经。主要是对十二经脉的气血运行起着溢蓄、调节作用。

任脉,行于腹面正中线,总任一身之阴经,故称为"阴脉之海"。任脉起于胞中,与女子妊娠有关,故有"任主胞胎"之说。

督脉,行于背部正中,总督一身之阳经,故称为"阳脉之海"。

冲脉,上至于头,下至于足,贯穿全身,成为气血的要冲,能调节十二经气血,故称"十二经脉之海",又称"血海"。

带脉,环腰一周,如腰带,能约束纵行的诸脉。

阴跷脉、阳跷脉有司眼睑开合和下肢运动的功能。

阴维脉、阳维脉分别调节六阴经和六阳经的经气,以维持阴阳协调和平衡。

（二）络脉

络脉，是经脉的分支，纵横交错，网络周身，无处不至。包括别络、浮络、孙络三类。别络有 15 条，由十二经脉和任脉、督脉各分出一支络脉，加上脾之大络组成，故又称十五别络、十五络脉。分别以其发出处的腧穴命名，如手太阴肺经的络脉名称为"列缺"，见表 2-5。

表 2-5　十五络脉名称表

十五络脉	名称	十五络脉	名称
手太阴肺经络脉	列缺	手厥阴心包经络脉	内关
手阳明大肠经络脉	偏历	手少阳三焦经络脉	外关
足阳明胃经络脉	丰隆	足少阳胆经络脉	光明
足太阴脾经络脉	公孙	足厥阴肝经络脉	蠡沟
手少阴心经络脉	通里	任脉络脉	鸠尾
手太阳小肠经络脉	支正	督脉络脉	长强
足太阳膀胱经络脉	飞扬	脾之大络	大包
足少阴肾经络脉	大钟		

十五络脉能加强表里两经的联系，沟通表里两经的经气。浮络是络脉浮行于浅表部位的络脉，分布在皮肤表面。它有输布气血以濡养全身的功能。孙络是络脉中最细小的分支。它的作用同浮络一样，输布气血，濡养全身。

（三）连属部分

经络的连属部分包括十二经筋和十二皮部。

十二经筋是十二经脉之气结聚散络于肌肉和关节的体系，是十二经脉系统的重要组成部分。十二经筋的循行分布均起始于四肢末端，结聚于关节、骨骼部，走向躯干头面。经筋具有约束骨骼、屈伸关节、维持人体正常运动的功能。十二皮部是十二经脉功能活动反映于体表的部位，十二皮部位居人体最外层，是机体的卫外屏障，有保卫机体、抗御外邪的功能。十二皮部的分布区域，是以十二经脉在体表的循行分布范围为依据的。《素问·皮部论》所说："邪客于皮则腠理开，开则邪入客于络脉，络脉满则注于经脉，经脉满则入舍于府藏也。"当机体卫外功能失常时，病邪可通过皮部深入络脉、经脉以至脏腑。当机体内脏有病时，亦可通过经脉、络脉而反映于皮部，根据皮部的病理反应而推断脏腑病证。中医针灸临床常用的皮肤针（七星针、梅花针）、皮内针、穴位贴敷治疗等均是通过作用于皮部而发挥作用的。

三、经络的功能

经络的功能活动,称为"经气"。经络的生理功能主要表现在以下四个方面:

1. 联络脏腑、沟通上下表里　人体由五脏六腑、四肢百骸、五官九窍、皮肉筋骨等组成,通过经络的联系作用,实现全身内外、上下、前后的协调统一,构成一个有机的整体。

2. 运行气血、濡养周身　经络是气血运行的通路。气血是构成人体和维持人体生命活动的基本物质之一,气血必须依赖经络的传注,才能输布全身,发挥濡养作用,维持机体的正常功能。

3. 感应传导作用　经络有感应刺激、传导信息的作用。当人体的某一部位受到刺激时,这个刺激就可沿着经脉传入体内有关脏腑,使其发生相应的生理或病理变化。而这些变化,又可通过经络反映于体表。针刺中的"得气"和"行气"现象,就是经络感应传导作用的具体表现。脏腑功能活动的变化,也可通过经络而反映于体表,反映出不同的症状和体征。

4. 调节机体平衡作用　在正常情况下,经络能运行气血和协调阴阳,使人体保持相对的平衡。在疾病情况下,出现气血不和及阴阳偏胜偏衰时,可采用针灸以激发经络的调节作用,泻其有余,补其不足,调节机体,维持平衡。实验证明,针刺有关经络的穴位,对各脏腑有双向调节作用。如针刺足三里穴,既可促进胃蠕动,又可抑制胃蠕动;针刺内关穴,既可治疗心动过速,又可治疗心动过缓;针刺天枢穴,既可治疗腹泻,又可治疗便秘。经络的这一良性双向调节作用,在针灸、推拿等疗法中具有重要的意义。

学而思
如何运用十二经脉"子午流注"的思想指导十二时辰养身?

(马　芸　郁利清)

第二节　腧　穴

 导入案例

《苏东坡文集》中有这样的记载:闽广地区很多人染有瘴气(疟疾),有名武将却多年安然无恙,面色红润,腰腿轻快。后来人们发现,他每日五更起坐,两足相对,热摩涌泉穴无数次,以汗出为度。之后,很多人仿效此法,果然很少得病。

请思考:

1. 为什么涌泉穴有此功效?

2. 运用涌泉穴来养生的方式还有哪些？

一、腧穴的概念

腧穴是人体脏腑经络之气输注于体表的特殊部位。腧,同"输",有转输、输注之意,为经气转输之所;穴,即孔隙的意思,为经气所居之处。腧穴既是疾病的反应点,又是针灸的施术部位。

人体的腧穴与经络、脏腑、气血密切相关。《灵枢·九针十二原》载:"欲以微针通其经脉,调其血气,营其逆顺出入之会。"说明针灸通过经脉、气血、腧穴三者的共同作用,达到治疗的目的。经穴均分别归属于各经脉,经脉又隶属于一定的脏腑,故腧穴—经脉—脏腑间形成了不可分割的联系。

二、腧穴的分类和作用

（一）腧穴的分类
人体的腧穴大体上可归纳为十四经穴、经外奇穴、阿是穴三类。

1. 十四经穴　是指具有固定的名称和位置,且归属于十二经和任脉、督脉的腧穴。这类腧穴具有主治本经和所属脏腑病证的共同作用,因此,归纳于十四经脉系统中,简称"经穴"。十四经穴共有361个,是腧穴的主要组成部分。

2. 经外奇穴　是指既有一定的名称,又有明确的位置,但尚未归入或不便归入十四经系统的腧穴,故又称"经外奇穴"。这类腧穴的主治作用具有一定的针对性,多数对某些病证有特殊疗效。

3. 阿是穴　是指既无固定名称,亦无固定位置,而是以压痛点或其他反应点作为针灸施术部位的一类腧穴,又称"天应穴""不定穴""压痛点"等。

（二）腧穴的作用
1. 近治作用　是指腧穴均具有治疗其所在部位局部及邻近组织、器官病证的作用。这是一切腧穴主治作用所具有的共同特点。如眼区及其周围的睛明、承泣、攒竹、瞳子髎等经穴均能治疗眼疾;胃脘部及其周围的中脘、建里、梁门等经穴均能治疗胃痛;阿是穴均可治疗所在部位局部的病证等。

2. 远治作用　是指腧穴具有治疗其远隔部位的脏腑、组织器官病证的作用。远治作用是十四经穴主治作用的基本规律。十四经穴,尤其是十二经脉中位于四肢肘膝关节以下的经穴,远治作用尤为突出,如合谷穴不仅能治疗手部的局部病证,还能治疗本经脉所过处的颈部和头面部病证。奇穴也具有一定的远治作用,如胆囊穴治疗胆疾等。

3. 特殊作用　是指有些腧穴具有双向的良性调整作用和相对的特异治疗作用。所谓双向良性调整作用,是指同一腧穴对机体不同的病理状态,可以起到两种相反而有效的治疗作用。如腹泻时针灸天枢穴可止泻,便秘时针灸天枢穴可以通便;内关可治心动过缓,又可治疗心动过速。此外,腧穴的治疗作用还具有相对的特异性,如大椎穴退热,至阴穴矫正胎位,阑尾穴治疗阑尾炎等。

(三)腧穴的主治规律

腧穴的治疗作用呈现出一定的主治规律,主要有分经主治和分部主治两类。四肢部经穴以分经主治为主,头身部经穴以分部主治为主。

1. 分经主治规律　分经主治,是指某一经脉所属的经穴均可治疗该经经脉及其相表里经脉循行部位的病证见表2-6至表2-10。如手太阴肺经的尺泽、孔最、列缺、鱼际,均可治疗咳嗽、气喘等肺系疾患。经脉具有表里关系,经穴既可主治本经循行部位的病证,又可治疗相表里经脉的病证。如手太阴肺经的列缺穴,不仅主治本经的咳嗽、胸闷等,还能治疗与其相表里的手阳明大肠经的头痛、项强等。

表2-6　手三阴经主治病证

经名	本经主治特点	二经相同主治	三经相同主治
手太阴经	肺、喉病		胸部病
手厥阴经	心、胃病	神志病	
手少阴经	心病		

表2-7　手三阳经主治病证

经名	本经主治特点	二经相同主治	三经相同主治
手阳明经	前头、鼻、口、齿病		咽喉病,热病
手少阳经	侧头、胁肋病	目病,耳病	
手太阳经	后头、肩胛病,神志病		

表2-8　足三阳经主治病证

经名	本经主治特点	三经相同主治
足阳明经	前头、口齿、咽喉病,胃肠病	眼病,神志病,热病
足少阳经	侧头、耳病,胁肋病	
足太阳经	后头、背腰病(背俞并治脏腑病)	

表 2-9　足三阴经主治病证

经名	本经主治特点	三经相同病证
足太阴经	脾胃病	前阴病,妇科病
足厥阴经	肝病	
足少阴经	肾病,肺病,咽喉病	

表 2-10　任督二脉主治病证

经名	本经主治特点	两经相同主治
任脉	中风脱证,虚劳羸瘦	神志病,脏腑病,妇科病
督脉	中风,昏迷,热病,头面病	

2. 分部主治规律　分部主治,是指处于身体某一部位的腧穴均可治疗该部位的病证。腧穴的分部主治与腧穴的局部治疗作用有相关性。位于头面、颈项部的腧穴,以治疗头面五官及颈项部病证为主;位于胸腹部的腧穴,以治疗脏腑病证为主;位于四肢部的腧穴,可以治疗四肢的病证。人体某一部位出现病证,均可选取位于相应部位的腧穴治疗,或循经近道取穴,或在局部直接选取腧穴。

三、特　定　穴

特定穴是指十四经穴中具有特殊治疗作用和特定名称的一些腧穴,这些特定穴除具有经穴的共同主治特点外,还有其特殊的性能和治疗作用。特定穴是针灸临床最常用的经穴,包括"五输穴""原穴""络穴""郄穴""下合穴""背俞穴""募穴""八会穴""八脉交会穴""交会穴"十类。

(一)五输穴

1. 概念　是指十二经脉中的每一经脉分布在肘、膝关节以下的五个特定腧穴,即"井、荥、输、经、合"穴,称"五输穴"。古人把十二经脉气血在经脉中的运行比作自然界之水流,认为具有由小到大、由浅入深的特点,并从四肢末端向肘膝方向依次排列。

2. 内容　每条经上有五个五输穴,十二经脉共 60 个穴位见表 2-11,表 2-12。

表 2-11　阴经五输穴表

经脉名称	井(木)	荥(火)	输(土)	经(金)	合(水)
手太阴肺经	少商	鱼际	太渊	经渠	尺泽
手厥阴心包经	中冲	劳宫	大陵	间使	曲泽

经脉名称	井(木)	荥(火)	输(土)	经(金)	合(水)
手少阴心经	少冲	少府	神门	灵道	少海
足太阴脾经	隐白	大都	太白	商丘	阴陵泉
足厥阴肝经	大敦	行间	太冲	中封	曲泉
足少阴肾经	涌泉	然谷	太溪	复溜	阴谷

表 2-12　阳经五输穴表

经脉名称	井(金)	荥(火)	输(木)	经(火)	合(土)
手阳明大肠经	商阳	二间	三间	阳溪	曲池
手少阳三焦经	关冲	液门	中渚	支沟	天井
手太阳小肠经	少泽	前谷	后溪	阳谷	小海
足阳明胃经	厉兑	内庭	陷谷	解溪	足三里
足少阳胆经	足窍阴	侠溪	足临泣	阳辅	阳陵泉
足太阳膀胱经	至阴	足通谷	束骨	昆仑	委中

3. 主治病证　《难经·六十八难》说:"井主心下满,荥主身热,输主体重节痛,经主喘咳寒热,合主逆气而泄。"即井穴用来急救,荥穴主治热证,输穴主治肢体关节酸痛沉重病证,经穴主治咽喉及喘咳证,合穴主治五脏六腑病等。

(二)原穴

1. 概念　十二脏腑原气输注、经过和留止于十二经脉的部位,称为原穴,又称"十二原"。"原"含本原、原气之意,是人体生命活动的原动力,为十二经之根本。十二原穴多分布于腕踝关节附近。

2. 内容　阴经之原穴与五输穴中的输穴同穴名,同部位,实为一穴,即所谓"阴经以输为原"。阳经之原穴位于五输穴中的输穴之后,即另置一原见表 2-13。

表 2-13　原穴表

经脉名称	原穴(以输代原)	经脉名称	原穴(以输代原)
手太阴肺经	太渊	手阳明大肠经	合谷
手厥阴心包经	大陵	手少阳三焦经	阳池
手少阴心经	神门	手太阳小肠经	腕骨
足太阴脾经	太白	足阳明胃经	冲阳
足厥阴肝经	太冲	足少阳胆经	丘墟
足少阴肾经	太溪	足太阳膀胱经	京骨

3. 主治病证 《灵枢·九针十二原》说:"五脏有疾,当取之十二原。"即原穴治疗五脏六腑疾病。

（三）络穴

1. 概念 络脉从经脉分出处各有一腧穴,称之为络穴,又称"十五络穴"。"络",有联络、散布之意。十二经脉各有一络脉分出,故各有一络穴。十二经脉的络穴位于四肢肘膝关节以下;任脉络穴鸠尾位于上腹部;督脉络穴长强位于尾骶部;脾之大络大包穴位于胸胁部。

2. 内容 十五络穴名称见表2-14。

表2-14 十五络穴表

经脉名称	络穴	经脉名称	络穴
手太阴肺经	列缺	手阳明大肠经	偏历
手厥阴心包经	内关	手少阳三焦经	外关
手少阴心经	通里	手太阳小肠经	支正
足太阴脾经	公孙	足阳明胃经	丰隆
足厥阴肝经	蠡沟	足少阳胆经	光明
足少阴肾经	大钟	足太阳膀胱经	飞扬
任脉	鸠尾	督脉	长强
脾之大络	大包		

3. 主治病证 络穴主治各自络脉的病证,也能治疗相表里经的病证。

（四）郄穴

1. 概念 十二经脉和奇经八脉中的阴跷、阳跷、阴维、阳维脉之经气深聚的部位,称为"郄穴"。"郄"有空隙之意。郄穴共有十六个,除胃经的梁丘之外,都分布于四肢肘膝关节以下。

2. 内容 十六郄穴名称见表2-15。

表2-15 十六郄穴表

经脉名称	郄穴	经脉名称	郄穴
手太阴肺经	孔最	手阳明大肠经	温溜
手厥阴心包经	郄门	手少阳三焦经	会宗
手少阴心经	阴郄	手太阳小肠经	养老
足太阴脾经	地机	足阳明胃经	梁丘

经脉名称	郄穴	经脉名称	郄穴
足厥阴肝经	中都	足少阳胆经	外丘
足少阴肾经	水泉	足太阳膀胱经	金门
阴维脉	筑宾	阳维脉	阳交
阴跷脉	交信	阳跷脉	跗阳

3. 主治病证　常用来治疗本经循行部位及所属脏腑的急性病症,如中都治崩漏,胃脘痛取梁丘。

（五）背俞穴

1. 概念　脏腑之气输注于背腰部的腧穴,称为"背俞穴",又称为"俞穴"。"俞",有转输、输注之意。五脏六腑各有一背俞穴,共十二个。俞穴均位于背腰部足太阳膀胱经第一侧线上,大体依脏腑位置的高低而上下排列,并分别冠以脏腑之名。

2. 内容　十二背俞穴名称见表 2-16。

表 2-16　十二背俞穴表

五脏	背俞穴	六腑	背俞穴
肺	肺俞	大肠	大肠俞
心包	厥阴俞	三焦	三焦俞
心	心俞	小肠	小肠俞
脾	脾俞	胃	胃俞
肝	肝俞	胆	胆俞
肾	肾俞	膀胱	膀胱俞

3. 主治病证　背俞穴可以治疗相应的脏腑病症,也可治疗与五脏相连属孔窍的病症。如肝俞既可治疗肝病,又能治疗与肝有关的目疾等。

（六）募穴

1. 概念　脏腑之气汇聚于胸腹部的腧穴,称为"募穴",又称为"腹募穴"。"募",有聚集、汇合之意。五脏六腑各有一募穴,共十二个。募穴均位于胸腹部有关经脉上,其位置与其相关脏腑所处部位相近。

2. 内容　十二募穴名称见表 2-17。

表 2-17　十二募穴表

五脏	募穴	六腑	募穴
肺	中府	大肠	天枢
心包	膻中	三焦	石门
心	巨阙	小肠	关元
脾	章门	胃	中脘
肝	期门	胆	日月
肾	京门	膀胱	中极

3. 主治病证　募穴可以用来诊断、治疗相应脏腑的病证。当脏腑发生病变时,常在相应的募穴出现疼痛或过敏等阳性反应。

（七）下合穴

1. 概念　六腑之气下合于足三阳经的腧穴,称为"下合穴",又称"六腑下合穴"。下合穴共有六个,其中胃、胆、膀胱的下合穴位于本经,大肠、小肠的下合穴同位于胃经,三焦的下合穴位于膀胱经。

2. 内容　下合穴名称见表 2-18。

表 2-18　下合穴表

六腑	胃	大肠	小肠	三焦	膀胱	胆
下合穴	足三里	上巨虚	下巨虚	委阳	委中	阳陵泉

3. 主治病证　合穴主要用来治疗六腑病证。

（八）八会穴

1. 概念　指脏、腑、气、血、筋、脉、骨、髓等精气聚会的八个腧穴,称为八会穴。八会穴分散在躯干部和四肢部,其中脏、腑、气、血、骨之会穴位于躯干部;筋、脉、髓之会穴位于四肢部。

2. 内容　八会穴名称见表 2-19。

表 2-19　八会穴表

八会	脏会	腑会	气会	血会	筋会	脉会	骨会	髓会
穴位	章门	中脘	膻中	膈俞	阳陵泉	太渊	大杼	绝骨

3. 主治病证　八会穴可分别治疗脏、腑、气、血、筋、脉、骨、髓的病证。

（九）八脉交会穴

1. 概念　十二经脉与奇经八脉相通的八个腧穴,称为八脉交会穴。八脉交会穴均位于腕踝部的上下。

2. 内容　八脉交会穴名称见表2-20。

表2-20　八脉交会穴表

所属经脉	所通八脉	八穴	主治病证
足太阴	冲脉	公孙	胃、心、胸疾病
手厥阴	阴维	内关	
手少阳	阳维	外关	目外眦、耳后、颊、颈、肩疾病
足少阳	带脉	足临泣	
手太阳	督脉	后溪	目内眦、项、耳、肩疾病及表证
足太阳	阳跷	申脉	
手太阴	任脉	列缺	肺系、咽喉、胸膈疾病和阴虚内热
足少阴	阴跷	照海	

3. 主治病证　见表2-20。

（十）交会穴

交会穴是指两经或数经相交会的腧穴,交会穴多分布于头面、躯干部。交会穴不但能治疗本经病证,还能治所交经脉的病证。如三阴交是足太阴脾经穴,又与足少阴肾经和足厥阴肝经相交会,不但能治脾经病证,还能治肝肾两经的疾病。

四、腧穴的定位方法

腧穴定位准确与否直接影响针灸的疗效,因此,针灸治疗,强调准确取穴。腧穴的定位方法一般分为体表解剖标志定位法、骨度分寸定位法、手指同身寸定位法和简便取穴法。

（一）体表解剖标志定位法

1. 固定的标志　指各部位由骨节和肌肉所形成的突起、凹陷、五官轮廓、发际、指(趾)甲、乳头、肚脐等,是在自然姿势下可见的标志。可以借助这些标志确定腧穴的位置。如腓骨小头前下方凹陷中定阳陵泉;足内踝尖上3寸,胫骨内侧缘后方定三阴交;眉头定攒竹;脐中旁开2寸定天枢等。

2. 活动的标志　指各部的关节、肌肉、肌腱、皮肤随着活动而出现的空隙、凹陷、皱纹、尖端等,是在活动姿势下才会出现的标志。据此亦可确定腧穴的位置。如在耳屏与下颌关节之间微张口呈凹陷处取听宫;下颌角前上方约一横指当咀嚼时咬肌隆起,按之凹陷处取颊车等。

（二）骨度分寸定位法

骨度分寸定位法是以体表骨节之间的长度折量为一定的等份,每一等份为一寸,用以确定腧穴位置的方法(图 2-4)。此法又称骨度法,常用的"骨度"折量寸见表 2-21。

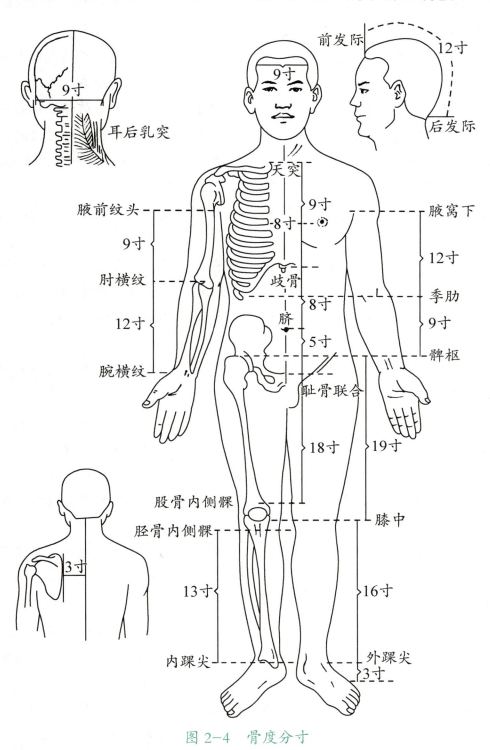

图 2-4 骨度分寸

表 2-21　常用"骨度"折量寸表

部位	起止点	折量寸	度量法	说明
头面部	前发际正中至后发际正中	12	直寸	用于确定头部经穴的纵向距离
	眉间(印堂)至前发际正中	3	直寸	
	第 7 颈椎棘突下(大椎)至后发际正中	3	直寸	用于确定前或后发际及其头部经穴的纵向距离
	前两额发角(头维)之间	9	横寸	用于确定头前部经穴的横向距离
	耳后两乳突(完骨)之间	9	横寸	用于确定头后部经穴的横向距离
胸腹胁部	胸骨上窝(天突)至胸剑联合中点(歧骨)	9	直寸	用于确定胸部任脉经穴的纵向距离
	胸剑联合中点(歧骨)至脐中	8	直寸	用于确定上腹部经穴的纵向距离
	脐中至耻骨联合上缘(曲骨)	5	直寸	用于确定下腹部经穴的纵向距离
	两乳头之间	8	横寸	用于确定胸腹部经穴的横向距离
	腋窝顶点至第 11 肋游离端(章门)	12	直寸	用于确定胁肋部经穴的纵向距离
背部	肩胛骨内缘(近脊柱侧点)至后正中线	3	横寸	用于确定背腰部经穴的横向距离
	肩峰缘至后正中线	8	横寸	用于确定肩背部经穴的横向距离
上肢部	腋前、后纹头至肘横纹(平肘尖)	9	直寸	用于确定上臂部经穴的纵向距离
	肘横纹(平肘尖)至腕掌(背)侧横纹	12	直寸	用于确定前臂部经穴的纵向距离
下肢部	耻骨联合上缘至股骨内上髁上缘	18	直寸	用于确定下肢内侧足三阴经穴的纵向距离
	胫骨内侧髁下方至内踝尖	13	直寸	
	股骨大转子至腘横纹	19	直寸	用于确定下肢外后侧足三阳经穴的纵向距离(臀沟至腘横纹相当 14 寸)
	腘横纹至外踝尖	16	直寸	用于确定下肢外后侧足三阳经穴的纵向距离

（三）手指同身寸定位法

手指同身寸定位法,是指依据患者本人手指所规定的尺度分寸来量取腧穴的定位方法,又称"指寸法"。

1. 拇指同身寸　以患者拇指的指间关节的宽度作为 1 寸(图 2-5)。

2. 中指同身寸　以患者中指中节屈曲时桡侧两端纹头之间的距离作为 1 寸(图 2-5)。

3. 横指同身寸　又名"一夫法",令患者将食指、中指、环指和小指并拢,以中指中节横纹处为标准,其四指的宽度作为 3 寸(图 2-5)。

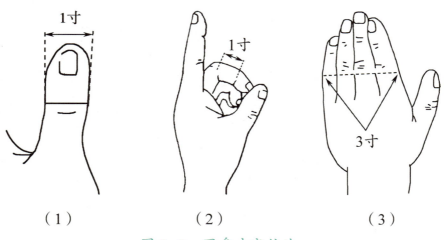

（1）　　　　　　　　　（2）　　　　　　　　　（3）

图 2-5　同身寸定位法

（1）拇指同身寸;（2）中指同身寸;（3）横指同身寸。

（四）简便定位法

简便定位法是临床中一种简便易行的腧穴定位法。如立正姿势,手臂自然下垂,其中指端在下肢所触及处为风市;两手虎口自然平直交叉,一手食指压在另一手腕后,高骨的上方,其食指尽端到达处取列缺等。

五、传统康复常用腧穴

（一）手太阴肺经及常用腧穴

1. 经脉循行　手太阴肺经起于中焦,属肺、络大肠,联系胃及肺系;外行线起于侧胸上部,循行于上肢内侧前缘,止于拇指桡侧端;分支从腕后分出,止于食指桡侧端(图 2-6)。

2. 主治病证　本经腧穴主治咳、喘、咯血、咽喉痛等与肺脏有关的疾患,及经脉循行经过部位的其他病症。

3. 常用腧穴

（1）中府

【定位】　在胸前壁外上方,前正中线旁开 6 寸,平第一肋间隙处。

【解剖】　当胸大肌、胸小肌处,内侧深层为第 1 肋间内、外肌;上外侧有腋动脉、腋静脉、胸肩峰动脉、胸肩峰静脉;布有锁骨上神经中间支,胸前神经分支及第1肋间神经外侧皮支。

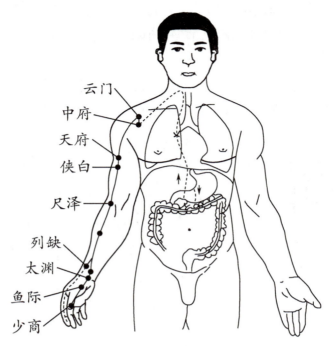

图 2-6　手太阴肺经经脉循行及经穴

【主治】 咳嗽,气喘,胸痛;肩背痛。

【操作】 向外斜刺 0.5～0.8 寸,不可向内深刺,以免伤及肺脏引起气胸。

（2）尺泽

【定位】 微曲肘,在肘横纹上,肱二头肌腱桡侧凹陷处。

【解剖】 在肘关节,当肘二头肌腱之外方,肱桡肌起始部,有桡侧返动脉、桡侧返静脉分支及头静脉;布有前臂外侧皮神经,直下为桡神经。

【主治】 咳嗽,气喘,咯血,咽喉肿痛等肺疾;肘臂挛痛;急性吐泻,中暑,小儿惊风。

【操作】 直刺 0.8～1.2 寸,或点刺出血。

（3）孔最

【定位】 尺泽穴与太渊穴连线上,腕横纹上 7 寸处。

【解剖】 有肱桡肌,在旋前圆肌上端之外缘,桡侧腕长、短伸肌的内缘;有头静脉、桡动脉、桡静脉;布有前臂外侧皮神经,桡神经浅支。

【主治】 咯血,咳嗽,气喘,咽喉肿痛;肘臂挛痛。

【操作】 直刺 0.5～1 寸。

（4）列缺

【定位】 桡骨茎突上方,腕横纹上 1.5 寸,当肱桡肌与拇长展肌腱之间。简便取穴法:两手虎口自然平直交叉,一手食指按在另一手桡骨茎突上,指尖下凹陷中是穴。

【解剖】 在肱桡肌腱与拇长展肌腱之间,桡侧腕长伸肌腱内侧;有头静脉,桡动脉、桡静脉分支;布有前臂外侧皮神经和桡神经浅支的混合支。

【主治】 咳嗽,气喘,咽喉肿痛;头痛,齿痛,项强,口眼歪斜等。

【操作】 向上斜刺 0.5~0.8 寸。

（5）太渊

【定位】 在腕掌侧横纹桡侧,桡动脉桡侧凹陷中。

【解剖】 桡侧腕屈肌腱的外侧,拇长展肌腱内侧;有桡动脉、桡静脉;布有前臂外侧皮神经和桡神经浅支混合支。

【主治】 咳嗽,气喘;无脉症;腕臂痛。

【操作】 避开桡动脉,直刺 0.3~0.5 寸。

（6）鱼际

【定位】 第 1 掌骨中点,赤白肉际处。

【解剖】 有拇短展肌和拇指对掌肌;血管有拇指静脉回流支;布有前臂外侧皮神经和桡神经浅支混合支。

【主治】 咳嗽,咯血;咽干,咽喉肿痛,失音;小儿疳积。

【操作】 直刺 0.5~0.8 寸。治小儿疳积可用割治法。

（7）少商

【定位】 拇指桡侧指甲角旁 0.1 寸。

【解剖】 有指掌固有动、静脉所形成的动、静脉网;布有前臂外侧皮神经和桡神经浅支混合支,正中神经的掌侧固有神经的末梢神经网。

【主治】 咽喉肿痛,鼻衄;高热,昏迷,癫狂。

【操作】 浅刺 0.1 寸,或点刺出血。

（二）手阳明大肠经及常用腧穴

1. 经脉循行　手阳明大肠经起于食指桡侧端,循行于上肢外侧的前缘,上走肩,入缺盆,络肺属大肠;从缺盆上走颈,经颈部入下齿,过人中沟,止于对侧鼻旁（图 2-7）。

2. 主治病证　本经腧穴主治头面五官疾患、热病、皮肤病、肠胃病、神志病等及经脉循行部位的其他病症。

3. 常用腧穴

（1）合谷

【定位】 在手背,第 1、2 掌骨间,当第 2 掌骨桡侧的中点处。简便取穴:以一手的拇指指骨关节横纹,放在另一手拇、食指之间的指蹼缘上,当拇指尖下是穴。

【解剖】 在第一、二掌骨之间,第一骨间背侧肌中,深层有拇收肌横头;有手背静脉网。为头静脉的起部,腧穴近侧正当桡动脉从手背穿向手掌之处;布有桡神经浅支的掌背侧神经,深部有正中神经的指掌侧固有神经。

【主治】 头痛,目赤肿痛,鼻衄,齿痛,口眼歪斜,耳聋等头面五官诸疾;诸痛症;热病,无汗,多汗;经闭,滞产。

【操作】 直刺 0.5~1 寸,针刺时手呈半握拳状。孕妇不宜针刺。

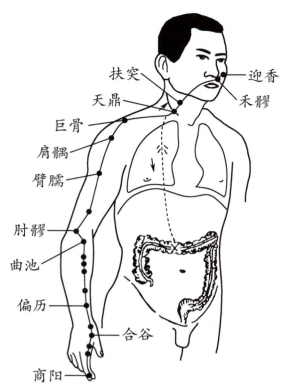

图 2-7　手阳明大肠经经脉循行及经穴

（2）手三里

【定位】　在阳溪穴与曲池穴连线上,肘横纹下 2 寸处。

【解剖】　肌肉、神经同下廉穴,血管为桡返动脉的分支。

【主治】　手臂无力,上肢不遂;腹痛,腹泻;齿痛,颊肿。

【操作】　直刺 0.8～1.2 寸。

（3）曲池

【定位】　屈肘成直角,在肘横纹外侧端与肱骨外上髁连线中点。

【解剖】　桡侧腕长伸肌起始部,肱桡肌的桡侧;有桡返动脉的分支;布有前臂背侧皮神经,内侧深层为桡神经本干。

【主治】　手臂痹痛,上肢不遂;热病,高血压,癫狂;腹痛,吐泻;五官疼痛;瘾疹,湿疹,瘰疬。

【操作】　直刺 0.5～1 寸。

（4）肩髃

【定位】　肩峰端下缘,当肩峰与肱骨大结节之间,三角肌上部中央。臂外展或平举时,肩部出现两个凹陷,当肩峰前下方凹陷处。

【解剖】　有旋肱后动、静脉;布有锁骨上神经,腋神经。

【主治】　肩臂挛痛,上肢不遂;瘾疹。

【操作】　直刺或向下斜刺 0.8～1.5 寸。肩周炎宜向肩关节直刺,上肢不遂宜向三角肌方向斜刺。

（5）迎香

【定位】　在鼻翼外缘中点旁开，当鼻唇沟中。

【解剖】　在上唇方肌中，深部为梨状孔的边缘；有面动脉、面静脉和眶下动脉、眶下静脉分支；布有面神经与眶下神经的吻合丛。

【主治】　鼻塞，鼻衄；口歪；胆道蛔虫症。

【操作】　略向内上方斜刺或平刺 0.3～0.5 寸。

（三）足阳明胃经及常用腧穴

1. 经脉循行　足阳明胃经起于鼻旁，上行鼻根，沿着鼻外侧（承泣）下行，入上齿，环绕口唇，交会承浆，循行过下颌、耳前，止头角；主干线从颈下胸，内行部分入缺盆，属胃络脾；外行部分循行于胸腹第二侧线，抵腹股沟处，下循下肢外侧前缘，止于第二趾外侧端；分支从膝下 3 寸和足背分出，分别到中趾和足大趾（图 2-8）。

2. 主治病证　本经腧穴主治胃肠病、头面五官病、神志病、皮肤病、热病及经脉循行部位的其他病症。

3. 常用腧穴

（1）四白

【定位】　目正视，瞳孔直下，当眶下孔凹陷处。

【解剖】　在眶下孔处，当眼轮匝肌和上唇方肌之间；有面动、静脉分支，眶下动、静脉；布有面神经颧支及眶下神经支。

【主治】　目疾；口眼歪斜，三叉神经痛，面肌痉挛；头痛，眩晕。

【操作】　直刺或微向上斜刺 0.3～0.5 寸，不可深刺，以免伤及眼球。

（2）地仓

【定位】　口角旁约 0.4 寸，上直对瞳孔。

【解剖】　在口轮匝肌中，深层为颊肌；有面动、静脉；布有面神经和眶下神经分支，深层为颊肌神经的末支。

【主治】　口角歪斜，流涎。三叉神经痛。

【操作】　斜刺或平刺 0.5～0.8 寸。可向颊车穴透刺。

（3）颊车

【定位】　在下颌角前上方约一横指，按之凹陷处，当咀嚼时咬肌隆起最高点处。

【解剖】　在下颌角前方，有咬肌；有咬肌动脉、咬肌静脉；布有耳大神经，面神经分支及咬肌神经。

【主治】　齿痛，牙关不利，颊肿；口角歪斜。

【操作】　直刺 0.3～0.5 寸，或平刺 0.5～1 寸。可向地仓穴透刺。

（4）下关

【定位】　在耳屏前，下颌骨髁状突前方，当颧弓与下颌切迹所形成的凹陷处。合口有

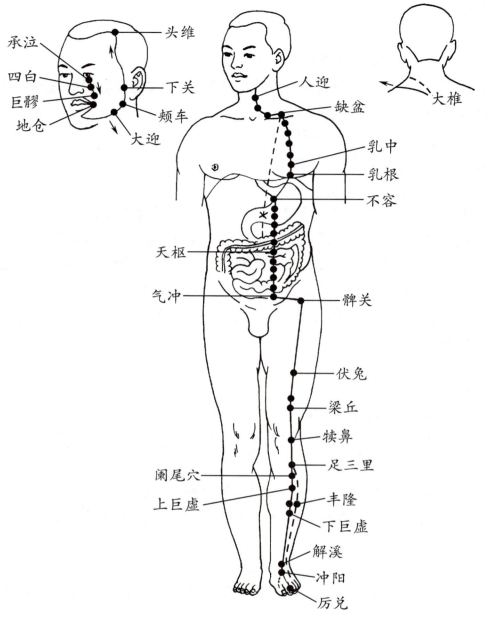

图 2-8　足阳明胃经经脉循行及经穴

孔,张口即闭,宜闭口取穴。

【解剖】　当颧弓下缘,皮下有腮腺,为咬肌起始部;有面横动脉、面横静脉,最深层为上颌动脉、上颌静脉;正当面神经颧眶支及耳颞神经分支,最深层为下颌神经。

【主治】　牙关不利,三叉神经痛,齿痛;口眼㖞斜;耳聋,耳鸣,聤耳。

【操作】　直刺 0.5～1 寸。留针时不可做张口动作,以免折针。

（5）头维

【定位】　当额角发际上 0.5 寸,头正中线旁 4.5 寸。

【解剖】　在颞肌上缘帽状腱膜中;有颞浅动脉、颞浅静脉的额支;布有耳额神经的分支、上颌神经及面神经额颞支。

【主治】 头痛;目眩,目痛。

【操作】 平刺 0.5~1 寸。

（6）天枢

【定位】 脐中旁开 2 寸。

【解剖】 当腹直肌及其鞘处;有第 9 肋间动脉、肋间静脉分支及腹壁下动、静脉分支;布有第 9 肋间神经分支(内部为小肠)。

【主治】 腹痛,腹胀,便秘,腹泻,痢疾等胃肠病;月经不调,痛经。

【操作】 直刺 1~1.5 寸。

（7）足三里

【定位】 犊鼻穴下 3 寸,胫骨前嵴外一横指处(中指)。

【解剖】 在胫骨前肌,趾长伸肌之间;有胫前动脉、胫前静脉;为腓肠外侧皮神经及隐神经的皮支分布处,深层当腓深神经。

【主治】 胃痛,呕吐,噎膈,腹胀,腹泻,痢疾,便秘等胃肠诸疾;下肢痿痹;心悸,高血压,癫狂;乳痈;诸虚劳损,为强壮保健要穴。

【操作】 直刺 1~2 寸。强壮保健用,常用温灸法。

（8）丰隆

【定位】 外踝尖上 8 寸,条口穴外 1 寸,胫骨前嵴外二横指处(中指)。

【解剖】 在趾长伸肌外侧和腓骨短肌之间;有胫前动脉分支;布有腓浅神经。

【主治】 头痛,眩晕,癫狂;咳嗽痰多;下肢痿痹。

【操作】 直刺 1~1.5 寸。

（四）足太阴脾经及常用腧穴

1. 经脉循行 足太阴脾经起于足大趾,循行于小腿内侧的中间,至内踝上八寸后循行于小腿内侧的前缘,经膝股部内侧前缘,入腹属脾络胃,上膈,经过咽,止于舌;分支从胃注心中;另有一条分布于胸腹部第三侧线,经锁骨下,止于腋下大包穴(图 2-9)。

2. 主治病证 本经腧穴主治脾胃病、妇科、前阴病及经脉循行部位的病症。

3. 常用腧穴

（1）隐白

【定位】 足大趾内侧趾甲角旁 0.1 寸。

【解剖】 有趾背动脉;布有腓浅神经的足背支及足底内侧神经。

【主治】 月经过多,崩漏;便血,尿血等慢性出血;癫狂,多梦,惊风。

【操作】 浅刺 0.1 寸。

（2）公孙

【定位】 第 1 跖骨基底部的前下方,赤白肉际处。

【解剖】 在拇展肌中;有跗内侧动脉分支及足背静脉网;布有隐神经及腓浅神经分支。

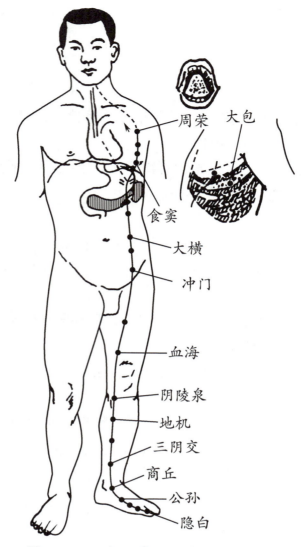

周荣　大包

食窦

大横

冲门

血海

阴陵泉

地机

三阴交

商丘

公孙

隐白

图 2-9　足太阴脾经经脉循行及经穴

【主治】　胃痛,呕吐,腹痛,腹泻,痢疾。

【操作】　直刺 0.6～1.2 寸。

（3）三阴交

【定位】　内踝尖上 3 寸,胫骨内侧面后缘。

【解剖】　在胫骨后缘和比目鱼肌之间,深层有屈趾长肌;有大隐静脉,胫后动脉、胫后静脉;有小腿内侧皮神经,深层后方有胫神经。

【主治】　肠鸣腹胀,腹泻等脾胃虚弱诸症;月经不调,带下,阴挺,不孕,滞产,遗精,阳痿,遗尿等生殖泌尿系统疾患;心悸,失眠,高血压;下肢痿痹;阴虚诸症。

【操作】　直刺 1～1.5 寸。孕妇禁针。

（4）阴陵泉

【定位】　胫骨内侧髁下方凹陷处。

【解剖】　在胫骨后缘和腓肠肌之间,比目鱼肌起点上;前有大隐静脉,膝最上动脉,最深层有胫后动脉、胫后静脉；布有小腿内侧皮神经，最深层有胫神经。

【主治】 腹胀，腹泻，水肿，黄疸，小便不利；膝痛。

【操作】 直刺1～2寸。

（5）血海

【定位】 屈膝，在髌骨内上缘上2寸，当股四头肌内侧头的隆起处。简便取穴法：患者屈膝，治疗师以左手掌心按于患者右膝髌骨上缘，二至五指向上伸直，拇指约呈45°斜置，拇指尖下是穴。对侧取法仿此。

【解剖】 在股骨内上髁上缘，股内侧肌中间；有股动脉、股静脉肌支；布有股前皮神经及股神经肌支。

【主治】 月经不调，痛经，经闭；瘾疹，湿疹，丹毒。

【操作】 直刺1～1.5寸。

（五）手少阴心经及常用腧穴

1. 经脉循行　手少阴心经起于心中，联系心系、肺、咽及目系，属心络小肠，浅出腋下，循行于上肢内侧后缘，止于小指桡侧端（图2-10）。

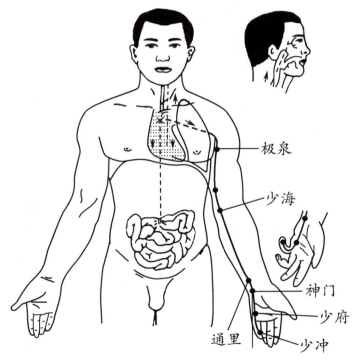

图2-10　手少阴心经经脉循行及经穴

2. 主治病证　本经腧穴主治心、胸、神志及经脉循行部位的其他病症。

3. 常用腧穴

（1）少海

【定位】 屈肘，当肘横纹内侧端与肱骨内上髁连线的中点处。

【解剖】 有旋前圆肌，肱肌；有贵要静脉，尺侧上下副动脉，尺返动脉；布有前臂内侧皮神经,外前方有正中神经。

【主治】 心痛,癔病;肘臂挛痛,臂麻手颤,头项痛,腋胁痛;瘰疬。

【操作】 直刺 0.5~1 寸。

（2）通里

【定位】 前臂掌侧,腕横纹上 1 寸,尺侧腕屈肌腱的桡侧缘。

【解剖】 在尺侧腕屈肌与指浅屈肌之间,深层为指深屈肌;有尺动脉通过;布有前臂内侧皮神经,尺侧为尺神经。

【主治】 心悸,怔忡;舌强不语,暴喑;腕臂痛。

【操作】 直刺 0.3~0.5 寸。不宜深刺,以免伤及血管和神经。

（3）神门

【定位】 腕横纹尺侧端,尺侧腕屈肌腱的桡侧凹陷处。

【解剖】 在尺侧腕屈肌与指浅屈肌之间,深层为指深屈肌;有尺动脉通过;布有前臂内侧皮神经,尺侧为尺神经。

【主治】 心痛,心烦,惊悸,怔忡,健忘,失眠,痴呆,癫、狂、痫等心与神志病变;高血压;胸胁痛。

【操作】 直刺 0.3~0.5 寸。

（4）少冲

【定位】 小指桡侧指甲角旁 0.1 寸。

【解剖】 有指掌侧固有动、静脉所形成的动、静脉网;有指掌侧固有神经。

【主治】 心悸,心痛,癫狂;热病,昏迷;胸胁痛。

【操作】 浅刺 0.1 寸,或点刺出血。

（六）手太阳小肠经及常用腧穴

1. 经脉循行　手太阳小肠经起于小指尺侧端,循行于上肢外侧的后缘,绕行肩胛部,内行从缺盆络心,属小肠,联系胃、咽;上行从缺盆至目外眦、耳,分支从面颊抵鼻,止于目内眦(图 2-11)。

2. 主治病证　本经腧穴主治头面五官病、热病、神志病及经脉循行部位的其他病症。

3. 常用腧穴

（1）少泽

【定位】 小指尺侧指甲角旁 0.1 寸。

【解剖】 有指掌侧固有动脉、指掌侧固有静脉,指背动脉形成的动、静脉网;布有尺神经的指掌侧固有神经及指背神经。

【主治】 乳痈,乳汁少;昏迷,热病;头痛,目翳,咽喉肿痛。

【操作】 浅刺 0.1 寸或点刺出血。孕妇慎用。

（2）后溪

【定位】 微握拳,第 5 指掌关节后尺侧的远侧掌横纹头赤白肉际。

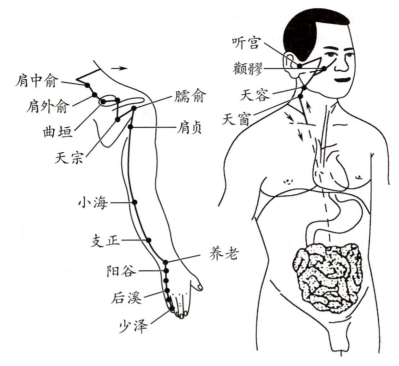

图 2-11　手太阳小肠经经脉循行及经穴

【解剖】　在小指尺侧,第5掌骨小头后方,当小指展肌起点外缘;有指背动脉、指背静脉,手背静脉网;布有尺神经手背支。

【主治】　头项强痛,腰背痛,手指及肘臂挛痛;耳聋,目赤;癫、狂、痫。

【操作】　直刺0.5～1寸。治手指挛痛可透刺合谷穴。

（3）小海

【定位】　屈肘,当尺骨鹰嘴与肱骨内上髁之间凹陷处。

【解剖】　尺神经沟中,为尺侧腕屈肌的起始部;有尺侧上、下副动脉和副静脉以及尺返动脉、尺返静脉;布有前臂内侧皮神经,尺神经本干。

【主治】　肘臂疼痛,麻木;癫痫。

【操作】　直刺0.3～0.5寸。

（4）肩贞

【定位】　臂内收,腋后纹头上1寸(指寸)。

【解剖】　在肩关节后下方,肩胛骨外侧缘,三角肌后缘,下层是大圆肌;有旋肩胛动脉、旋肩胛静脉;布有腋神经分支,最深部上方为桡神经。

【主治】　肩臂疼痛,上肢不遂;瘰疬。

【操作】　直刺1～1.5寸。不宜向胸侧深刺。

（5）天宗

【定位】　肩胛骨冈下窝中央凹陷处,与第4胸椎相平。

【解剖】　在冈下窝中央冈下肌中;有旋肩胛动脉、旋肩胛静脉肌支;布有肩胛神经。

【主治】 肩胛疼痛,肩背部损伤;气喘。

【操作】 直刺或斜刺 0.5～1 寸。遇到阻力不可强行进针。

（6）肩外俞

【定位】 第 1 胸椎棘突下旁开 3 寸。

【解剖】 在肩胛骨内侧角边缘,表层为斜方肌,深层为肩胛提肌和菱形肌;有颈横动脉、颈横静脉,布有第 1 神经后支内侧皮支,肩胛背神经和副神经。

【主治】 肩背疼痛,颈项强急。

【操作】 斜刺 0.5～0.8 寸。不宜深刺。

（7）肩中俞

【定位】 第 7 颈椎棘突下旁开 2 寸。

【解剖】 在第 1 胸椎横突端,在肩胛骨内侧角边缘,表层为斜方肌,深层为肩胛提肌和菱形肌;有颈横动脉、颈横静脉;布有第 1 胸神经后支内侧皮支,肩胛神经和副神经。

【主治】 咳嗽,气喘;肩背疼痛。

【操作】 斜刺 0.5～0.8 寸。不宜深刺。

（8）听宫

【定位】 耳屏前,下颌骨髁状突的后方,张口时呈凹陷处。

【解剖】 有颞浅动脉、颞浅静脉的耳前支;布有面神经及三叉神经的第 3 支的耳颞神经。

【主治】 耳鸣,耳聋,聤耳等耳疾;齿痛。

【操作】 张口,直刺 1～1.5 寸。

（七）足太阳膀胱经及常用腧穴

1. 经脉循行　足太阳膀胱经起于目内眦,循行至头顶并入络脑;分支至耳上角,在枕部分出两支向下,分别循行分布于背腰臀部,入内属膀胱络肾,向下贯臀,在腘窝相合后循行于小腿后侧,止于小趾外侧端（图 2-12）。

2. 主治病证　本经腧穴主治头面五官病,项、背、腰、下肢病症及神志病;位于背部两条侧线的背俞穴及其他腧穴主治相应的脏腑病症和有关的组织器官病症。

3. 常用腧穴

（1）睛明

【定位】 目内眦内上方凹陷处。

【解剖】 在眶内缘睑内侧韧带中,深部为眼内直肌;有内眦动、静脉和滑车上下动、静脉,深层上方有眼动、静脉本干;布有滑车上神经、滑车下神经,深层为眼神经,上方为鼻神经。

【主治】 目赤肿痛,流泪,视物不明,目眩,近视,夜盲,色盲等目疾;急性腰扭伤,坐骨神经痛;心动过速。

【操作】 嘱患者闭目,治疗师左手轻推眼球向外侧固定,左手缓慢进针,紧靠眶缘直

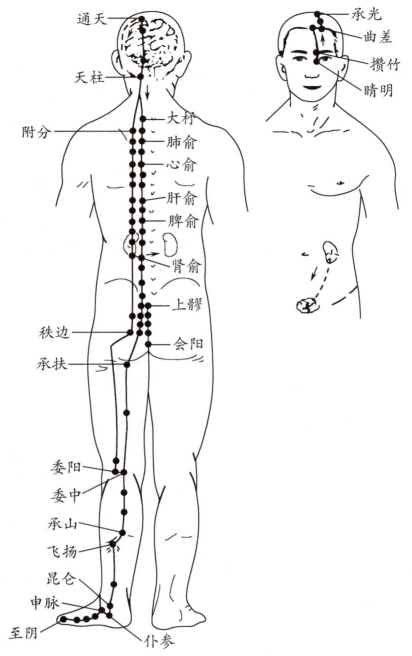

图 2-12　足太阳膀胱经经脉循行及经穴

刺 0.2～0.5 寸。遇到阻力时,不宜强行进针,应改变进针方向或退针。不捻转,不提插(或只轻微地捻转和提插)。出针后按压针孔片刻,以防出血。针具宜细,消毒宜严。禁灸。

（2）攒竹

【定位】眉头凹陷中,眶上切迹处。

【解剖】有额肌及皱眉肌;当额动脉、额静脉处;布有额神经内侧支。

【主治】头痛,眉棱骨痛;眼睑下垂,口眼歪斜,目视不明,流泪,目赤肿痛。

【操作】可向眉中或向眼眶内缘平刺或斜刺 0.5～0.8 寸。禁灸。

（3）风门

【定位】 第2胸椎棘突下，旁开1.5寸。

【解剖】 有斜方肌，菱形肌，上后锯肌，深层为最肌；有第2肋间动脉、第2肋间静脉后支；布有2、3胸神经后支的内侧皮支，深层为第3胸神经后支外侧支。

【主治】 感冒，咳嗽，发热，头痛；项强，胸背痛。

【操作】 斜刺0.5～0.8寸。

（4）肺俞

【定位】 第3胸椎棘突下，旁开1.5寸。

【解剖】 有斜方肌、菱形肌，深层为最长肌；有第3肋间动脉、第3肋间静脉背侧支的内侧支；布有第3或第4胸神经后支的内侧皮支，深层为第3胸神经后支外侧支。

【主治】 咳嗽，气喘，咯血等肺疾；骨蒸潮热，盗汗。

【操作】 斜刺0.5～0.8寸。

（5）心俞

【定位】 第5胸椎棘突下，旁开1.5寸。

【解剖】 有斜方肌，菱形肌，深层为最长肌；有第5肋间动脉、第5肋间静脉背侧支的内侧支；布有第5或第6胸神经后支的内侧皮支，深层为第5胸神经后支外侧支。

【主治】 心痛，惊悸，失眠，健忘，癫痫，盗汗等；咳嗽，吐血。

【操作】 斜刺0.5～0.8寸。

（6）膈俞

【定位】 第7胸椎棘突下，旁开1.5寸。

【解剖】 在斜方肌下缘，有背阔肌，最长肌；布有第7肋间动脉、第7肋间静脉背侧支的内侧支；布有第7或第8胸神经后支的内侧皮支，深层为第7胸神经后支外侧支。

【主治】 呕吐，呃逆，气喘，吐血等上逆之症；贫血；瘾疹，皮肤瘙痒；潮热，盗汗。

【操作】 斜刺0.5～0.8寸。

（7）肝俞

【定位】 第9胸椎棘突下，旁开1.5寸。

【解剖】 在背阔肌，最长肌和髂肋肌之间；有第9肋间动脉、第9肋间静脉背侧支的内侧支；布有第9或第10胸神经后支的内侧皮支，深层为第9胸神经后支外侧支。

【主治】 肝疾，胁痛，目疾；癫、狂、痫；脊背痛。

【操作】 斜刺0.5～0.8寸。

（8）脾俞

【定位】 第11胸椎棘突下，旁开1.5寸。

【解剖】 在背阔肌，最长肌和髂肋肌之间；有第11肋间动脉、第11肋间静脉背侧支的内侧支；布有第11胸神经后支的内侧皮支，深层为第11胸神经后支肌支。

【主治】 腹胀，纳呆，呕吐，腹泻，痢疾，便血，水肿等脾胃疾患；背痛。

【操作】 斜刺 0.5～0.8 寸。

（9）胃俞

【定位】 第 12 胸椎棘突下,旁开 1.5 寸。

【解剖】 在腰背筋膜,最长肌和髂肋肌之间;有肋下动脉、肋下静脉背侧支的内侧支;布有第 12 胸神经后支的内侧皮支,深层为第 12 胸神经后支外侧支。

【主治】 胃脘痛,呕吐,腹胀,肠鸣等胃疾。

【操作】 斜刺 0.5～0.8 寸。

（10）肾俞

【定位】 第 2 腰椎棘突下,旁开 1.5 寸。

【解剖】 在腰背筋膜,最长肌和髂肋肌之间:有第 2 腰动脉、第 2 腰静脉背侧支的内侧支;布有第 1 腰神经后支的外侧支,深层为第 1 腰丛。

【主治】 腰痛,遗尿,遗精,阳痿;月经不调,带下;耳鸣,耳聋。

【操作】 直刺 0.5～1 寸。

（11）大肠俞

【定位】 第 4 腰椎棘突下,旁开 1.5 寸。

【解剖】 在腰背筋膜,最长肌和髂肋肌之间;有第 4 腰动脉、第 4 腰静脉后支;布有第 4、5 腰神后支的外侧皮支,深层为腰神经后支的肌支。

【主治】 腰腿痛;腹胀,腹泻,便秘。

【操作】 直刺 0.8～1.2 寸。

（12）委中

【定位】 腘横纹中点,当股二头肌腱与半腱肌肌腱的中间。

【解剖】 在腘窝正中,有腘筋膜;皮下有股腘静脉,深层内侧为腘静脉,最深层为腘动脉,布有股后皮神经及胫神经。

【主治】 腰背痛,下肢痿痹;腹痛,急性吐泻;小便不利,遗尿;丹毒。

【操作】 直刺 1～1.5 寸,或用三棱针点刺腘静脉出血。

（13）膏肓

【定位】 第 4 胸椎棘突下,旁开 3 寸,于肩胛骨脊柱缘,两手交叉抱肩取穴。

【解剖】 在肩胛骨脊柱缘,有斜方肌、菱形肌,深层为髂肋肌;有第 4 肋间动脉、第 4 肋间静脉背侧支及颈横动脉降支;布有第 3、4 胸神经后支外侧支。

【主治】 咳嗽,气喘,肺痨,肩胛痛;诸虚劳损。

【操作】 斜刺 0.5～0.8 寸。

（14）承山

【定位】 小腿后面正中,在委中穴与昆仑穴之间,当伸直小腿或足跟上提时,腓肠肌两肌腹之间凹陷的顶端处。

【解剖】 在腓肠肌两肌腹交界下端;有小隐静脉,深层为股后动脉、股后静脉;布有腓肠内侧皮神经,深层为胫神经。

【主治】 腰腿拘急、疼痛;痔疾,便秘。

【操作】 直刺 1～2 寸。不宜做过强的刺激,以免引起腓肠肌痉挛。

（15）昆仑

【定位】 外踝尖与跟腱之间的凹陷处。

【解剖】 有腓骨短肌;有小隐静脉、外踝后动脉、外踝后静脉;布有腓肠神经。

【主治】 后头痛,项强,腰骶疼痛,足踝肿痛;癫痫;滞产。

【操作】 直刺 0.5～0.8 寸。孕妇禁用,经期慎用。

（16）至阴

【定位】 足小趾外侧趾甲角旁 0.1 寸。

【解剖】 有趾背动脉及趾跖侧固有动脉形成的动脉网;布有趾跖侧固有神经及足背外侧皮神经。

【主治】 胎位不正,滞产;头痛,目痛,鼻塞,鼻衄。

【操作】 浅刺 0.1 寸。胎位不正用灸法。

（八）足少阴肾经及常用腧穴

1. 经脉循行　足少阴肾经起于足小趾之下,斜走足心,经舟骨粗隆下、内踝后侧,沿小腿、腘窝、大腿的内后侧上行,穿过脊柱,属于肾,络膀胱。肾部直行脉向上穿过肝、膈,进入肺中,再沿喉咙上行,止于舌根两旁;肺部支脉,联络于心,流注于胸中（图 2-13）。

2. 主治病证　本经腧穴主治妇科病、前阴病、肾脏病,以及与肾有关的肺、心、肝、脑病,咽喉、舌等经脉循行经过部位的其他病症。

3. 常用腧穴

（1）涌泉

【定位】 足趾跖屈时,约当足底（去趾）前 1/3 凹陷处。

【解剖】 有趾短屈肌腱,趾长屈肌腱,第 2 蚓状肌,深层为骨间肌;有来自胫前动脉的足底弓;布有足底内侧神经支。

【主治】 昏厥,中暑,癫狂痫,小儿惊风;头痛,头晕,目眩,失眠;咯血,咽喉肿痛,喉痹;大便难,小便不利;奔豚气;足心热。急救要穴之一。

【操作】 直刺 0.5～0.8 寸。宜用灸法或药物贴敷。

（2）太溪

【定位】 内踝尖与跟腱后缘连线的中点凹陷处。

【解剖】 有胫后动脉、胫后静脉;布有小腿内侧皮神经,当胫神经经过处。

【主治】 头痛,目眩,失眠,健忘,咽喉肿痛,齿痛,耳鸣,耳聋;咳嗽,气喘,咯血,胸痛;消渴,小便频数,便秘;月经不调,遗精,阳痿;腰脊痛,下肢厥冷。

【操作】 直刺 0.5～0.8 寸。

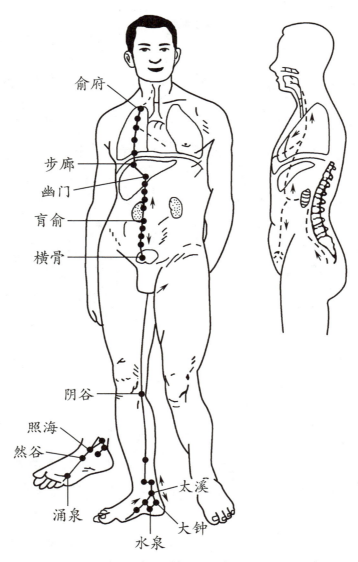

图 2-13　足少阴肾经经脉循行及经穴

（3）照海

【定位】　内踝尖正下缘凹陷处。

【解剖】　在足大趾外展肌的止点处；后方有胫后动脉、胫后静脉；布有小腿内侧皮神经，深部为胫神经干。

【主治】　失眠，癫痫；咽喉干痛，目赤肿痛；月经不调，带下，阴挺，小便频数，癃闭。

【操作】　直刺 0.5 ~ 0.8 寸。

（九）手厥阴心包经及常用腧穴

1. 经脉循行　手厥阴心包经起于胸中，属心包，下膈，联络三焦；外行支出于侧胸上部，循行于上肢的中间部，入掌止于中指端；掌中分支止于环指末端（图 2-14）。

2. 主治病证　本经腧穴主治心、心包、胸、胃、神志病，以及经脉循行经过部位的其他病症。

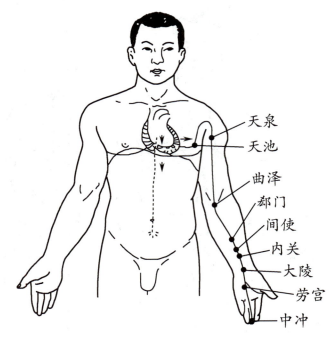

图 2-14　手厥阴心包经经脉循行及经穴

3. 常用腧穴

（1）曲泽

【定位】　肘微屈,肘横纹中,肱二头肌腱尺侧缘。

【解剖】　在肱二头肌腱的尺侧;当肱动脉、肱静脉处;布有正中神经的主干。

【主治】　心痛,心悸,善惊;胃痛,呕血,呕吐;暑热病;肘臂挛痛。

【操作】　直刺 1～1.5 寸;或点刺出血。

（2）内关

【定位】　腕横纹上 2 寸,掌长肌腱与桡侧腕屈肌腱之间。

【解剖】　在桡侧腕屈肌腱与掌长肌腱之间,有指浅屈肌,深部为指深屈肌;有前臂正中动脉、前臂正中静脉,深部为前臂掌侧骨间动脉、前臂掌侧骨间静脉;布有前臂内侧皮神经、前臂外侧皮神经,其下为正中神经,深层有前臂掌侧骨间神经。

【主治】　心痛,心悸:胃痛,呕吐,呃逆,胁痛,胁下痞块;中风,失眠,眩晕,郁证,癫、狂、痫,偏头痛;热病;肘臂挛痛。

【操作】　直刺 0.5～1 寸。

（3）劳宫

【定位】　掌心横纹中,第 2、3 掌骨中间偏于第 3 掌骨。简便取穴法:握拳,中指尖下。

【解剖】　在第二掌骨间,下为掌腱膜,第 2 蚓状肌及指浅、深屈肌腱,深层为拇指内收肌横头的起点,有骨间肌;有指掌侧总动脉;布有正中神经的第 2 指掌侧总神经。

【主治】　中风昏迷,中暑;心痛,烦闷,癫、狂、痫;口疮,口臭;鹅掌风。

【操作】　直刺 0.3～0.5 寸。其为急救要穴之一。

（4）中冲

【定位】 中指尖端的中央。

【解剖】 有指掌侧固有动静脉所形成的动、静脉网；为正中神经的指掌侧固有神经分布处。

【主治】 中风昏迷，舌强不语，中暑，昏厥，小儿惊风；热病。

【操作】 浅刺0.1寸；或点刺出血。其为急救要穴之一。

（十）手少阳三焦经及常用腧穴

1. 经脉循行　手少阳三焦经起于环指末端，循行于上肢外侧中间部，上肩，经颈部上行联系耳内及耳前后、面颊、目锐眦等部；体腔支从缺盆进入，联系心包、膻中、三焦等（图2-15）。

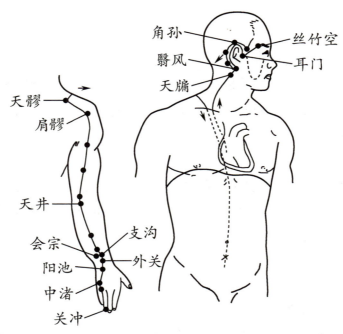

图2-15　手少阳三焦经经脉循行及经穴

2. 主治病证　本经腧穴主治头、目、耳、颊、咽喉、胸胁病和热病，以及经脉循行经过部位的其他病症。

3. 常用腧穴

（1）外关

【定位】 腕背横纹上2寸，尺骨与桡骨正中之间。

【解剖】 在桡骨尺骨之间，指总深肌与拇长伸肌之间；深层有前臂骨间背侧动脉和掌侧动脉、掌侧静脉；布有前臂背侧皮神经，深层有桡神经的前臂骨间背侧神经及正中神经的掌侧神经。

【主治】 热病：头痛，目赤，耳鸣，耳聋；胁肋痛；上肢痿痹不遂。

【操作】 直刺0.5～1寸。

（2）肩髎

【定位】 肩峰后下方，上臂外展时，当肩髃穴后下方凹陷中。

【解剖】 在肩峰后下方，三角肌中；有旋肱后动脉肌支；布有腋神经的肌支。

【主治】 肩臂挛痛不遂。

【操作】 直刺1～1.5寸。

（3）翳风

【定位】 耳垂后，乳突与下颌角之间的凹陷中。

【解剖】 有耳后动脉、耳后静脉，颈外浅静脉；布有耳大神经，深层为面神经干从茎乳突穿出处。

【主治】 耳鸣，耳聋；口眼歪斜，牙关紧闭，颊肿。

【操作】 直刺0.5～1寸。

（4）角孙

【定位】 折耳郭向前，当耳尖直上入发际处。

【解剖】 有耳上肌；颞浅动脉、颞浅静脉耳前支；布有耳颞神经分支。

【主治】 头痛，项强；目赤肿痛，目翳；齿痛，颊肿。

【操作】 平刺0.3～0.5寸。

（5）耳门

【定位】 耳屏上切迹前，下颌骨髁状突后缘，张口凹陷处。

【解剖】 有颞浅动脉、颞浅静脉耳前支；布有耳颞神经，面神经分支。

【主治】 耳鸣，耳聋，聤耳；齿痛，头痛。

【操作】 微张口，直刺0.5～1寸。

（6）丝竹空

【定位】 眉梢外的凹陷处。

【解剖】 有眼轮匝肌；颞浅动脉、颞浅静脉额支；有面神经颧眶支及耳颞神经分支。

【主治】 癫痫；头痛，眩晕，目赤肿痛，睑肌无力、痉挛；齿痛。

【操作】 平刺0.3～0.5寸。

（十一）足少阳胆经及常用腧穴

1. 经脉循行　足少阳胆经起于目外眦，向上到达额角，向后行至耳后（风池），经颈、肩部后下入缺盆；耳部支脉从耳后进入耳中，出走耳前，到目外眦后方；外眦部支脉，从外眦部分出，下走大迎，上达目眶下，下行经颊车，由颈部向下会合前脉于缺盆；从缺盆部发出内行支进入胸中，通过横膈，联系肝胆，经胁肋内，下达腹股沟动脉部，再经过外阴毛际，横行入髋关节部（环跳）；从缺盆部发出的外行支，下经腋、侧胸、季胁部与前脉会合于髋关节部，再向下沿着大腿外侧、膝外侧、腓骨前、腓骨下段、外踝前至足背，沿足背下行止于第四趾外侧；足背分支止于足大趾（图2-16）。

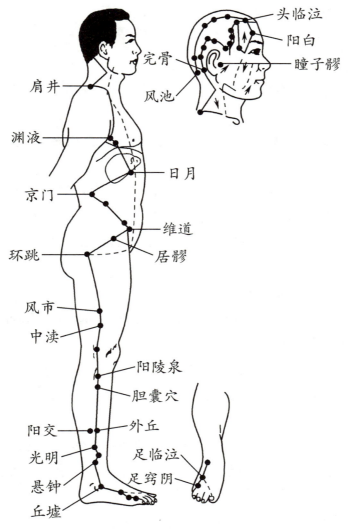

图 2-16　足少阳胆经经脉循行及经穴

2. 主治病证　本经腧穴主治肝胆病,侧头、目、耳、咽喉、胸胁病,以及经脉循行经过部位的其他病症。

3. 常用腧穴

（1）听会

【定位】　耳屏间切迹前,下颌骨髁状突后缘,张口凹陷处。

【解剖】　有颞浅动脉耳前支,深部为颈外动脉及面后静脉;布有耳大神经,皮下为面神经。

【主治】　耳鸣,耳聋,聤耳;齿痛,口眼歪斜。

【操作】　微张口,直刺 0.5～0.8 寸。

（2）阳白

【定位】　目正视,瞳孔直上,眉上 1 寸。

【解剖】　在额肌中;有额动脉、额静脉外侧支;布有额神经外侧支。

【主治】 头痛；目眩，目痛，视物模糊，眼睑下垂。

【操作】 平刺 0.5～0.8 寸。

（3）风池

【定位】 枕骨之下，后发迹正中上 1 寸旁开，胸锁乳突肌与斜方肌上端之间的凹陷处。

【解剖】 在胸锁乳突肌与斜方肌上端附着部之间的凹陷中，深部为头夹肌；有枕动脉、枕静脉分支；布有枕小神经分支。

【主治】 中风，癫痫，头痛，眩晕，耳鸣等内风的患者；感冒，鼻塞，鼻衄，目赤肿痛，羞明流泪，耳聋，口眼歪斜等外风为患者；颈项强痛。

【操作】 针尖微下，向鼻尖斜刺 0.8～1.2 寸，或平刺透风府穴。

（4）肩井

【定位】 肩上，大椎穴与肩峰连线的中点。

【解剖】 有斜方肌，深部为肩胛提肌与冈上肌；有颈横动脉、颈横静脉分支；布有腋神经分支，深部上方为桡神经。

【主治】 颈项强痛，肩背疼痛，上肢不遂；难产，乳痈，乳汁不下；瘰疬。

【操作】 直刺 0.5～0.8 寸。内有肺尖，慎不可深刺；孕妇禁针。

（5）环跳

【定位】 侧卧屈股，当股骨大转子高点与骶管裂孔连线的外 1/3 与内 2/3 交界处。

【解剖】 在臀大肌、梨状肌下缘；内侧为臀下动脉、臀下静脉；布有臀下皮神经，臀下神经，深部正当坐骨神经。

【主治】 腰腿疼痛，下肢痿痹，半身不遂；遍身风疹。

【操作】 直刺 2～3 寸。

（6）风市

【定位】 大腿外侧正中，腘横纹上 7 寸。或垂手直立时，中指尖下是穴。

【解剖】 在阔筋膜下，股外侧肌中；有旋股外侧动脉、旋股外侧静脉肌支；布有股外侧皮神经，股神经肌支。

【主治】 下肢痿痹、麻木，半身不遂；遍身瘙痒。

【操作】 直刺 1～1.5 寸。

（7）阳陵泉

【定位】 腓骨小头前下方凹陷中。

【解剖】 在腓骨长、短肌中；有膝下外侧动脉、膝下外侧静脉；当腓总神经分为腓浅神经及腓深神经处。

【主治】 黄疸，胁痛，口苦，呕吐，吞酸等胆腑病；膝肿痛，下肢痿痹、麻木；小儿惊风。

【操作】 直刺 1～1.5 寸。

（8）悬钟（绝骨）

【定位】 外踝尖上 3 寸,腓骨前缘。

【解剖】 在腓骨短肌与趾长伸肌分歧处;有胫前动脉、胫前静脉分支;有腓浅神经。

【主治】 痴呆,中风,半身不遂;颈项强痛,胸胁满痛,下肢痿痹。

【操作】 直刺 0.5～0.8 寸。

（十二）足厥阴肝经及常用腧穴

1. 经脉循行　足厥阴肝经起于足大趾外侧,经足背、内踝前上行于大腿内侧,联系阴部,入体腔联系于胃、肝、胆、膈、胁肋,经咽喉上联目系,上行出于额部,与督脉交会于巅顶部。目系支脉下经颊里,环绕唇内。肝部支脉上膈,注于肺中（图 2-17）。

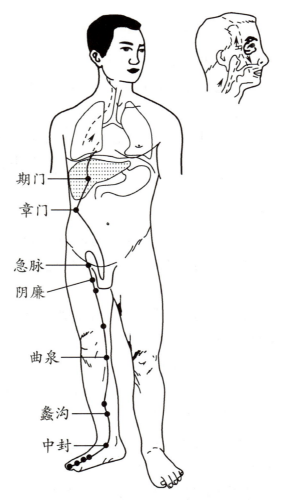

图 2-17　足厥阴肝经经脉循行及经穴

2. 主治病证　本经腧穴主治肝、胆、脾、胃病,妇科病,少腹、前阴病,以及经脉循行经过部位的其他病症。

3. 常用腧穴

（1）大敦

【定位】 足大趾外侧趾甲根角旁约 0.1 寸。

【解剖】 有趾背动脉、趾背静脉;布有腓深神经的趾背神经。

【主治】 疝气,少腹痛;遗尿,癃闭,五淋,尿血;月经不调,崩漏,阴挺;癫痫,嗜睡。

【操作】 浅刺0.1～0.2寸,或点刺出血。

（2）行间

【定位】 足背,当第1、2趾间的趾蹼缘后方赤白肉际处。

【解剖】 有足背静脉网;第一跖背动脉、第一跖背静脉;正当腓深神经的趾背神经分为趾背神经的分歧处。

【主治】 中风,癫痫;头痛,目眩,目赤肿痛,青盲,口歪;月经不调,痛经,闭经,崩漏,带下,阴中痛,疝气;遗尿,癃闭,淋证;胸胁满痛;下肢内侧痛,足跗肿痛。

【操作】 直刺0.5～0.8寸。

（3）太冲

【定位】 足背,第1、2跖骨结合部的前方凹陷中。

【解剖】 在拇长伸肌腱外缘;有足背静脉网,第一跖背动脉;布有腓深神经的跖背侧神经,深层为胫神经足底内侧神经。

【主治】 中风,癫、狂、痫,小儿惊风;头痛,眩晕,耳鸣,目赤肿痛,口歪,咽痛;月经不调,痛经,经闭,崩漏,带下;胁痛,腹胀,呕逆,黄疸;癃闭,遗尿;下肢痿痹,足跗肿痛。

【操作】 直刺0.5～0.8寸。

（十三）任脉及常用腧穴

1. 经脉循行　任脉起于小腹内,下出会阴部,向前上行于阴毛部,在腹内沿前正中线上行,经关元等穴至咽喉部,再上行环绕口唇,经过面部,进入目眶下,联系于目（图2-18）。

2. 主治病证　本经腧穴主治少腹、脐腹、胃脘、胸、颈、咽喉、头面等局部病症和相应的内脏病症,部分腧穴有强壮作用或可治疗神志病。

3. 常用腧穴

（1）中极

【定位】 前正中线上,脐中下4寸。

【解剖】 在腹白线上,内部为乙状结肠;有腹壁浅动、静脉分支和腹壁下动、静脉分支;布有髂腹下神经的前皮支。

【主治】 遗尿,小便不利,癃闭;遗精,阳痿,不育;月经不调,崩漏,阴挺,阴痒,不孕,产后恶露不尽,带下。

【操作】 直刺1～1.5寸;孕妇慎用。

（2）关元

【定位】 前正中线上,脐中下3寸。

【解剖】 在腹白线上,深部为小肠;有腹壁浅动脉、腹壁浅静脉分支和腹壁下动脉、腹壁下静脉分支;布有第12肋间神经前皮支的内侧支。

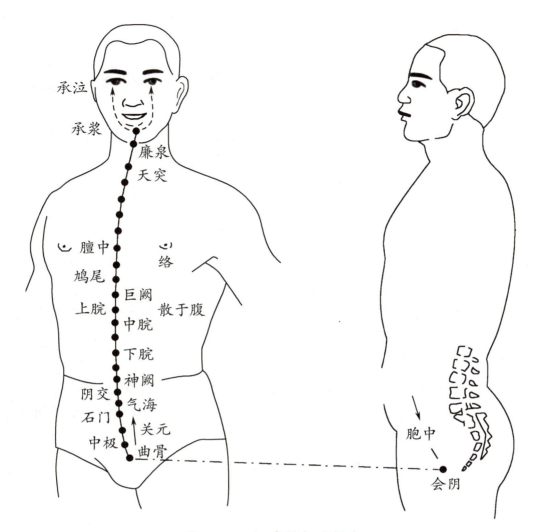

图 2-18　任脉循行及经穴

【主治】　中风脱证,虚劳羸瘦;少腹疼痛,腹泻,痢疾,脱肛,疝气;五淋,便血,尿血,尿闭,尿频;遗精,阳痿,早泄,白浊;月经不调,痛经,经闭,崩漏,带下,阴挺,恶露不尽,胞衣不下。

【操作】　直刺 1~1.5 寸;多用灸法。孕妇慎用。

（3）气海

【定位】　前正中线上,脐中下 1.5 寸。

【解剖】　在腹白线上,深部为小肠;有腹壁浅动脉、腹壁浅静脉分支和腹壁下动脉、腹壁下静脉分支;布有第 11 肋间神经前皮支的内侧支。

【主治】　虚脱,形体羸瘦,脏气衰惫,乏力;水谷不化,绕脐疼痛,腹泻,痢疾,便秘;小便不利,遗尿;遗精,阳痿,疝气;月经不调,痛经,经闭,崩漏,带下,阴挺,产后恶露不尽,胞衣不下;水肿,气喘。

【操作】　直刺 1~1.5 寸;多用灸法。孕妇慎用。

（4）神阙

【定位】 在脐窝中央。

【解剖】 在脐窝正中，深部为小肠；有腹壁下动、静脉；布有第十肋间神经前皮支的内侧支。

【主治】 阳气暴脱，形寒神惫；腹痛，腹胀，腹泻，痢疾，便秘，脱肛；水肿，鼓胀，小便不利。

【操作】 禁针，多用艾炷隔盐灸法。

（5）中脘

【定位】 前正中线上，脐中上4寸；或脐与胸剑联合连线的中点处。

【解剖】 在腹白线上，深部为胃幽门部；有腹壁上动脉、腹壁上静脉；布有第7、8肋间神经前皮支的内侧支。

【主治】 胃痛，腹胀，纳呆，呕吐，吞酸，呃逆，疳疾，黄疸；失眠，惊悸，哮喘。

【操作】 直刺1～1.5寸。

（6）膻中

【定位】 前正中线上，平第4肋间隙；或两乳头连线与前正中线的交点处。

【解剖】 在胸骨体上；有胸廓内动脉、胸廓内静脉的前穿支；布有第4肋间神经前皮支的内侧支。

【主治】 咳嗽，气喘，胸闷，心痛，噎嗝，呃逆；产后乳少，乳痈。

【操作】 平刺0.3～0.5寸。

（7）天突

【定位】 胸骨上窝正中。

【解剖】 在胸骨切迹中央，左右胸锁乳突肌之间，深层为胸骨舌骨肌和胸骨甲状肌；皮下有颈静脉弓，甲状腺下动脉分支，深部为气管，向下胸骨柄后方为无名静脉及主动脉弓；布有锁骨上神经前支。

【主治】 咳嗽，哮喘，胸痛，咽喉肿痛；暴喑，瘿气，梅核气，噎膈。

【操作】 先直刺0.2，然后将针尖向下，紧靠胸骨柄后方刺入1～1.5寸。

（8）承浆

【定位】 颏唇沟的正中凹陷处。

【解剖】 在口轮匝肌和颏肌之间；有下唇动脉、下唇静脉分支；布有面神经的下颌支及颏神经分支。

【主治】 口歪，齿龈肿痛，流涎；暴喑，癫狂。

【操作】 斜刺0.3～0.5寸。

（十四）督脉及常用腧穴

1. 经脉循行　起于小腹内，下出于会阴部，向后、向上行于脊柱的内部，上达项后风府，进入脑内，上行巅顶，沿前额下行鼻柱，止于上唇内龈交穴（图2-19）。

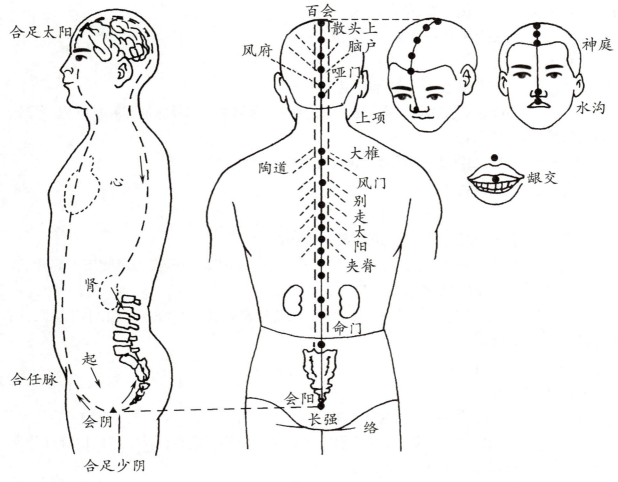

图 2-19　督脉循行及经穴

2. 主治病证　本经腧穴主治神志病,热病,腰骶、背、头项等局部病症及相应的内脏病症。

3. 常用腧穴

(1) 长强

【定位】　跪伏或胸膝位,当尾骨尖端与肛门连线的中点处。

【解剖】　在肛尾膈中;有肛门动脉、肛门静脉分支,棘突间静脉丛的延续部;布有尾神经后支及肛门神经。

【主治】　腹泻,痢疾,便血,便秘,痔疮,脱肛;癫、狂、痫;腰背强痛。

【操作】　紧靠尾骨前面斜刺 0.8~1 寸;不宜直刺,以免伤及直肠。

(2) 命门

【定位】　后正中线上,第 2 腰椎棘突下凹陷中。

【解剖】　在腰背筋膜、棘上韧带及肌间韧带中;有腰动脉后支和棘间皮下静脉丛;布有腰神经后支的内侧支。

【主治】　腰脊强痛,下肢痿痹;月经不调,赤白带下,痛经,经闭,不孕;遗精,阳痿,精冷不育,小便频数;小腹冷痛,腹泻。

【操作】 向上斜刺 0.5～1 寸。多用灸法。

（3）至阳

【定位】 后正中线上,第 7 胸椎棘突下凹陷中。

【解剖】 在腰背筋膜、棘上韧带及肌间韧带中;有第 7 肋间动脉后支和棘间皮下静脉丛;布有第 7 胸神经后支的内侧支。

【主治】 黄疸;胸胁支满,咳嗽,气喘;腰背疼痛,脊强。

【操作】 向上斜刺 0.5～1 寸。

（4）大椎

【定位】 后正中线上,第 7 颈椎棘突下凹陷中。

【解剖】 在腰背筋膜、棘上韧带及肌间韧带中;有颈横动脉分支和棘间皮下静脉丛;布有第 8 颈神经后支的内侧支。

【主治】 热病,疟疾;恶寒发热,咳嗽,气喘,骨蒸潮热,胸痛;癫、狂、痫,小儿惊风;项强,脊痛;风疹,痤疮。

【操作】 向上斜刺 0.5～1 寸。

（5）风府

【定位】 正坐,头微前倾,后发际正中直上 1 寸。

【解剖】 在项韧带和项肌中,深部为环枕后膜和小脑延髓池;有枕动脉、枕静脉分支及棘间静脉丛;布有第 3 颈神经和枕大神经支。

【主治】 中风,癫、狂、痫,癔病;眩晕,头痛,颈项强痛;咽喉肿痛,失音,目痛,鼻衄。

【操作】 正坐位,头微前倾,项部放松,向下颌方向缓慢刺入 0.5～1 寸;不可向上深刺,以免刺入枕骨大孔,伤及延髓。

（6）百会

【定位】 后发际正中直上 7 寸;或当头部正中线与两耳尖连线的交点处。

【解剖】 在帽状腱膜中;有左右颞浅动、静脉及左右枕动、静脉吻合网;布有枕大神经及额神经分支。

【主治】 中风,痴呆,癫、狂、痫,癔病;头风,头痛,眩晕,耳鸣;惊悸,失眠,健忘;脱肛,阴挺,腹泻。

【操作】 平刺 0.5～0.8 寸;升阳举陷可用灸法。

（7）水沟(人中)

【定位】 在人中沟的上 1/3 与下 2/3 交点处。

【解剖】 在口轮匝肌中;有上唇动脉、上唇静脉;布有眶下神经支及面神经颊支。

【主治】 昏迷,晕厥,中风,中暑,癔病,癫、狂、痫,急慢惊风;鼻塞,鼻衄,面肿,口歪,齿痛,牙关紧闭;闪挫腰痛。

【操作】 向上斜刺 0.3～0.5 寸,强刺激;或指甲掐按。其为急救要穴之一。

（十五）常用奇穴

1. 四神聪

【定位】 在顶部,当百会前后左右各 1 寸,共 4 穴(图 2-20)。

【解剖】 在帽状腱膜中,有枕大神经、滑车上神经、耳颞神经分布,并有枕动脉、颞浅动脉、额动脉的吻合网分布。

【主治】 头痛、眩晕、失眠、健忘、癫痫;目疾。

【操作】 平刺 0.5～0.8 寸;可灸。

2. 印堂

【定位】 在额部,当两眉头连线的中点(图 2-21)。

【解剖】 在掣眉间肌中,浅层有滑车上神经分布,深层有面神经颞支和内眦动脉分布。

【主治】 头痛、眩晕、鼻衄、鼻渊、小儿惊风、失眠。

【操作】 提捏局部皮肤,平刺 0.3～0.5 寸,或用三棱针点刺出血;可灸。

3. 鱼腰

【定位】 在额部,瞳孔直上,眉毛中(图 2-21)。

【解剖】 在眼轮匝肌中,浅层有眶上神经分布,深层有面神经颞支和额动脉分布。

【主治】 眉棱骨痛;眼睑瞤动、眼睑下垂、目赤肿痛、目翳;口眼歪斜。

【操作】 平刺 0.3～0.5 寸。

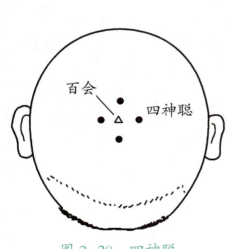

图 2-20　四神聪

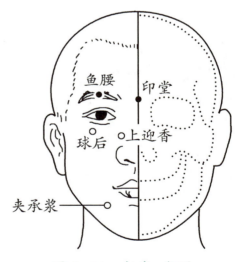

图 2-21　印堂、鱼腰

4. 太阳

【定位】 在颞部,当眉梢与目外眦之间,向后约 1 寸处的凹陷处(图 2-22)。

【解剖】 在颞筋膜及颞肌中,浅层有上颌神经颧颞支和颞浅动脉分布,深层有下颌神经肌支和颞浅动脉肌支分布。

【主治】 头痛;目疾;面瘫。

【操作】 直刺或斜刺 0.3～0.5 寸,或点刺出血;可灸。

5. 牵正

【定位】 在面颊部，耳垂前 0.5～1 寸处（图 2-22）。

【解剖】 在咬肌中，浅层有耳大神经分布；深层有面神经颊支、下颌神经咬肌支和咬肌动脉分布。

【主治】 口歪、口疮。

【操作】 向前斜刺 0.5～0.8 寸；可灸。

6. 定喘

【定位】 在背部，当第 7 颈椎棘突下，旁开 0.5 寸（图 2-23）。

【解剖】 在斜方肌、菱形肌、上后锯肌、头夹肌、头半棘肌中，穴区浅层有颈神经后支的皮支分布；深层有颈神经后支的肌支、副神经和颈横动脉、颈深动脉分布。

【主治】 哮喘、咳嗽；肩背痛、落枕。

【操作】 直刺 0.5～0.8 寸；可灸。

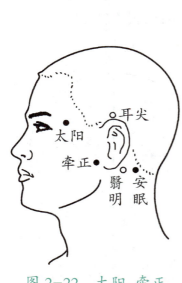

图 2-22 太阳、牵正

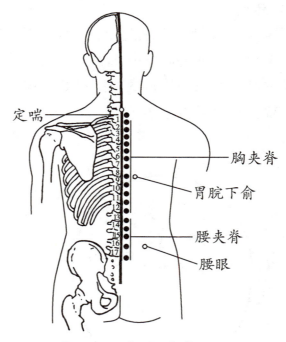

图 2-23 定喘、夹脊、腰眼

7. 夹脊

【定位】 在背腰部，当第 1 胸椎至第 5 腰椎棘突下两侧，后正中线旁开 0.5 寸，一侧 17 穴，左右共 34 穴（图 2-23）。

【解剖】 在背肌浅层及背肌深层中。穴区浅层有胸或腰神经后支的皮支分布；深层有胸或腰神经后支和肋间后动脉、腰动脉分布。

【主治】 上胸部的穴位治疗心肺、上肢疾病；下胸部的穴位治疗胃肠疾病；腰部的穴位治疗腰腹及下肢疾病。

【操作】 直刺 0.3～0.5 寸，或用梅花针叩刺；可灸。

8. 腰眼

【定位】 在腰部,当第4腰椎棘突下,旁开约3.5寸凹陷中(图2-23)。

【解剖】 在背阔肌、腰方肌中,穴区浅层有第3腰神经后支的皮支分布;深层有第4腰神经后支的肌支和腰动脉分布。

【主治】 腰痛;月经不调、带下;诸虚劳损。

【操作】 直刺1～1.5寸;可灸。

9. 外劳宫

【定位】 左手背侧,在第2、第3掌骨间,指掌关节后约0.5寸处(指寸)(图2-24)。

【解剖】 在第2骨间背侧肌中,有桡神经浅支的指背神经、手背静脉网和掌背动脉。

【主治】 落枕、手臂肿痛;脐风。

【操作】 直刺0.5～0.8寸;可灸。

10. 八邪

【定位】 在手背侧,微握拳,第1至第5指间,指蹼缘后方赤白肉际处,左右共8穴(图2-24)。

【解剖】 在拇收肌(八邪1)和骨间肌(八邪2、3、4)中,穴区浅层有桡神经浅支的手背支、尺神经手背支和手背静脉网分布;深层有尺神经肌支和掌背动脉分布。

【主治】 手背肿痛、手指麻木;烦热、目痛;毒蛇咬伤。

【操作】 斜刺0.5～0.8寸,或点刺出血。

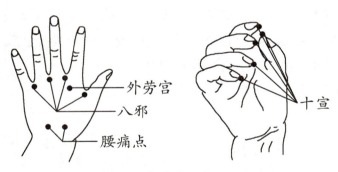

图2-24　外劳宫、八邪、十宣

11. 十宣

【定位】 在手十指尖端,距指甲游离缘0.1寸(指寸),左右共10穴(图2-24)。

【解剖】 有指掌侧固有神经(桡侧三个半手指由正中神经发出,尺侧一个半手指有尺神经发出)和掌侧固有动脉分布。

【主治】 昏迷;癫痫;高热、咽喉肿痛。

【操作】 浅刺0.1～0.2寸,或点刺出血。

12. 四缝

【定位】 在第2至第5指掌侧,近端指关节的中点,一手4穴,左右共8穴(图2-25)。

【解剖】 在指深屈肌腱中,穴区浅层有掌侧固有神经和指掌侧固有动脉分布;深层有正中神经肌支(桡侧两个半手指)和尺神经肌支(尺侧一个半手指)分布。

【主治】 小儿疳积;百日咳。

【操作】 点刺出血或挤出少许黄色透明黏液。

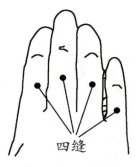

图 2-25　四缝

13. 膝眼

【定位】 屈膝,在髌韧带两侧凹陷处。在内侧的称内膝眼,在外侧的称外膝眼(图 2-26)。

【解剖】 浅层有隐神经分支和股神经前皮支分布;深层有股神经关节支和膝关节动脉网分布。

【主治】 膝痛、腿痛;脚气。

【操作】 向膝中斜刺 0.5～1 寸,或透刺对侧膝眼;可灸。

14. 胆囊

【定位】 在小腿外侧上部,当腓骨小头前下方凹陷处直下 2 寸(图 2-26)。

【解剖】 在腓骨长肌中,穴区浅层有腓肠外侧皮神经分布;深层有腓深神经干和胫前动脉、胫前静脉经过,并有腓浅神经肌支和胫前动脉分布。

【主治】 急慢性胆囊炎、胆石症、胆道蛔虫症;下肢痿痹。

【操作】 直刺 1～2 寸;可灸。

15. 阑尾

【定位】 在小腿前侧上部,犊鼻下 5 寸,胫骨前缘旁开 1 横指(图 2-26)。

【解剖】 在胫骨前肌、小腿骨间膜、胫骨后肌中,穴区浅层有腓肠外侧皮神经分布;深层有腓深神经干和胫前动、静脉经过,并有腓深神经肌支、胫神经肌支和胫前动脉分布。

【主治】 急慢性阑尾炎;消化不良;下肢痿痹。

【操作】 直刺 1.5～2 寸;可灸。

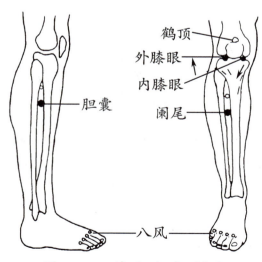

图 2-26　膝眼、胆囊、阑尾

（马　芸　郁利清）

124

经络腧穴是针灸、推拿等传统康复技术应用的基础。该章学习的重点和难点是经脉循行,腧穴的定位、主治和操作。在掌握经络和腧穴的概念,十二经的走向、流注次序、衔接规律,腧穴的分类,特定穴的组成,腧穴的定位方法,熟悉经络系统的组成,十二经脉的循行基础上,可以在人体画出体表经脉循行路线,详细点出腧穴定位,并明确其临床应用、操作中注意的问题,特别要留心特殊危险部位的操作,为后期的传统康复治疗夯实基础。

? 思考与练习

一、填空题

1. 《灵枢》又称_____,与《素问》同为《黄帝内经》组成部分。

2. "一源三歧"指的是_____、_____、_____三条经脉。

3. 十二经脉循行走向总的规律是:手三阴经从____走____,手三阳经从____走____,足三阳经从____走____,足三阴经从____走____。

4. 现定十四经穴总数为_____。

5. 腧穴大体上可分为三类,这三类是_____、_____、_____。

6. 特性穴中,治疗急性病症应首先选用_____。

7. 《四总穴歌》所载:"_____、_____、_____、_____"。

8. 三阴交穴的定位为:内踝尖上_____寸,胫骨内侧面后缘。

二、简答题

1. 经络系统主要包括哪些部分?

2. 默写十二经的全名。

3. 简述十二经脉的循行走向与交接规律。

4. 默写十二经脉逐经相传的传注次序。

5. 腧穴的定位方法有哪些?

6. 简述五输穴的临床应用。

7. 简述足三阳经的主治概要、治疗病症。

第三章 | 针刺疗法

03章 数字资源

学习目标

1. **知识目标：**掌握三棱针刺法的操作方法；熟悉电针法的操作方法，针刺疗法的临床应用；了解毫针刺法的操作方法，针刺疗法的作用、特点、防治原则。
2. **能力目标：**能为患者实施三棱针刺法的康复技术操作。
3. **素质目标：**具备良好的康复工作习惯，科学宣教针刺疗法，消除患者对针刺治疗的恐惧及顾虑。

第一节　概　　述

针刺疗法，又称针法或刺法，是指利用金属制成的针具，通过一定的手法，刺激人体经络腧穴，从而激发经气，调整经络、脏腑功能，达到疾病防治与康复目的的一门技术。针刺疗法在我国传统康复治疗中发挥着重要作用。

一、针刺疗法的作用和特点

（一）针刺疗法的作用

1. 疏通经络　经络不通和气血运行不畅是伤残及病损诸证的主要病机，临床表现为疼痛、麻木、肿胀、瘀斑等症状。中医认为疼痛的机制：一是气血运行不畅，"不通则痛"；二是气血荣养不足，"不荣则痛"。通过针刺腧穴可以激发经气，一方面"通其经脉，调其气血"，使气血运行通畅，达到"通则不痛"；其次是脏腑组织得到气血正常荣养而功能恢复，达到"荣则不痛"，从而排除病理因素，恢复机体功能。

2. 扶正祛邪　针刺扶正祛邪的作用主要是通过针刺手法和腧穴等因素来完成的。一般认为针刺疗法中的补法有扶正和补虚的作用，而泻法和放血疗法则有祛邪作用，但在具体应用时必须结合腧穴的特殊性来考虑。例如，膏肓、气海、命门等穴，多在扶正时用之；而十宣、十二井、水沟等穴，多用于祛邪。

3. 调和阴阳　针灸调和阴阳的作用是通过经络阴阳属性、经穴配伍和针刺手法完成的。《灵枢·根结》说："用针之要，在于知调阴与阳。调阴与阳，精气乃光，合形与气，使神内藏。"例如高血压头痛多由于肾阴不足、肝阳上亢引起，治当育阴潜阳，可取足少阴经穴针以补法，配合足厥阴经穴针以泻法。

（二）针刺疗法的特点

针刺疗法不同于药物疗法，它既不是直接针对病邪，也不是直接作用于罹病的组织器官，而是通过针刺刺激体表腧穴，使机体产生一个良性的、恰当的、有利于康复的调整作用。这种调整作用具有"良性、双向性""整体性、综合性""功能性、早期性"的特点。

1. 良性、双向性　针刺对各脏腑器官功能的影响，不是单纯的兴奋过程或抑制过程，而是可因机体功能状况和相关条件的不同，分别使亢进或低下、兴奋或抑制的病理功能趋向正常化。在康复临床中，针刺人中穴既可用于治疗昏迷，起到"醒神开窍"作用；又可用于治疗狂躁或失眠，起到"安神"的作用。在治疗高血压时，针刺能降低血压，但是降到正常水平就不再降低；治疗低血压时，针刺又能升高血压，但是升到正常水平就不再升高。这种"良性、双向性"调整作用的特点，也是针刺疗法无毒副反应的原因之一。

2. 整体性、综合性　针刺作用往往是对机体多个系统、多个器官功能发挥作用通过多方面、多环节、多水平、多途径的综合调整来实现。这也是针刺具有广泛适应证的基本原因。但不管作用途径多么复杂，针刺主要是通过神经－体液的反射活动而实现的，有赖于神经反射弧的完整性。所以在康复临床上，如果遭遇局部感受器、传入神经、传出神经或中枢部分损伤时，均可引起针刺效应的减弱或消失。

3. 功能性、早期性　针刺的调整作用虽然对某些器质性疾病有一定疗效，但主要适用于功能早期性疾病。如针刺治疗周围性面神经麻痹，一般而言，神经兴奋性降低者的疗效优于部分失神经支配者，部分失神经支配者的疗效又优于完全失神经支配者。脑血栓形成在3个月以内，针刺疗效明显优于3个月以上者。所以，早期诊断、早期治疗是提高针刺临床康复疗效的重要措施。

二、针刺疗法的治疗原则

（一）补虚泻实

1. 虚则补之　针刺补法主要通过针刺手法的补法、穴位的选择和配伍等来实现。如在有关脏腑经脉的背腧穴、原穴施行补法，可改善脏腑功能，补益阴阳气血不足；另外，应用性能偏补的腧穴如关元、气海、命门、肾俞等穴，也可起到补益正气的作用。

2. 实则泻之、宛陈则除之　针刺泻法也主要通过针刺手法的泻法、穴位的选择和配伍等来实现。如在穴位上施行捻转、提插、开阖等泻法，可以起到祛除人体病邪的作用；另外,应用性能偏泻的腧穴如十宣穴、水沟、素髎、丰隆、血海等,也可起到祛邪的目的。"宛陈则除之"就是指对络脉瘀阻不通引起的病证,宜采用三棱针点刺出血,达到活血化瘀的目的。如由于闪挫扭伤、丹毒等引起的肌肤红肿热痛、青紫肿胀,即可以在局部络脉或瘀血部位施行三棱针点刺出血法,以活血化瘀、消肿止痛。如病情较重者,可点刺出血后加拔火罐。

3. 不盛不虚、以经取之 脏腑、经络的虚实表现不甚明显,病情较单纯时,多为本脏腑、经脉的病变,而不涉及其他脏腑、经脉时,在针刺治疗方面,一是以本经循经取穴为主,二是针刺手法上,多采用平补平泻的手法。

(二)清热散寒

1. 热则疾之 即热性病证的治疗原则是浅刺疾出或点刺出血,手法宜轻而快,可以不留针或用泻法针刺,以清泻热毒。例如,风热感冒者,当取大椎、曲池、合谷、外关等穴浅刺,即可达到清热解表的目的。若伴有咽喉肿痛者,可用三棱针在少商穴点刺出血,以加强泻热、消肿、止痛的作用。

2. 寒则留之 即寒性病证的治疗原则是深刺而久留针,以达温经散寒的目的。因寒性凝滞而主收引,针刺时不易得气,故应留针候气。加艾灸更能助阳散寒,使阳气得复,寒邪乃散。如寒邪存留于经络者,艾灸法较为相宜;若寒邪在里,凝滞脏腑,则针刺应深而久留,或配合烧山火针刺手法,或加用艾灸,以温针法最为适宜。

(三)治病求本

治病求本就是在治疗疾病时应认真地分析发病的本质,去伪存真,采取有针对性的治疗方法,坚持整体观念和辨证论治。

(温 娟)

第二节 操 作 方 法

导入案例

张某,女,48岁。因右肩关节疼痛伴活动受限一个月就诊。诉半年前右肩关节疼痛,自一个月前劳累后,出现右肩关节活动受限,穿衣、梳头均感困难。无颈部疼痛及上肢麻木,肩关节X射线摄影未见异常。查右肩部有压痛,肩关节前屈、后伸、旋转功能活动受限,肌力正常。舌暗红苔少,脉沉细。医生建议针刺治疗。

请思考:

1. 针刺治疗选择哪些穴位?

2. 如何进行针刺操作?

一、毫 针 刺 法

（一）毫针的结构和规格

1. **毫针的结构**　毫针是多由不锈钢材料制作而成，具有较高的强度和韧性，针体挺直滑利，能耐高热、防锈，不易被化学物品腐蚀，故目前被临床广泛采用。

毫针分为针尖、针身、针根、针柄、针尾五个部分（图 3-1）。针尖是针身的尖端锋锐部分，亦称针芒，是刺入腧穴部位肌肤的关键部位；针身是针尖至针柄间的主体部分，又称针体，是毫针刺入腧穴内相应深度的主要部分；针根是针身与针柄连接的部位，是观察针身刺入穴位深度和提插幅度的外部标志；针柄是用金属丝缠绕呈螺旋状，为针根至针尾的部分，是持针、运针的操作部位；针柄的末端部分是针尾，为温针灸法装置艾绒之处。

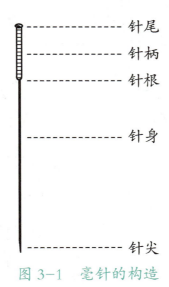

图 3-1　毫针的构造

2. **毫针的规格**　毫针是以针身的直径和长度确定不同的规格见表 3-1，表 3-2。临床一般以长短为 1～3 寸（25～75mm）和粗细为 28～30 号（0.32～0.38mm）者最为常用。

表 3-1　毫针的长度规格表

寸	0.5	1.0	1.5	2.0	3.0	3.5	4.0	4.5
mm	15	25	40	50	75	90	100	115

表 3-2　毫针的粗细规格表

号数	26	27	28	29	30	31	32	33
直径 /mm	0.45	0.42	0.38	0.34	0.32	0.30	0.28	0.26

3. **毫针的选择**　毫针使用前要进行检查，针尖要端正不偏，光洁度高，尖中带圆，圆

而不钝,形如"松针",锐利适度,使进针阻力小而不易钝涩;针身要光滑挺直,圆正匀称,坚韧而富有弹性;针根要牢固,无剥蚀、伤痕;针柄的金属丝要缠绕均匀、牢固而不松脱或断丝,针柄的长短、粗细要适中,便于持针、运针。

（二）毫针刺法练习

针刺练习,主要是对指力和手法的锻炼。指力是指持针之手进针操作的力度。良好的指力是掌握针刺手法的基础,熟练的手法是运用针刺治病的条件。指力和手法必须常练,达到熟练程度后,则在施术时,进针快、透皮不痛;行针时,补泻手法运用自如。反之,指力与手法不熟练,则在施术时难以控制针体,进针困难,痛感明显;行针时动作不协调,影响针刺治疗效果。因此,初学者必须努力练好指力和手法的基本功。

1. 纸垫和棉团练习　纸垫练习是用松软的纸张用线扎紧做成纸垫。练针时,左手平执纸垫,右手拇、食、中三指持针柄,如执笔状持1～1.5寸毫针,使针尖垂直抵在纸垫上,然后右手拇指与食、中指交替捻动针柄,并渐加一定压力,待针穿透纸垫后另换一处,反复练习。纸垫练习主要是锻炼指力和行针的基本手法(图3-2)。

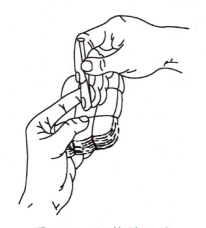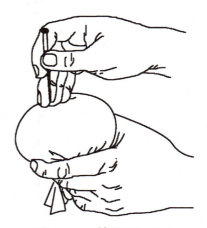

图 3-2　纸垫练习法　　　　　图 3-3　棉团练习法

棉团练习是用外包白布的棉絮做成外紧内松的棉团。因棉团松软,可以练习提插、捻转、进针、出针等各种毫针操作手法的模拟动作,作提插练针时,以执笔式持针,将针刺入棉球,在原处作上提下插的动作,要求深浅适宜,幅度均匀,针身垂直。在此基础上,可将提插与捻转动作配合练习,要求提插幅度上下一致,捻转角度来回一致,操作频率快慢一致,达到动作协调、得心应手、运用自如、手法熟练的程度(图3-3)。

2. 自身练习　通过纸垫、棉团的物体练针,掌握了一定的指力和手法后,可以在自己身上进行试针练习,以亲身体会指力的强弱、针刺的感觉、行针的手法等。要求自身练针时,能逐渐做到进针无痛或微痛,针身挺直不弯,刺入顺利,提插、捻转针身自如,指力均匀,手法熟练。同时,仔细体会指力与进针、手法与得气的关系,以及持针手指的感觉和受刺部位的感觉。

3. 相互练习　在自身练习的基础上两人交互试针练习,模拟临床实际。通过相互试针练习,不断提高毫针的基本操作技能,逐渐做到进针顺利,运针自如,指力均匀,手法熟练。

（三）毫针刺前准备

1. 患者的体位　针刺时患者体位选择得是否得当，对腧穴的正确定位、针刺的施术操作、持久的留针以及防止晕针、滞针、弯针甚至折针等都有很大影响，如病重体弱或精神紧张的患者，采用坐位，易使患者感到疲劳，往往易于发生晕针。又如体位选择不当，在针刺施术时或留针过程中，患者常因移动体位而造成弯针、滞针甚至发生折针事故。因此，根据处方选取腧穴的所在部位、选择适当的体位，既有利于腧穴的正确定位，又便于针灸的施术操作和较长时间地留针而不致疲劳为原则，临床上针刺的常用体位主要有以下几种：

（1）仰卧位：适宜于取头、面、胸、腹部腧穴和上下肢部分腧穴。

（2）侧卧位：适宜于取身体侧面少阳经腧穴和上、下肢部分腧穴。

（3）俯卧位：适宜于取头、项、脊背、腰骶部腧穴和下肢背侧及上肢部分腧穴。

（4）仰靠坐位：适宜于取前头、颜面和颈前等部位的腧穴。

（5）俯伏坐位：适宜于取后头和项、背部的腧穴。

（6）侧伏坐位：适宜于取头部的一侧、面颊及耳前后部位的腧穴。

2. 针具的选择　在选择针具时，应根据患者的性别、年龄、形体的肥瘦、体质的强弱、病情的虚实、病变部位的表里深浅和腧穴所在的部位，选择长短、粗细适宜的针具。一般是皮薄肉少之处和针刺较浅的腧穴，选针宜短而针身宜细；皮厚肉多而针刺宜深的腧穴，宜选用针身稍长、稍粗的毫针。临床上选针常以将针刺入腧穴应至之深度，而针身还应露在皮肤上稍许为宜。如应刺入 0.5 寸，可选用 1 寸的毫针，应刺入 1 寸时，可选用 1.5～2 寸的毫针。总之，选择针具应适宜，否则，难以取得针感和达到治疗效果。

3. 定穴　根据处方要求将所选穴位按腧穴定位法定准后，用指甲轻掐"+"，作为消毒和进针的标记。

4. 消毒　针刺疗法要有严格的无菌观念，切实做好消毒工作。针具应尽量采用高压或煮沸消毒，亦可用 75% 酒精浸泡 30 分钟取出擦干备用。操作者的手指，必须剪短指甲，在清洁的基础上用 75% 酒精擦洗。施针穴位局部皮肤也应在清洁基础上，用 75% 酒精棉球从标记中心向外绕圈擦拭。消毒后，需防止再污染。

（四）毫针刺法操作

1. 进针法　在进行针刺操作时，一般应双手协同操作，紧密配合。临床上一般用右手持针操作，主要是拇、食、中指挟持针柄，其状如持笔，故右手称为"刺手"。其作用是掌握针具，施行手法操作；进针时，运指力于针尖，而使针刺入皮肤，行针时便于左右捻转，上下提插和弹震刮搓以及出针时手法操作等。左手爪切按压所刺部位或辅助针身，故称左手为"押手"。其作用是固定腧穴的位置，夹持针身协助刺手进针，使针身有所依附，保持针垂直，力达针尖，以利于进针，减少刺痛和协助调节、控制针感。具体的进针方法，临床常用有以下几种：

（1）单手进针法：用右手拇指、食指持针，中指端紧靠穴位，指腹抵住针体中部，当拇、食指向下用力时，中指也随之屈曲，将针刺入，直至所需求的深度（图3-4），多用于较短的毫针。

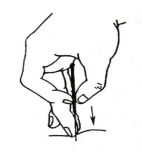

图3-4　单手进针法

（2）双手进针法：即刺手和押手互相配合，协同进针。

1）指切进针法：用左手拇指或食指端切按在腧穴位置的旁边，右手持针，紧靠左手指甲面将针刺入腧穴（图3-5）。此法适宜于短针的进针。

2）挟持进针法：即用左手拇、食二指持捏消毒干棉球，夹住针身下端，将针尖固定在所刺腧穴的皮肤表面位置，右手捻动针柄，将针刺入腧穴（图3-6）。此法适用于长针的进针。

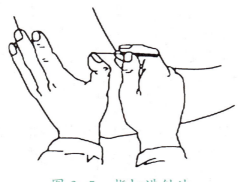

图3-5　指切进针法

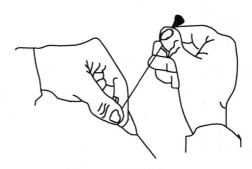

图3-6　夹持进针法

3）舒张进针法：用左手拇、食二指将针刺入腧穴部位的皮肤向两侧撑开，使皮肤绷紧，右手持针，使针从左手拇、食二指的中间刺入（图3-7）。此法主要用于皮肤松弛部位的腧穴。

4）提捏进针法：用左手拇、食二指将针刺入腧穴部位的皮肤提起，右手持针，从捏起的上端将针刺入（图3-8），此法主要用于皮肉浅薄部位的腧穴，如印堂穴。

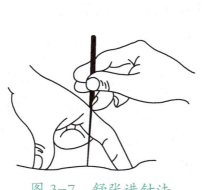

图3-7　舒张进针法

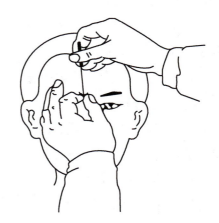

图3-8　提捏进针法

（3）管针进针法：将针先插入用玻璃、塑料或金属制成的比针短3cm左右的小针管内,放在穴位皮肤上,左手压紧针管,右手食指对准针柄一击,使针尖迅速刺入皮肤,然后将针管去掉,再将针刺入穴内(图3-9),此法进针不痛,多用于儿童和惧针者。其也有用安装弹簧的特制进针器进行者。

2. 针刺的角度和深度

(1)角度:针刺的角度是指进针时针身与皮肤表面所形成的夹角(图3-10)。角度的大小要根据腧穴部位、病性病位、手法要求等特点而定。针刺角度一般分为以下三种:

1)直刺:是针身与皮肤表面呈90°垂直刺入。此法适用于人体大部分腧穴。

2)斜刺:是针身与皮肤表面呈45°左右倾斜刺入。此法适用于肌肉浅薄处或内有重要脏器,或不宜直刺、深刺的腧穴。

3)平刺:即横刺、沿皮刺,是针身与皮肤表面呈15°左右或沿皮肤以更小的角度刺入。此法适用于皮薄肉少部位的腧穴,如头部的腧穴等。

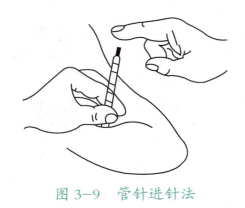

图3-9 管针进针法

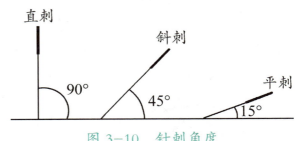

图3-10 针刺角度

(2)深度:针刺的深度是指针身刺入人体内的深浅,每个腧穴的针刺深度,在腧穴各论中已有详述,但患者的体质、年龄、病情、部位等不同,进针的深度也不同。年老体弱者及小儿均不宜深刺,中青年身强体壮者可适当深刺;形瘦体弱者宜相应浅刺,形盛体强者宜深刺;阳证、新病宜浅刺,阴证、久病宜深刺;头面、胸腹及皮薄肉少处的腧穴宜浅刺,四肢、臀、腹及肌肉丰满处的腧穴宜深刺。

针刺的角度和深度关系极为密切,一般来说,深刺多用直刺,浅刺多用斜刺、平刺。对天突、风府、哑门等穴以及眼区、胸背和重要脏器部位的腧穴,尤其应注意掌握好针刺角度和深度。至于不同季节,对针刺深浅也有影响,也应予以重视。

3. 行针 进针后,为了使患者产生针刺感应,或进一步调整针感的强弱,以及使针感向某一方向扩散、传导而采取的操作方法,称为行针,亦称运针。

(1)提插法:即将针刺入腧穴一定深度后,施以上提下插的操作手法。使用提插法时的指力、频率一定要均匀一致,不改变针刺角度、方向和深度。行针时提插的幅度大、频率快,刺激量就大;反之,提插的幅度小、频率慢,刺激量就小(图3-11)。

(2)捻转法:即将针刺入腧穴一定深度后,施向前向后捻转动作的操作手法。在使用捻转法时,指力要均匀,角度要适当,不能单向捻针,否则针身易被肌纤维等缠绕,引起局部疼痛和导致滞针而使出针困难。一般认为捻转角度大、频率快,其刺激量就大;捻转角度小、频率慢,其刺激量则小(图3-12)。

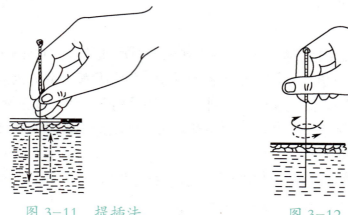

图 3-11　提插法　　　　　　图 3-12　捻转法

(3)刮柄法:毫针刺入一定深度后,经气未至,以拇指或食指的指腹抵住针尾,用拇指、食指或中指指甲,由上而下或由下而上频频刮动针柄,促使得气。本法在针刺不得气时用之可激发经气,如已得气者可以加强针刺感应的传导和扩散(图3-13)。

(4)弹法:针刺后在留针过程中,以手指轻弹针尾或针柄,使针体微微振动,以加强针感,助气运行(图3-14)。

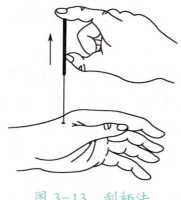
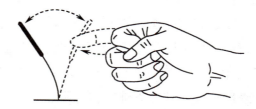

图 3-13　刮柄法　　　　　　图 3-14　弹柄法

(5)摇法:毫针刺入一定深度后,手持针柄,将针轻轻摇动,以行经气。

(6)震颤法:针刺入一定深度后,右手持针柄,用小幅度、快频率的提插、捻转手法,使针身轻微震颤,以促使针下得气,增强针感。

4. 得气　古称“气至”,近称“针感”,是指毫针刺入腧穴一定深度后,施以提插或捻转等行针手法,使针刺部位获得“经气”感应,谓之得气。针下是否得气,可以从临床两个方面分析判断。一是患者对针刺的感觉和反应,另一是操作者对刺手指下的感觉。当针刺腧穴得气时,患者的针刺部位有酸胀、麻重等自觉反应,有时出现热、凉、痒、痛、抽搐、蚁行等感觉,或呈现沿着一定的方向和部位传导和扩散现象。当患者有自觉反应的同时,操作者的刺手亦能体会到针下沉紧、涩滞或针体颤动等反应。

5. 毫针补泻手法

（1）捻转补泻：针下得气后，捻转角度小、用力轻、频率慢，操作时间短者为补法。捻转角度大、用力重、频率快、操作时间长者为泻法。

（2）提插补泻：针下得气后，先浅后深，重插轻提，提插幅度小，频率慢，操作时间短者为补法。先深后浅，轻插重提，提插幅度大，频率快，操作时间长者为泻法。

6. 留针与出针

（1）留针：将针刺入腧穴施术后，使针留置穴内称为留针。留针的目的是加强针刺的作用和便于继续行针施术。一般病证只要针下得气而施以适当的补泻手法后，即可出针或留针10～20分钟。但对一些特殊病证，如急性腹痛，破伤风，角弓反张，寒性、顽固性疼痛或痉挛性病证，即可适当延长留针时间，有时留针可达数小时，以便在留针过程中做间歇性行针，以增强、巩固疗效。若不得气时，也可静以久留，以待气至。在临床上留针与否或留针时间的长短，不可一概而论，应根据患者具体病情而定。

（2）出针：又称起针、退针。在施行针刺手法或留针、达到预定针刺目的和治疗要求后，即可出针。出针是整个毫针刺法过程中的最后一操作程序，预示针刺结束。出针的方法，一般是以左手拇、食指两指持消毒干棉球轻轻按压于针刺部位，右手持针作轻微的小幅度捻转，并随势将针缓慢提至皮下（不可单手用力过猛），静留片刻，然后出针。

知识拓展

针刀疗法

伴随针刺疗法的发展与现代医学的进步，针刺器具得以发展。针刺学家将传统针刺疗法与现代医学相结合，形成了针刀这种全新的治疗器具。针刀既吸收了中医针刺疗法的精髓，又融合了解剖学、病理生理学、外科学等学科研究成果，常用于软组织损伤性病变及骨关节病变。针刀治疗过程操作简单，不受任何环境和条件的限制。治疗时切口小，不用缝合，对人体组织的损伤也小，且不易引起感染，患者无明显痛苦和恐惧感，疗程短，易于接受。

二、三棱针刺法

三棱针刺法是用三棱针刺破人体的一定部位，放出适量血液，或挤出少量液体，或挑断皮下白色纤维组织，以治疗疾病的方法。古人称之为"刺血络"或"刺络"，现代称为"放血疗法"。三棱针是一种用不锈钢制成，针长约6cm，针柄稍粗呈圆柱形，针身呈三棱状，尖端三面有刃，针尖锋利的针具（图3-15）。

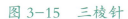

图 3-15　三棱针

（一）三棱针刺法分类

一般分为点刺法、散刺法、刺络法、挑刺法四种。

1. 点刺法　刺前，在预定针刺部位上下用左手拇、食指向针刺处推按，使血液积聚于针刺部位，继之用 2% 碘酒棉球消毒，再用 75% 酒精棉球脱碘，针刺时左手拇、食、中三指捏紧被刺部位，右手持针，用拇、食两指捏住针柄，中指指腹紧靠针身下端，针尖露出 3～5mm，对准已消毒的部位，刺入 3～5mm 深，随即将针迅速退出，轻轻挤压针孔周围，使出血少许，然后用消毒棉球按压针孔（图 3-16）。此法多用于指、趾末端的十宣、耳尖及头面部的攒竹、太阳等穴。

2. 散刺法　是对病变局部周围进行点刺的一种方法（图 3-17）。根据病变部位大小的不同，可刺 10～20 针以上，由病变外缘环形向中心点刺，以促使瘀血或水肿得以排除，达到祛瘀生新，通经活络的目的。此法多用于局部瘀血、血肿或水肿、顽癣等。

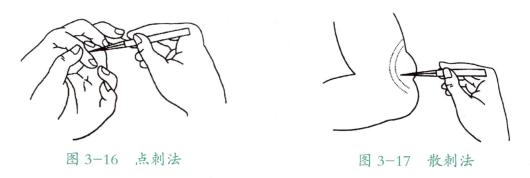

图 3-16　点刺法　　　　　　　　图 3-17　散刺法

3. 刺络法　先用带子或橡皮管，结扎在针刺部位上端（近心端），然后迅速消毒。针刺时左手拇指压在被针刺部位下端，右手持三棱针对准针刺部位的静脉，刺入脉中 2～3mm，立即将针退出，使其流出少量血液，出血停后，再用消毒棉球按压针孔（图 3-18）。此法多用于曲泽、委中等穴，治疗急性吐泻、中暑、发热等。

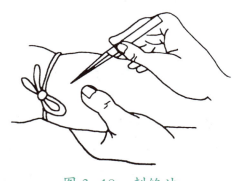

图 3-18　刺络法

4. 挑刺法　用左手按压施术部位两侧，或捏起皮肤，使皮肤固定，右手持针迅速刺入皮肤1~2mm,随即将针身倾斜挑破皮肤,使之出少量血液或少量黏液。也有再刺入5mm左右深,将针身倾斜并使针尖轻轻挑起,挑断皮下部分纤维组织,然后出针,覆盖敷料。此法常用于肩周炎、胃痛、颈椎综合征、失眠、支气管哮喘、血管神经性头痛等。

（二）作用和适应范围

三棱针放血疗法具有通经活络、开窍泻热、消肿止痛等作用。其适应范围较为广泛,凡各种实证、热证、瘀血、疼痛等均可应用,如昏厥、高热、中暑、中风闭证、咽喉肿痛、目赤肿痛、顽癣、疖痈初起,扭挫伤、疳证、痔疮、顽痹、头痛、丹毒、指(趾)麻木等。

 知识拓展

耳尖放血

耳尖放血是针刺常用的疗法之一。其操作是先将耳尖部位轻轻地进行按摩,使局部发红充血,然后用三棱针在耳尖的部位,点刺2~3次,轻轻地按压,使血液流出的一种治疗方法。耳尖放血主要有两方面的作用:

1. 清热　耳尖放血可以治疗目赤肿痛、头面部的疖肿等。
2. 活血化瘀　耳尖放血可以治疗头面部疼痛,如风热头痛、三叉神经疼等。

（三）注意事项

对患者要做必要的解释工作,以消除思想顾虑;严格消毒,防止感染;点刺时手法宜轻、稳、准、快,不可用力过猛,防止刺入过深,创伤过大,损害其他组织。一般出血不宜过多,切勿伤及动脉;体质虚弱者、孕妇、产后及有出血倾向者,均不宜使用本法。注意患者体位要舒适,谨防晕针;每日或隔日治疗1次,1~3次为1疗程,一般每次出血量以数滴至3~5ml为宜。

三、电　针　法

电针法是将针刺入腧穴得气后,在针具上通以接近人体生物电的微量电流,利用针和电两种刺激相结合,以达康复的一种治疗方法。

（一）电针器械

电针器械的种类很多,目前临床主要应用半导体电针机。半导体电针机是用半导体元件制作的电针仪器,交、直流电两用,不受电源限制,且具有省电、安全、体积小、携带方便、耐震、无噪声、易调节、性能稳定、刺激量大等特点。它采用振荡发生器,输出接近人体生物电的低频脉冲电流,既可做电针,又可用点状电极或板状电极直接放在穴位或患处进行治疗,在临床应用广泛。

（二）处方配穴

电针法的处方配穴与毫针刺法相同。一般选用其中的主穴,配用相应的辅助穴位,也可按经络选穴,结合神经的分布,选取有神经干通过的穴位或肌肉神经运动点见表3-3。

表3-3　不同神经干与腧穴的关系

神经干	腧穴	神经干	腧穴
面神经	听会、翳风	三叉神经	下关、阳白、四白、夹承浆
臂丛神经	夹脊穴 C6～T1、天鼎	尺神经	小海
桡神经	曲池、手三里	正中神经	曲泽、郄门、内关
坐骨神经	环跳、承扶	胫神经	委中、三阴交
腓总神经	阳陵泉	股神经	冲门、髀关

（三）操作方法

针刺穴位有得气感应后,将输出电位器调至"0"位,负极接主穴,正极接配穴,也有不分正负极,将两根导线任意接在两个针柄上,然后打开电源开关,选好波型,慢慢调高至所需输出电流量。通电时间一般在5～20分钟,用于镇痛则一般在15～45分钟。如感觉弱时,可适当加大输出电流量,或暂时断电1～2分钟后再行通电。当达到预定时间后,先将输出电位器退至"0"位,然后关闭电源开关,取下导线,最后按一般起针方法将针取出。

 知识拓展

电针波形与治疗作用

脉冲电流作用于人体时,组织中的离子会发生定向移动,消除细胞膜极化状态,使离子浓度和分布状态发生显著变化,从而影响人体组织功能。离子浓度和分布状态的改变是脉冲电流治疗作用最基本的电生理基础。低频脉冲电流通过毫针刺激腧穴,具有调整人体功能,加强止痛、镇痛,促进气血循环,调整肌张力的作用。

（四）作用和适用范围

电针可调整人体生理功能,有止痛、镇静、促进气血循环、调整肌张力等作用。电针的适应范围基本和毫针刺法相同,故其治疗范围较广。临床常用于各种痛证、痹证和心、胃、肠、膀胱、子宫等器官的功能失调,以及癫狂和肌肉、韧带、关节的损伤性疾病等,并可用于针刺麻醉。

（五）注意事项

1. 电针在使用前须检查性能是否完好,如电流输出时断时续,须注意导线接触是否良好,应检查修理后再用。干电池使用一段时间如输出电流微弱,须更换新电池。

2. 电针刺激量较大,需要防止晕针,体质虚弱、精神紧张者,尤应注意电流不宜过大,也不可突然增强,以防引起肌肉强烈收缩,造成弯针或折针。

3. 电针仪器最大输出电压在 40 伏以上者,最大输出电流应限制在 1mA 以内,防止触电。毫针经过温针火烧之后,表面氧化不导电,不宜使用。若使用,输出导线应夹持针体。

4. 心脏病患者,应避免电流回路通过心脏。尤其是安装心脏起搏器者,应禁止应用电针。在接近延髓、脊髓部位使用电针时,电流量宜小,切勿通电太强,以免发生意外。孕妇亦当慎用电针。

(温　娟)

第三节　临床应用

一、适　应　证

(一)内科病证
冠心病、高血压、糖尿病、支气管哮喘、慢性阻塞性肺疾病、脑血管意外、周围性面瘫、面肌痉挛、三叉神经痛、神经性头痛、失眠、眩晕、痴呆、癫痫等。

(二)外科病证
各种扭伤、落枕、颈椎病、腰椎病、肩周炎、脊髓损伤及外科手术后的功能康复等。

(三)儿科病证
脑性瘫痪、发育迟缓、遗尿、脊髓灰质炎等。

(四)其他病证
肥胖、产后尿失禁等。

二、禁　忌　证

1. 患者在过于饥饿、疲劳,精神过度紧张时,不宜立即进行针刺。对身体瘦弱,气虚血亏的患者,进行针刺时手法不宜过强,并应尽量选用卧位。

2. 妇女怀孕三个月者,不宜针刺小腹部的腧穴。若怀孕三个月以上者,腹部、腰骶部腧穴也不宜针刺。至于三阴交、合谷、昆仑、至阴等一些通经活血的腧穴,在怀孕期亦应予禁刺。如妇女行经时,若非为了调经,亦慎用针刺。

3. 小儿囟门未合时,头项部的腧穴不宜针刺。

4. 常有自发性出血或损伤后出血不止的患者,不宜针刺。

5. 胸、胁、腰、背部腧穴,不宜直刺、深刺。眼区和项部腧穴要注意掌握一定的角度,不宜大幅度的提插、捻转和长时间的留针。皮肤有感染、溃疡、瘢痕或肿瘤的部位,不宜针刺。

6. 对尿潴留等患者在针刺小腹部的腧穴时，也应掌握适当的针刺方向、角度、深度等，以免误伤膀胱等器官出现意外的事故。

三、针刺意外情况的处理和预防

（一）晕针

1. 症状　在针刺过程中，患者突然出现精神疲倦、头晕目眩、恶心欲吐、心慌气短、面色苍白、出冷汗、脉象细弱，严重者出现昏迷、唇甲青紫、血压下降、二便失禁、脉微欲绝等症状。

2. 原因　患者体质虚弱，精神紧张，或疲劳、饥饿、大汗、大泻、大出血之后或体位不当或治疗师在针刺时手法过重。

3. 处理　立即停止针刺，将针全部起出。使患者平卧，注意保暖，轻者仰卧片刻，给饮温开水或糖水后，即可恢复正常。重者在上述处理基础上，可刺人中、素髎、内关、足三里、灸百会、关元、气海等穴，即可恢复。若仍不省人事，呼吸细微，脉细弱者，可考虑配合其他治疗或采用急救措施。

4. 预防　对于晕针应注重于预防。如初次接受针刺治疗或精神过度紧张，身体虚弱者，应先做好解释，消除对针刺的顾虑，同时选择舒适持久的体位，最好采用卧位。选穴宜少，手法要轻。若饥饿、疲劳、大渴时，应令进食、休息、饮水后再予针刺。操作者在针刺治疗过程中，要精神专一，随时注意观察患者的神色，询问患者的感觉。一旦有不适等晕针先兆，可及早采取处理措施，防患于未然。

（二）滞针

1. 现象　在行针时或留针后操作者感觉针下涩滞，捻转、提插、出针均感困难，若勉强捻转、提插，则患者会感到疼痛。

2. 原因　患者精神紧张，当针刺入腧穴后。患者局部肌肉强烈收缩；或行针手法不当。向单一方向捻针太过，以致肌肉组织缠绕针体而成滞针。

3. 处理　若患者精神紧张，局部肌肉过度收缩时，可稍延长留针时间，或于滞针腧穴附近，进行循按或用叩弹针柄，或在附近再刺一针，以宣散气血，而缓解肌肉的紧张。若行针不当，或单向捻针而致者，可向相反方向将针捻回，并用刮柄、弹柄法，使缠绕的肌纤维回释，即可消除滞针。

4. 预防　对精神紧张者，应先做好解释工作，消除患者不必要的顾虑。注意行针的操作手法和避免单向捻转，若用搓法时，应注意与提插法的配合，则可避免肌纤维缠绕针身而防止滞针的发生。

（三）弯针

1. 现象　进针时或进针后，针身在体内形成弯曲，改变了进针时刺入的方向和角度，使捻转、提插和出针均感困难,患者感到针处疼痛。

2. 原因　操作者进针手法不熟练,用力过猛、过速,以致针尖碰到坚硬组织器官或患者在针刺或留针时移动体位,或因针柄受到某种外力压迫、碰击等,均可造成弯针。

3. 处理　出现弯针后,即不得再行提插、捻转等手法。如针柄轻微弯曲,应慢慢将针起出。若弯曲角度过大时,应顺着弯曲方向将针起出。若由患者移动体位所致,应使患者慢慢恢复原来体位,局部肌肉放松后,再将针缓缓起出,切忌强行拔针以免将针体断入体内。

4. 预防　操作者进针手法要熟练,指力要均匀,并要避免进针过速、过猛。选择适当体位,在留针过程中,嘱患者不要随意更动体位,注意保护针刺部位,针柄不得受外物硬碰和压迫。

（四）断针

1. 现象　行针时或出针时发现针身折断,残端留于患者腧穴内。

2. 原因　针具质量欠佳,针身或针根有损伤剥蚀,进针前失于检查。针刺时将针身全部刺入腧穴。行针时强力提插、捻转,肌肉猛烈收缩。留针时患者随意变更体位,或弯针、滞针未能进行及时的正确处理等。

3. 处理　嘱患者切勿更动原有体位,以防断针向肌肉深部陷入。若残端部分针身显露于体外时,可用手指或镊子将针起出。若断端与皮肤相平或稍凹陷于体内者,可用左手拇、食二指垂直向下挤压针孔两旁,使断针暴露体外,右手持镊子将针取出。若断针完全深入皮下或肌肉深层时,应在 X 射线下定位,手术取出。

4. 预防　为了防止折针,应认真仔细地检查针具质量,对不符合质量要求的针具应剔除不用。进针、行针时,动作宜轻巧,不可强力猛刺。针刺入穴位后,嘱患者不要变动体位。针刺时针身不宜全部刺入。遇有针滞、弯针现象时,应及时正确处理。

（五）血肿

1. 现象　出针后,针刺局部出现针孔出血,或皮肤青紫、结节等。

2. 原因　针尖弯曲带钩,使皮肉受损,或刺伤血管所致。出针后,针刺部位肿胀疼痛,继则皮肤呈现有紫色。

3. 处理　若微量的皮下出血而局部小块青紫时,一般不必处理,可以自行消退。若局部肿胀疼痛较剧,青紫面积大而且影响到活动功能时,可先作冷敷止血后,再做热敷或在局部轻轻揉按,以促使局部瘀血消散吸收。

4. 预防　仔细检查针具,熟悉人体解剖部位,避开血管针刺,出针时立即用消毒干棉球揉按压迫针孔。

（温　娟）

三棱针刺法在临床广泛应用于实证、热证、瘀血和疼痛，是本章学习的重点。学习时必须注意根据临床具体情况选择四种三棱针刺法。切勿伤及动脉导致出血过多，并注意消毒效果，预防医源性感染。

作为未来的康复治疗师，除了要熟悉针刺疗法的一般治病原理外，还应当思考如何将传统的针刺方法与现代物理治疗技术相结合，扩大适应证，并提高疗效。

 思考与练习

一、名词解释

1. 三棱针刺法
2. 散刺法
3. 针刺疗法
4. 行针
5. 得气

二、简答题

1. 三棱针的作用和适用范围？
2. 三棱针刺法种类有哪些？
3. 常用的进针方法有哪些？
4. 常用的行针手法有哪些？
5. 叙述电针的操作方法？

第四章 | 温灸疗法

04章 数字资源

学习目标

1. **知识目标:**掌握温灸疗法的特点、操作方法;熟悉温灸疗法的作用原理、临床应用;了解温灸原料。
2. **能力目标:**学会运用温灸疗法开展康复保健服务。
3. **素质目标:**具有宣教温灸疗法的能力,帮助和指导患者及家属进行艾条灸、温灸器灸的康复治疗。

第一节 概 述

灸,烧灼的意思,灸法是用艾绒或其他灸用材料,点燃熏灼或温熨在体表一定部位,施以温热刺激,调整脏腑经络功能,而防治疾病的一种疗法。

一、温灸原料和作用原理

(一)温灸原料

施灸的材料很多,多用艾绒。艾绒是用干燥的艾叶放在石臼内反复碾磨,筛去灰尘、粗梗等杂物,取其柔软如绒的纤维。其特点是气味芳香,辛温味苦,容易燃烧,且不易爆发火星,热力温和、持久。艾绒以陈久者为良。在临床上除了艾灸法,还有药物灸。其他灸用材料有灯芯草、桑枝、桃枝、白芥子、毛茛、斑蝥等。

(二)温灸作用原理

1. 温经通络,散寒除湿 风寒湿等外邪侵袭人体会导致气血凝滞、经络受阻,出现肿胀、疼痛等症状和一系列功能障碍。通过灸法对经络穴位的温热刺激,可以温经散寒、祛风除湿,所以临床多用于外邪留滞、气血运行不畅引起的风寒湿痹证、冻伤、扭挫伤等疾病,也常用于跌打损伤等其他原因引起的气血不畅,瘀血停留之证。

2. 升阳举陷,扶阳固脱　灸法能益气温阳、升阳举陷,可用以治疗脾肾阳虚,命门火衰引起的久泄久痢,以及气虚下陷引起的胃下垂、脱肛、阴挺等脏器下垂等证。《灵枢·经脉篇》云:"陷下则灸之"。临床常取百会穴,大炷重灸,能扶阳固脱,回阳救脱,用于挽救阳气衰微、阴阳离决等垂危之疾,在临床上常用于中风脱证、急性腹痛吐泻、痢疾等急证的急救。

3. 预防疾病,保健强身　灸法可温阳补虚,除了有治疗康复作用外,还有预防和保健的作用,为防病保健方法之一。灸足三里、中脘,可使胃气常盛,气血充盈;灸命门、关元、气海可温阳益气、填精补血。《针灸大成》亦提到灸足三里可以预防脑卒中。因此,灸法是重要的防病保健方法之一。

4. 拔毒泄热,引热外出　古代文献中亦有"热可用灸"的记载,灸法治疗痈疽,首见于《黄帝内经》。唐代《备急千金要方》进一步指出灸对脏腑实热有宣泄的作用,如:"消渴,口干不可忍者,灸小肠俞百壮,横三间寸灸之。《医宗金鉴·外科心法要诀·痈疽灸法歌》指出:"痈疽初起七日内,开结拔毒灸最宜,不痛灸至痛方止,疮疼灸至不疼时。总之,灸法能以热引热,使热外出。"

二、温灸疗法的特点

（一）灸不离艾,取材自然

施灸材料主要是艾叶制成的艾绒,艾绒气味芳香,燃烧时热力能窜透皮肤,直达深部。《本草纲目》载:"艾叶能灸治百病"。《本草从新》云:"艾叶苦辛,生温,熟热,纯阳之性,能回垂绝之阳,通十二经,走三阴,理气血,逐寒湿,暖子宫……以之灸火,能透诸经而除百病"。说明用艾叶做施灸材料,有通经活络、祛寒除湿、回阳救逆等作用。

（二）适应证广,疗效显著

灸法的应用范围涉及临床内、外、妇、儿、皮肤各科。不仅能治疗体表的病证,也可治疗脏腑的病证。既可治疗多种慢性病证,又能救治一些急重危症及疑难杂症。主要用于各种虚寒证的治疗,也可治疗某些实热证。

（三）操作安全,容易掌握

针刺操作不慎容易造成医疗事故,灸法在这方面要安全得多。而且,灸法在操作技术方面也较针刺简单,容易掌握。因此,历史上很多中医都常用灸法治病。

（四）"针所不为,灸之所宜"

《灵枢·官能》云:"针所不为,灸之所宜"。一方面表明灸法有特殊疗效,针刺灸法各有所长,灸法有自己的适用范围;另一方面,灸法还可补针药之不足,凡针药无效时改用灸法往往能收到较为满意的效果。特别值得一提的是艾灸的保健养生功效,古人在灸疗保健面积累了丰富的经验,在这方面艾灸优于针刺,因此艾灸又有"保健灸"的美称。《扁鹊心书·须识扶阳》说："人于无病时,常灸关元、气海、命门、中脘,虽不得长生,亦可得百年寿。"

(温　娟)

第二节　操作方法

导入案例

　　患者张某,男,55岁。反复胃脘部隐痛不适10余年,近日劳累后加剧,疼痛绵绵不休,喜温喜按,空腹痛甚,得食则减,吐清水,神疲纳呆,四肢倦怠,便溏,舌淡苔白,脉虚弱。治疗师建议温灸治疗。

　　请思考:

　　1. 选择哪些穴位施灸?

　　2. 如何进行灸法操作?

一、艾炷灸

　　用艾绒搓捏成锥形艾团,称为艾炷。制作时取一小团艾绒放在平板上,用右手拇、食、中三指边捏边旋转,要求做到搓捻紧实、耐燃而不爆。艾炷有大、中、小之分,其小者如麦粒、中等如黄豆、大者如蚕豆。每燃一个艾炷,称为一壮。艾炷灸(图4-1)分为直接灸和间接灸两种。

图4-1　艾炷灸

(一)直接灸

　　将艾炷直接放在皮肤上施灸的一种方法。根据灸后对皮肤刺激程度不同,又分为无瘢痕灸和瘢痕灸。

　　1. 无瘢痕灸　又名非化脓灸。将艾炷直接放在皮肤上,从上端点燃,感到烫时,用镊子夹去,换艾炷再灸,灸3~7壮,以皮肤充血、潮红为度。可在施灸部位涂少许凡士林,增加黏附力。

　　2. 瘢痕灸　又名化脓灸。将艾炷直接放在皮肤上,点燃施灸,但每壮艾炷必须燃尽,除去灰烬后,方可继续易炷再灸,待规定壮数灸完为止。施灸时可用手在施灸腧穴周围轻轻拍打,以缓解疼痛。在正常情况下,灸后一周左右,施灸部位化脓形成灸疮,5~6周左右,灸疮自行痊愈,结痂脱落后而留下瘢痕。

（二）间接灸

间接灸是将艾炷与皮肤间垫置某些物品而施灸的一种方法,又称隔物灸(图4-2)。常用的有4种。

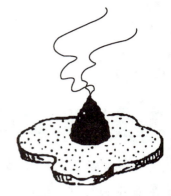

图4-2　间接灸

1. 隔姜灸　是用鲜姜切成直径大2~3cm,厚0.3~0.5cm的薄片,中间以针刺数孔,将艾炷放在姜片上,置于体表部位点燃施灸。有温胃止呕,散寒止痛的作用,常用于呕吐、腹痛以及风寒痹痛等。

2. 隔蒜灸　用鲜大蒜头,同样切成薄片,中间以针刺数孔,置于施灸部位,点燃其上的艾炷施灸。此法有清热解毒,杀虫等作用,多用于治疗肺结核、未溃疮疡等症。

3. 隔盐灸　以食盐填敷于脐部,点燃上置艾炷施灸。本法有回阳、救逆、固脱之功,多用于急性寒性腹痛、吐泻、痢疾、中风等。

4. 隔附子饼灸　将附子研成粉末,用黄酒调和,做成直径约3cm,厚约0.8cm的附子饼,中间以针刺数孔,置于施灸部位,点燃其上的艾炷施灸。有温补肾阳等作用,多用于治疗命门火衰而致的阳痿、早泄或疮疡久溃不敛等症。

二、艾 条 灸

艾条是用桑皮纸包裹艾绒卷成圆柱形的长条。根据艾条内有无其他药物,分为纯艾条(又称清艾条)和药艾条。因其使用简便、不起疱、无痛苦等优点,被临床广泛应用。

（一）悬灸

1. 温和灸　将点燃的一端距皮肤2~3cm熏烤(图4-3),一般10~15分钟,至皮肤出现红晕为度。

2. 雀啄灸　将点燃的一端像鸟雀啄食一样,一上一下移动施灸(图4-4)。

3. 回旋灸　将点燃的一端均匀地向左右方向移动或反复旋转施灸(图4-5)。

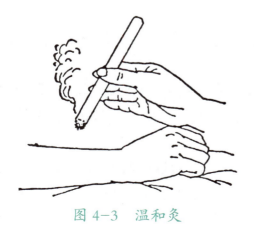

图4-3　温和灸

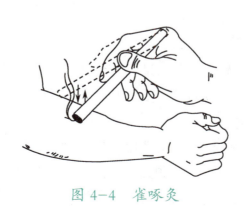

图4-4　雀啄灸

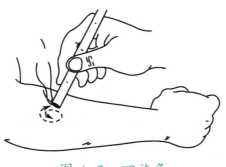

图 4-5　回旋灸

（二）实按灸

本法是先在施灸腧穴或患处垫上数层布或纸，然后将"有药艾条"的一端点燃，趁热按到施术部位上，使热力透达深部，若艾火熄灭，再点再按。最常用的为太乙针灸和雷火针灸，适用于风寒湿痹、痿证和虚寒证。

三、温 针 灸

温针灸是针刺与艾灸结合应用的一种方法。即在针刺得气留针时，将大艾炷捏在针尾上，或把一小段艾条套在针柄上，点燃施灸，使热力通过针身达于穴位（图 4-6），适用于既需要留针，又需要施灸的病证。

四、温 灸 器 灸

温灸器灸是一种专门用于施灸的器具（图 4-7）。施灸时将艾绒放入温灸器内点燃，再将其放在腧穴上熨烫，直至皮肤红晕，一般可灸 15～20 分钟，适合于腹部、腰部等。

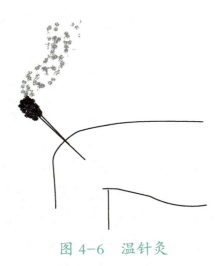

图 4-6　温针灸

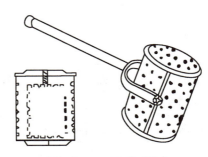

图 4-7　温灸器灸

五、其他灸法

（一）灯火灸

灯火灸是用灯芯草一根，以麻油浸之，燃着后用快速动作对准穴位，猛一接触听到"啪"的一声迅速离开，皮肤有黄点，偶起小疱。其多用于治疗小儿腮腺炎、小儿惊风、消化不良、胃痛等。

（二）天灸

天灸又称药物灸、发泡灸，是用对皮肤有刺激性的药物，如白芥子、毛茛、斑蝥等，将这些捣烂敷置穴位上，使之发疱，可以治疗多种病证。

 知识拓展

督脉灸

督脉灸，又称铺灸、长蛇灸，是一种独特灸疗方法。暑夏三伏天是督脉灸的最佳季节。督脉所取腧穴（大椎穴至腰俞穴）做常规消毒后涂抹生姜汁，撒上特制中药粉，在其上面铺盖生姜泥，在姜泥上放置数个艾炷，点燃头、身、尾三点，让其自然燃烧。燃尽后可续艾炷施灸，一般以2~3壮为宜。每年铺灸一次，连续三年为一疗程。

与传统冬病夏治贴膏药等方法相比，督脉灸其铺灸面广，刺激部位为督脉、足太阳膀胱经等经脉循行所过，将多经多穴组合应用，且艾炷多、火力足、温通力强，非一般灸法所及。临床多作强壮补虚，用于督脉诸证和慢性、虚寒性疾病的康复。

（温　娟）

第三节　临床应用

一、适　应　证

灸法的适应证范围较广，临床多用于虚证、寒证和阴证。常见病证有慢性支气管炎、支气管扩张症、肝硬化、支气管哮喘、呃逆、慢性胃炎、胃下垂、风湿性关节炎、冠心病、高血压、血栓闭塞性脉管炎、肥胖、糖尿病、类风湿关节炎、脑卒中、遗传性共济失调、急性脊髓炎、周围性面神经麻痹、面肌痉挛、股外侧皮神经炎、肌萎缩侧索硬化、慢性肾炎、肾下垂、恶性肿瘤、颈椎病、骨折、急性腰扭伤、压疮、狭窄性腱鞘炎、肱骨外上髁炎等。

二、禁　忌　证

热证、实证、阴虚阳亢、邪热内盛者,要慎用灸法;还有过劳、过饱、过饥、醉酒、大渴、大怒者,也要慎用。

三、注　意　事　项

1. 施灸的先后顺序一般先阳后阴、先上后下、先小后大、先少后多。

2. 做瘢痕灸时候,首先必须要征得患者同意。此外对颜面、五官和有大血管的部位以及关节活动部位,不宜采用瘢痕灸。

3. 孕妇的腹部和腰骶部也不宜施灸。

4. 灸后若起小水疱,不宜擦破,应任其吸收;若起大水疱,则用消毒针头刺破,放出水液,涂以消毒液消毒。

（温　娟）

本章小结

　　温灸疗法具有针刺法等传统康复技术不可替代的作用,其操作方法、操作技术简单,适应证广,尤其擅长预防保健,但是操作过程要注意每个细节,避免烫伤皮肤,污染衣物,避免火灾。温灸疗法分为艾炷灸、艾条灸、温针灸、温灸器灸及天灸。对灸法适应证、施灸方法的选择,灸治的剂量、顺序、补泻方法的掌握,是疗效差异的关键。

❓ 思考与练习

一、名词解释
1. 间接灸
2. 温和灸
3. 温针灸
4. 天灸

二、简答题
1. 常用的温灸疗法有哪几种?
2. 归纳灸法的注意事项。

第五章 ｜ 拔罐疗法

05章 数字资源

1. **知识目标：**掌握拔罐疗法的操作方法、临床应用；了解罐具的种类和拔罐疗法的作用原理。
2. **能力目标：**能运用拔罐疗法开展康复保健服务。
3. **素质目标：**具备严谨的工作态度，对患者有爱心、细心、耐心与责任心，热爱中医药文化，坚定文化自信，能传承守正。

第一节　概　　述

拔罐法古称"角法"，是以罐为工具，利用燃烧或抽气等方法，排除罐内空气，形成负压，使罐吸附于体表一定部位，造成局部皮肤充血、瘀血，以达到防治疾病的一种疗法。

一、罐具的种类

马王堆汉墓出土的春秋战国时期帛书《五十二病方》中记载"角法"，是用动物的角作为吸拔工具。东晋葛洪的《肘后方》记载用牛角。隋唐时期王焘的《外台秘要》描述用竹筒罐拔罐，称为"吸筒法"。清代赵学敏的《本草纲目拾遗》一书叙述拔罐用陶土烧制成的陶罐，即"火罐"。目前常用的罐有玻璃罐、竹筒罐、陶罐、抽气罐（图5-1，图5-2）。

1. 玻璃罐　用耐热玻璃制成，罐口平滑，有大小多种型号。优点是质地透明，使用时可以观察所拔部位皮肤充血、瘀血程度，便于随时掌握情况。缺点是容易摔碎、损坏。

2. 竹筒罐　用坚韧成熟的青竹，按节锯断一端，留节作为底，一端去节作罐口，将外形磨制成两端稍小，中间稍大，且平整光滑的腰鼓状。竹罐的优点是取材较容易，制作简便、轻巧价廉，不易摔碎，适于水煮罐法。缺点是容易燥裂、漏气，吸附力不大。

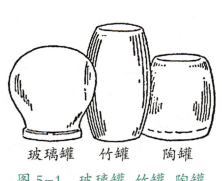

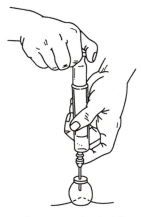

图 5-1　玻璃罐、竹罐、陶罐　　　　　　图 5-2　抽气罐

3. 陶瓷罐　用陶土烧制而成,有大有小,罐口光整而小,肚大而圆,其状如腰鼓。优点是吸附力大。缺点是质地较重,易于摔碎、损坏。

4. 抽气罐　用透明塑料制成,上面加置活塞,便于抽气。抽气罐使用方便,吸着力强,且较安全,又不易破碎,是现代家庭中应用较多的拔罐工具。

二、拔罐疗法作用原理

拔罐疗法是在中医理论指导下发展而成的外治法,能祛风除湿、温经散寒、活血通络、益气温阳、扶正固表,调整阴阳,对多种疾病有良好的疗效。现代医学将其归属于物理疗法,机械刺激以改善血液循环,加强新陈代谢;温热作用以加快血流、缓解机体疼痛、消除神经紧张和疲劳;负压作用使毛细血管破裂出血、排除体内废物和毒素,促进疾病的康复。

拔罐疗法是一种古老的民间医术,适应证广,疗效显著,经济实用,安全可靠,简单易学,便于推广。

（温　娟）

第二节　操　作　方　法

一、火　　罐

（一）拔罐前准备

拔罐前根据拔罐方法、施术部位的面积大小、患者体质强弱以及病情需要选用材质适宜、大小合适、罐口光滑无缺损的罐具,患者取舒适体位且能持续长时间肌肉放松,施术部位充分暴露。一般采用的体位有仰卧位、俯卧位、侧卧位、俯伏坐位及侧伏坐位。先用毛巾浸温水洗净施术部位,再以干纱布擦干,为防止发生烫伤,一般不用酒精或碘酒消毒。如因治疗需要,必须在有毛发的地方或毛发附近拔罐时,为防止引火烧伤皮肤或造成感染,应先行剃毛。

（二）吸拔方法

火罐吸拔方法是利用燃烧时火焰的热力,排除罐内空气,形成一定负压,使罐轻、快、准、稳地吸附于体表应拔部位的皮肤上。

1. 闪火法　用镊子夹95%酒精棉球,点燃后,在罐的中下段停留片刻,或绕1~2圈抽出,迅速将罐扣在应拔的部位,即可吸附住(图5-3)。此法罐内无火,比较安全,是最常用的拔罐方法。但需注意切勿将罐口烧热,以免烫伤皮肤。

2. 投火法　用易燃纸片或棉花,点燃后投入罐内(图5-4),迅速将罐扣在应拔的部位,即可吸附在皮肤上。此法由于罐内有燃烧物质容易落下烫伤皮肤,故适宜于侧面横拔。

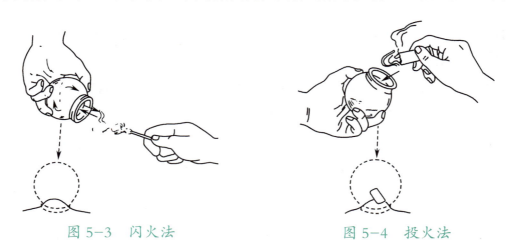

图 5-3　闪火法　　　　　　　　　图 5-4　投火法

3. 贴棉法　用大小适宜的酒精棉花一块,贴在罐内壁的下1/3处,用火将酒精棉花点燃后,迅速扣在应拔的部位。此法需注意棉花浸酒精不宜过多,否则燃烧的酒精滴下时,容易烫伤皮肤,故适宜于侧面横拔。

（三）起罐方法

起罐时,一般先用左手握住火罐,右手拇指或食指从罐口旁边按压一下,使气体进入罐内,即可将罐取下(图5-5)。若罐吸附过强时,切不可用力猛拔,以免擦伤皮肤。

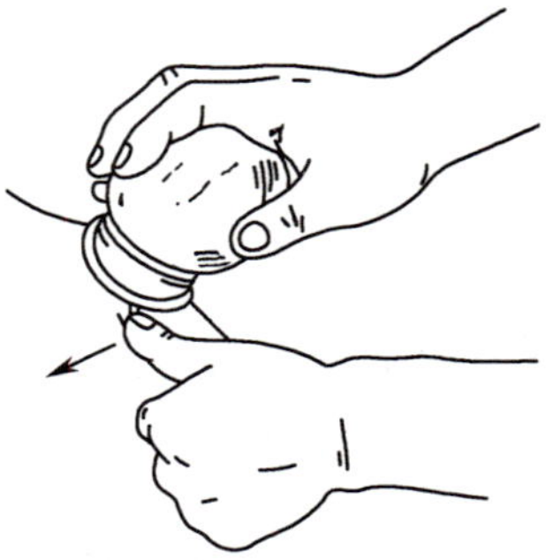

（四）拔罐操作

1. 闪罐　即将罐拔住后,立即起下,如此反复多次地拔住、起下,直至皮肤潮红、充血或瘀血为度,多用于局部皮肤麻木、疼痛或功能减退等疾患。

图 5-5　起罐法

2. 走罐　亦称推罐,即拔罐时先在所拔部位的皮肤或罐口上,涂一层凡士林等润滑油,再将罐拔住,然后,治疗师用右手握住罐子,向上、下或左、右需要拔的部位,往返推动(图5-6),至所拔部位的皮肤红润、充血,甚或瘀血时,将罐起下。此法适宜于面积较大,肌肉丰厚部位,如脊背、腰臀、大腿等。

3. 刺血拔罐　又称刺络拔罐,即在应拔部位的皮肤消毒后,用三棱针点刺出血或用皮肤针叩打后,再将火罐吸拔于点刺的部位,使之出血,以加强刺血治疗的作用。一般刺血后拔罐留置 10～15 分钟,多用于治疗丹毒、扭伤、乳痈等。

4. 留针拔罐　简称针罐,即在针刺留针时,将罐拔在以针为中心的部位上,5～10 分钟,待皮肤红润、充血或瘀血时,将罐起下,然后将针起出,此法能起到针罐配合的作用(图 5-7)。

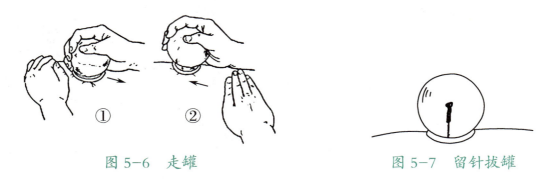

图 5-6　走罐　　　　　　　　　　　　图 5-7　留针拔罐

5. 留罐　又称坐罐,即将罐吸附在体表后,使罐子吸拔留置于施术部位 10～15 分钟,然后将罐起下。此法是常用的一种方法,一般疾病均可应用,而且单罐、多罐皆可应用。

二、竹　筒　罐

(一)拔罐前准备

竹筒罐拔罐前准备同"火罐"相关内容,另准备毛巾、镊子等器具。根据病情和辨证选择药物。

(二)吸拔方法

竹筒罐吸拔法是利用水热排出罐内空气,使之产生负压,将罐吸附于施术部位。

1. 水煮法　将竹筒罐放入锅内加水或药物煮沸 2～3 分钟,使用时用镊子将罐夹出,倾倒并甩去水液,迅速用湿毛巾紧扣罐口,吸出罐内水蒸气,趁热拔在施术部位,轻轻按压 30 秒左右,待吸牢后松手。

2. 蒸汽法　将水或药液煮沸,令蒸汽喷入罐内,竹罐内的水蒸气温度降低后凝结成水,产生负压,使罐迅速吸附于施术部位,轻轻按压 30 秒左右,待吸牢后松手。

(三)起罐方法

起罐方法同"火罐"相关内容,但要将拔罐部位倾斜,以防水或药液漏出。

三、抽　气　罐

(一)拔罐前准备

抽气罐拔罐前准备同"火罐"相关内容。

（二）吸拔方法

抽气罐拔罐方法是先将抽气罐具紧扣于应拔部位,用抽吸器插入罐顶部的调节活塞上,以手指反复拉动的方式,将罐内气体排出,至所需的负压后,取下抽吸器,罐即牢固吸附于施术部位。

（三）起罐方法

取罐时,将罐顶的塑料芯向上拔起,待空气进入后,罐即脱落。

（温　娟）

第三节　临床应用

一、适　应　证

拔罐法具有通经活络、行气活血、消肿止痛、祛风散寒等作用,其适应范围较为广泛,现将常见的拔罐适应病证选穴简介如表 5-1。

表 5-1　拔罐法的临床应用举例

病证	拔罐部位	罐法
感冒、咳嗽	肺俞、风门、大椎	留罐、闪罐、刺血拔罐
胃肠疾病	脾俞、胃俞、大肠俞、天枢、气海、足三里	留罐
急、慢性软组织损伤	阿是穴、血海、阳陵泉	留罐、刺血拔罐
腰肌劳损	肾俞、大肠俞、腰阳关、委中、阿是穴	留罐、走罐、刺血拔罐
面瘫	太阳、下关、颊车、地仓	留罐、闪罐、刺血拔罐
落枕	大椎、肩井、风门	留罐、走罐
肩周炎	肩髃、肩内陵、肩贞、阿是穴	留罐、刺血拔罐
风寒湿痹	血海、肾俞、足三里、阿是穴	留罐、药罐
痛经	中极、次髎、地机	留罐、刺血拔罐
疮疡	灵台、局部	留罐
痤疮	大椎	刺血拔罐
荨麻疹	神阙、血海、曲池	留罐
带状疱疹	肝俞、胆俞、局部	留罐、刺血拔罐

二、禁 忌 证

1. 年老体弱、久病体虚、极度疲劳、剧烈运动后、过饥过饱及饮酒者慎用。
2. 重度心脏病、心力衰竭、严重水肿、高热抽搐等者禁用。
3. 有出血性疾病者,如紫癜、白血病等禁用。
4. 皮肤有过敏者,以及皮肤溃疡部位、肿瘤部位禁用。
5. 妇女经期慎用,孕妇的腹部及腰骶部禁用。
6. 急性外伤性骨折患者禁用。
7. 五官部位、前后二阴部位、大血管附近禁止拔罐。

三、注 意 事 项

1. 拔罐动作要做到稳、准、轻、快。

2. 拔罐时要选择适当体位和肌肉丰满的部位。若体位不当、移动、骨骼凸凹不平,毛发较多的部位,火罐容易脱落,均不适用。

学而思
根据起罐后局部皮肤颜色的变化,判断其临床意义。

3. 留罐时间不宜太长,以皮肤充血、瘀血为度。

4. 起罐时手法要轻缓,不可硬拉或旋转,以免损伤皮肤。

5. 拔火罐时应注意勿灼伤或烫伤皮肤。若出现皮肤起水疱时,小的无须处理,仅敷以消毒纱布,防止擦破即可。水疱较大时,用消毒针将水放出,涂以消毒液,或用消毒纱布包敷,以防感染。

（温 娟）

本章小结　　　拔罐疗法具有适应证广、安全高效、方便易学、双向调节、协助诊断等特点,重点要熟练运用留罐法、走罐法、闪罐法等各种拔罐疗法的操作要领。难点是拔罐的临床应用,能针对不同病证及部位采用不同的拔罐方法,从而达到防治和保健作用。保持严谨的学习工作态度,规范练习,明确拔罐疗法适应证、禁忌证及注意事项,以期取得良好的临床效果。

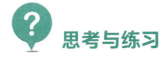

思考与练习

一、名词解释

1. 走罐法

2. 闪罐法

3. 刺血拔罐法

二、简答题

1. 常用的拔罐方法有哪些?

2. 拔罐疗法的禁忌证是什么?

3. 拔罐疗法的注意事项是什么?

第六章 | 刮痧疗法

06章 数字资源

第一节 概　　述

刮痧是以脏腑经络学说为指导，在人体体表一定部位用刮痧器具进行刮拭，达到防治疾病、养生保健和康复目的的一种物理疗法，是传统自然疗法和非药物疗法及中医外治法之一。

一、刮痧的作用原理

（一）调整阴阳

刮痧有明显的调整阴阳平衡的作用。如肠蠕动亢进者，在腹部和背部等处进行刮痧，可使蠕动亢进的肠道得到抑制而恢复正常；反之，肠蠕动功能减退者，则可促进蠕动使其恢复正常。这说明刮痧可以改善和调整脏腑功能，使脏腑阴阳得到平衡。

（二）活血祛瘀

刮痧可调节肌肉的收缩和舒张，使组织间压力得到调节，以促进刮拭组织周围的血液循环，增加组织血流量，从而起到活血化瘀、祛瘀生新的作用。

（三）舒经通络

刮痧可增强局部血液循环,使局部组织温度升高。在刮痧板直接刺激下,局部组织的痛阈提高。通过刮痧板的作用使紧张或痉挛的肌肉得以舒展,从而消除疼痛。

（四）排除毒素

刮痧过程可使局部组织形成高度充血,血管神经受到刺激使血管扩张,血流及淋巴流增快,吞噬作用及搬运力量加强,使体内废物、毒素加速排除,组织细胞得到营养,从而使血液得到净化,增加全身抵抗力,减轻病势,促进康复。

（五）防病保健

刮痧治疗部位是体表皮肤,皮肤是机体暴露于外的最表浅部分,直接接触外界,且对外界气候等变化起适应与防卫作用。皮肤所以具有这些功能,主要依靠机体内卫气的作用。卫气出于上焦,由肺气宣发,行于皮肤之中。"卫气和,则分肉解利,皮肤调柔,腠理致密矣"(《灵枢·本藏》)。健康人常做刮痧(如取背俞穴、足三里穴等)可增强卫气,卫气强则护表能力强,外邪不易侵表。机体自可安康。若外邪袭表,出现恶寒、发热、鼻塞、流涕等表证,及时刮痧(如取肺俞、中府等)可将表邪祛除,以免外邪由表入里,进入五脏六腑而生重病。

此外,刮痧还可用于诊断、美容和减肥等。

二、刮痧器具

（一）刮痧板

1. 种类　目前各种形状的刮痧板、多种功能的刮痧梳相继问世,其中以水牛角和玉制品最为常用。水牛角和玉均属天然材料,具有光滑耐用、易于擦洗消毒和对人体肌表无毒性刺激、无静电的优点。水牛角,味辛、咸,性寒,辛味具有发散行气、活血和润养作用,咸味能软坚泻下,寒性能清热解毒,所以水牛角具有清热解毒、发散行气、凉血、止痛、活血化瘀、软坚散结、解热镇惊等功效,有助于出痧和提高疗效,且货源充足、质地坚韧、加工简便;玉,味甘、性平,润心肺,清肺热,通过其对局部的刮拭还可养神宁志,健身祛病。

2. 形状　刮痧板一般加工为长方形,边缘光滑,四角钝圆,包括厚边(凹弧形)、薄边(凸弧形)和棱角(图6-1)。

为了便于不同部位的操作和使用,也可制成多种形状。痧板一侧薄或外凸为弧形,用于人体平坦部位的治疗刮痧,刮痧操作时安全且易于出痧;对侧厚或内凹,适合于按摩保健刮痧,多用于体虚或保健者;痧板的棱角适合于人体凹陷部位、关节附近穴位刮拭,多用于点穴。此外,刮痧板棱角处还设置有缺口,曲线状缺口部分对手指、脚趾、脊椎等呈凸曲面的部位进行刮痧治疗,以扩大接触面积,减轻疼痛,提高效果。头发浓厚者,经常使用梳子状刮痧板,便于刮拭头部和保护头发。无论何种形状的刮痧板,边缘必须光滑、圆钝,以便保护皮肤,减轻刮痧时的痛感。

3. 刮痧板的修藏　是指对刮痧板的维修、养护和保藏。水牛角或玉制品的刮痧板，刮拭完毕可用肥皂水洗净擦干或以酒精擦拭消毒。为避免交叉感染，应专人专板使用。天然水牛角制品，出现一定弯曲属正常现象。若刮痧板边缘出现裂纹、缺口、过钝等现象，应用细磨石或砂纸打磨光滑。玉质板在保存时要避免磕碰。刮痧板应置于阴凉处，必要时可在刮痧板上涂一层食用油或刮痧润肤油，用纸袋或塑料袋密封保存。

4. 持板方法　用手握住刮痧板，痧板的底边横靠在手掌心部位，大拇指与其余四指呈弯曲状，分别放在痧板两侧（图6-2），正确的持板刮拭可以提高刮痧的疗效。

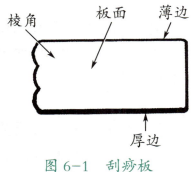

图 6-1　刮痧板

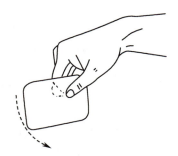

图 6-2　刮痧持板法

（二）刮痧介质

在刮痧治疗时，为了减少刮痧阻力，避免皮肤损伤，增强刮痧疗效，操作之前必须在刮痧部位涂上一层刮痧介质，常用的刮痧介质有水、植物油、刮痧油等。

1. 水即凉开水或温开水，治疗热证时用凉开水，治疗寒证时用温开水。

2. 植物油可用芝麻油（香油）、橄榄油、花生油等植物油，主要起润滑和保护皮肤的作用。

3. 刮痧油由芳香药物与植物油经提炼、浓缩制成，具有祛瘀除湿、行气开窍等作用。

4. 活血润肤剂有活血润肤脂和刮痧活血剂两种。采用天然植物油加十余种天然中药制成，具有疏通经络、清热解毒、活血化瘀、开泄毛窍、排毒祛邪等作用，起滋润保护皮肤的作用。

5. 其他还可用液状石蜡、滑石粉等，主要起润滑作用。

（温　娟）

第二节　操　作　方　法

 导入案例

刘某，女，40岁，恶寒发热，头痛无汗1天。患者昨日下午突然恶寒发热，头痛，鼻塞流涕。至夜，恶寒甚，发热较轻，无汗头痛，肢节酸痛，鼻塞声重，咳嗽，吐痰稀白，舌苔薄白，脉浮紧。

请思考：

1. 选择哪些穴位施治？
2. 如何进行刮痧操作？

一、操 作 要 领

（一）速度均匀、力度一致

刮痧时除向刮拭方向用力外，更重要的是要有一定的按压力，由于经脉和穴位在人体有一定的深度，只有刮拭的作用力传导到深层组织，才能发挥更好的治疗作用。每次刮拭应速度均匀、力度平稳，不要忽轻忽重、头轻尾重或头重尾轻。

（二）长度适当

在刮拭经络时，应有一定的刮拭长度，应尽量拉长，一般 6～15cm，如需要治疗的经脉较长，可分段刮拭。重点穴位的刮拭除凹陷部位外，也应有一定长度。在穴位重点用力，一般需一个部位刮拭完毕后，再刮拭另一个部位。遇到病变反应较严重的经穴或穴区，刮拭反应较大时，为缓解疼痛，可先刮拭其他经穴。让此处稍事休息后，再继续治疗。

（三）点、线、面结合

以疏通调整经络为主，重点穴位加强为辅。经络、穴位相比较，重在经络，刮拭时重点是找准经络，宁失其穴，不失其经。只要经络的位置准确，穴位就在其中，始终重视经脉整体疏通调节的效果。点、线、面相结合的方法是刮痧的特点，也是刮痧简便易学、疗效显著的原因之一。

（四）出痧和退痧

刮痧后皮肤出现红色栗粒状、丘疹样、大片状潮红高起，称为痧象。一般刮拭 5 分钟左右，皮肤表面开始出痧，痧痕逐渐融合成片。由于病证不同，选择的经脉和穴位（部位）及手法不同，出痧的快慢也不同，退痧一般为 5～7 天。痧消退的时间与出痧部位、痧的颜色和深浅有密切关系。胸背部、上肢、颜色浅的痧及皮肤表面的痧消退较快，腹部、下肢、颜色深的痧及皮下深部的痧消退较慢。

二、操 作 手 法

（一）刮痧技术手法

1. 刮法　以刮痧板的薄边、厚边和棱角在人体皮肤上进行直行或横行的反复刮拭的方法，可分为角刮法和面刮法。

（1）角刮法：用刮痧板棱角在穴位自上而下刮拭，痧板面与刮拭皮肤呈 45° 角倾斜。这种刮法多用于肩部肩贞穴，胸部中府、云门穴。

治疗时,常用刮痧板薄边接触患者皮肤进行刮拭,尽可能让患者皮肤出痧;保健时,一般用刮痧板厚边接触患者皮肤,不必出痧。刮拭时用力要均匀,刮拭部位尽量拉长。

（2）面刮法:用刮痧板的1/3边缘接触皮肤,痧板向刮拭的方向倾斜30°～60°角,以45°角应用最为广泛,利用腕力多次向同一方向刮拭,并有一定刮拭长度。这种手法适用于身体比较平坦的部位。颈、背、腹、上肢部从上向下刮拭,胸部从内向外刮拭。

根据刮痧时刮拭的力量和速度的不同,还可将刮法分为补法、泻法、平补平泻手法。补法为力量小、速度慢的手法,多用于寒证、虚证的患者;泻法为力量大、速度快的手法,多用于热证、实证的患者;平补平泻为力量适中、速度适中或力量小、速度快以及力量大、速度慢的手法,多用于慢性病患者和保健。

2. 揉法　以刮痧板的薄边、厚边或棱角在施术部位上进行前后左右、内旋或外旋揉动刮拭的方法,可分为边揉法和角揉法。

（1）边揉法:以刮痧板在病患处或其附近为重点,依据施治部位局部软组织及肌肉的薄厚,决定施力的轻重。用刮痧板厚边着力于患部,以腕的回旋随之移动,避免触打或跳跃。此法适用于全身各部位,局部操作以20～30次或5～10分钟为宜。手握刮痧板以薄边对掌心,厚边对患者皮肤,将手腕臂部放松,腕部灵活自如地旋动。动作应连续,着力由轻逐渐加重,再由重逐渐减轻,均匀持续地旋转。

（2）角揉法:以刮痧板厚边棱角着力于患者皮肤穴位或刮痧、走罐出痧后的病灶点进行回旋摆动刮拭的方法。用刮痧板棱角呈20°角倾斜按压在穴位上,做柔和的旋转运动,痧板始终不离开所接触的皮肤,速度较慢,按揉力度应渗透至皮下组织或肌肉。其常用于对脏腑有强壮作用的穴位,如合谷、足三里、内关以及项背腰部痛点的治疗。

3. 推法　是以刮痧板厚边棱角在施术部位施力,做单方向直线推移运动的方法。操作时治疗师上肢肌肉放松,沉肩、垂肘、悬腕,将力贯注于刮痧板厚边棱角,并有节奏地呈直线向前推进,使之产生持续均匀的推力与压力,作用于经络、穴位及病灶点。推动过程中,不可跳跃或略过。此法可用于出痧后的配套手法亦可单独使用。

4. 按法　是以刮痧板厚边棱角侧面着力于施术部位,逐渐施力按而留之的方法。用刮痧板厚角侧面着力于一定的腧穴,逐渐加力,当达到一定深度,以受术部位有明显酸麻重胀感为度,稍做停留,然后轻缓提起,反复十余次。用刮痧板棱角与穴位呈90°角垂直,由轻到重,逐渐加力,片刻后猛抬起,使肌肉复原,多次重复,手法连贯。这种手法适用于无骨骼的软组织和骨骼凹陷部位,如人中、膝眼等。

5. 点法　是以刮板棱角着力于施术部位,用力按深层组织的手法。本法是一种较强的手法,用力要逐渐加重,使患者产生强烈的得气感（酸、麻重的感觉),类似针灸治疗。点法在治疗中,一般都针对穴位或病灶点以及骨关节缝隙等,如环跳穴可用刮痧板棱角（厚面）点,膝眼穴可用刮痧板角（薄面）点。本法作用于人体,刺激性强,一般以刮痧板厚边棱角着力为主,薄边棱角着力少用（仅于膝眼穴)。操作中禁用暴力,而应按压深沉逐渐施力,再逐渐减力,反复操作。亦可在使用时略颤动,以增加疗效。

6. 拍法　是以刮痧板面拍击施术部位的方法。治疗师单手紧握刮痧板一端,在腕关节自然屈曲的带动下,一落一起有节奏地拍而打之。一般以腕为中心活动带动刮痧板拍打为轻力,以肘为中心动带动刮痧板拍打为中力。在拍打施力时,臂部要放松,着力大小应保持均匀适度,忌忽快忽慢。此手法常用于肩背部、腰部及上下肢肘窝和腘窝。操作中不宜用暴力,小儿及年老体弱者慎用。

7. 颤法　是以刮痧板厚棱角按在施术部位,腕部做连续性快速而细微颤抖动作的方法。本法可使患者体内产生舒适的颤抖感觉,常用于头部、腹部及四肢关节缝隙的操作。

8. 啄法　是以刮痧板厚棱角着力于施术部位,腕关节的屈伸摆动带动刮痧板啄击的方法。刮痧板厚棱角与体表垂直,着力须均匀,用力轻而适中。其主要适用于背部、臀部等肌肉丰厚部的穴位,以刺激腧穴、调和气血、兴奋神经。手法施力的大小应根据患者的体质、病情和部位而定,如头部应用力轻、幅度小、频率快,背部则幅度大、频率慢。

9. 摩法　是以刮痧板面或厚棱角附着在施术部位,以腕关节为中心,做有节奏的环旋运动的方法。患者坐位或卧位,以面或厚棱角附着于施治部位,治疗师肩臂放松,和缓协调,频率适中,环转移动力量大于向下之压力。

10. 擦法　是以刮痧板面紧贴于施术部位,做直线往返移动,使之产生热量并向身体深部透入的方法。刮痧板面紧贴在皮肤上,向前推和向后拉,一般不用力下压。擦法须直线往返,在一个部位上操作应一气呵成,不能停顿,且用力平稳,速度一般为100次/min左右。
用刮痧板角部与穴区呈90°角垂直,痧板始终不离皮肤,并施以一定的压力做短距离(约1寸长)前后或左右摩擦。这种手法适用于头部穴区。按经络走向,自下而上或自上而下循经刮拭,用力轻柔均匀,平稳和缓,连续不断。其常用于刮痧结束后或保健刮痧时对经络进行整体调理,松弛肌肉,消除疲劳。擦法要达到的目的是使热渗透体内,而不是使皮肤发烫。施行擦法后在施治部位用热毛巾搭盖其效果更佳。

11. 叩击法　是以刮痧板厚边用力快速而垂直地击打施术部位,产生较强烈的冲击感的方法。操作时速度力量要均匀,叩击要干脆利索而有节奏。其主要用于肩背和下肢,严重心脏疾病患者及体虚者慎用本法。

（二）人体各部位刮痧的方法

1. 头部　不必涂润滑剂。头部两侧用刮板从前向后刮拭;头顶部及后头部均以百会穴为界,向前额发际及向后发际处,从左至右依次刮拭(图6-3)。

2. 面部　由内向外按肌肉走向刮拭。面部出痧影响美观,因此手法须轻柔,忌用重力大面积刮拭。刮拭的力度、方向、角度、次数均以刮拭方便,及病患局部能耐受为准则(图6-4)。

3. 颈肩部　由上到下刮拭其正中线,及从颈部分别向两侧肩刮拭(图6-5)。

4. 腰背部　由上向下刮拭。一般先刮后背正中线的督脉,再刮两侧的膀胱经和夹脊穴(图6-6)。

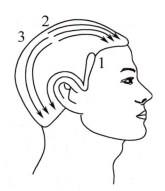

图 6-3　头部刮拭法

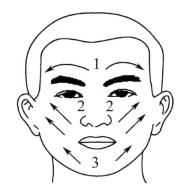

图 6-4　面部刮拭法

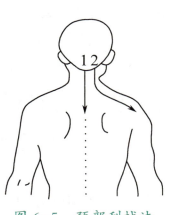

图 6-5　颈部刮拭法

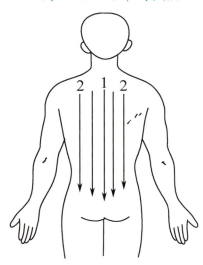

图 6-6　背部刮拭法

5. 胸部　用刮板自上向下刮拭胸部正中线,以及从正中线由内向外刮拭胸部两侧(图 6-7)。

6. 腹部　由上向下刮拭。可用刮板的整个边缘或 1/3 边缘,自左侧依次向右侧刮(图 6-8)。

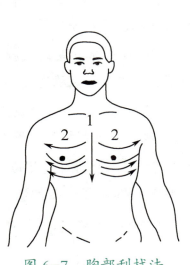

图 6-7　胸部刮拭法

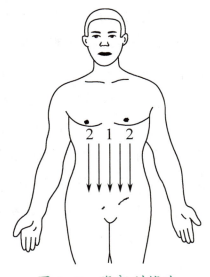

图 6-8　腹部刮拭法

7. 四肢　由近端向远端刮拭,下肢静脉曲张及下肢浮肿患者,应从肢体末端向近端刮拭,关节骨骼凸起部位应顺势减轻力度(图6-9,图6-10)。

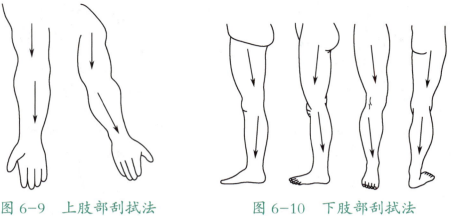

图 6-9　上肢部刮拭法　　　　　　　图 6-10　下肢部刮拭法

（温　娟）

第三节　临床应用

一、适应证

刮痧具有祛除邪气、疏通经络、调整气血、改善脏腑功能等作用。刮痧法最早用于治疗夏秋季节感受秽浊、疫气引起的"痧证"。随着医学的发展,已广泛应用于内、外、妇、儿科等各科疾病(表6-1)。

表6-1　刮痧法临床应用举例

常见病症	刮痧部位
感冒	颈部重点刮拭太阳、风池、风府穴;背部重点刮拭大椎、风门、肺俞穴;胸部重点刮拭中府穴、前胸部;上肢部重点刮拭曲池、尺泽、合谷等穴
发热	项背部重点刮拭风池、大椎、两肩、脊柱两旁;胸部重点刮拭膻中穴及其周围;上肢部重点刮拭肘窝、曲池、合谷;下肢部重点刮拭腘窝部
高血压	头项部重点刮拭太阳、印堂、百会、风池、风府、角孙穴;背部重点刮拭心俞、肝俞、肾俞穴;上肢部重点刮拭曲池穴;下肢部重点刮拭足三里、三阴交穴
慢性胃炎	背部重点刮拭膈俞、肝俞、胆俞、脾俞、胃俞、三焦俞、肾俞、大肠俞穴;腹部重点刮拭下脘、中脘、上脘、天枢穴;下肢部重点刮拭足三里等穴
胃下垂	头部重点刮拭百会穴、背部重点刮拭膈俞、脾俞、胃俞穴;下肢部重点刮拭足三里等穴

常见病症	刮痧部位
痛经	背部重点刮拭肝俞、胆俞、脾俞、胃俞、肾俞、八髎穴;腹部重点刮拭气海、关元、中极穴;下肢部重点刮拭足三里、血海、三阴交等穴
近视	头面部重点刮拭百会、上星、印堂、太阳、瞳子髎、四白穴;背部重点刮拭肝俞、胆俞、脾俞、胃俞、肾俞穴;下肢部重点刮拭足三里、光明等穴

二、禁 忌 证

1. 凡危重病症,如急性传染病、重症心脏病、结核性关节炎等疾病,禁用本法。
2. 有出血倾向的疾病,如血小板减少症、白血病等,禁用本法。
3. 传染性皮肤病、皮肤高度过敏、新鲜或未愈合伤口、骨折处,禁用本法。
4. 孕妇的腹部、腰骶部等,禁用本法。
5. 醉酒、过饥、过饱、过度疲劳等,禁用本法。

三、注 意 事 项

 知识拓展

刮痧口诀

刮前多问,虚实辨证,刮中多问,各种反应;
避风忌水,莫强出痧,虚饿疾病,防止昏倒;
孕妇忌刮,腰骶腹部,囟门未合,小儿禁刮;
皮肤溃疡,肿瘤结节,骨折伤口,绕开禁刮;
静脉曲张,胃部下垂,由下而上,要用逆刮;
刮后多问,效果反应,温水一杯,补气促进;
营养跟上,除旧迎新,保健刮痧,中医奇效。

1. 刮痧时应保持室内适宜温度,尤其是在冬季应避免伤风受寒,夏季应回避风扇及空调吹。
2. 刮痧后可休息一会,并喝适量温开水,一般3小时以后方可洗浴。
3. 刮痧疗法要注意方向、时间、手法、强度等要求,不可强求出痧。

4. 待痧退后方可进行再次刮拭。

5. 有出血倾向、皮肤高度过敏、极度虚弱、严重心衰的患者均应禁刮或慎刮。

（温　娟）

本章小结　　刮痧疗法的操作方法和适应证是重点和难点。在应用该项技术时应注意灵活使用刮痧板，速度均匀、力度平稳，针对不同的部位和病证采用不同的刮痧方法，以发挥活血化瘀、疏通经络、调节阴阳的作用，从而最终达到防治疾病和强身保健之功效。切忌过分强调出痧，注意防止刮伤皮肤。规范操作，反复练习，在实际操作过程中要严格把控适应证、禁忌证和注意事项，才能取得预期效果。

思考与练习

简答题

1. 刮痧疗法的作用是什么？

2. 简述刮痧疗法的适应证、禁忌证。

3. 试述刮痧疗法的注意事项。

第七章 | 中药疗法

07章 数字资源

学习目标

1. **知识目标**：熟练掌握中药贴敷法操作练习和中药熏洗法操作练习；掌握中药的性能和应用，中药内治法和外治法的应用；熟悉方剂的组成和剂型，中药内治法和外治法的常用方药；了解中药内治法和外治法的特点。
2. **能力目标**：具有制备中药汤剂，能完成中药湿敷、熏洗、灌肠和离子导入的操作。
3. **素质目标**：具备良好的康复工作习惯和严谨的工作态度，对患者具有高度的爱心、细心、耐心与责任心，具有团队协作精神和求真务实的工作作风。

第一节 概 述

导入案例

　　王某，女，28岁，怀孕3个多月。患者平素急躁易怒，主诉头晕伴视物旋转5天，恶心欲吐，耳中呼呼作响，舌暗红，苔黄，脉弦。辨为肝阳上亢证，予天麻钩藤饮加减：天麻15g，钩藤12g，栀子12g，黄芩10g，杜仲10g，牛膝12g，半夏12g，橘红12g，桃仁10g，全蝎6g，石决明30g，代赭石15g。

　　请思考：

1. 这是一个错误的处方，请指出哪里违反了妊娠用药禁忌？
2. 处方中哪些药物需要特殊煎煮，并予以标注？

一、中药的性能

中药主要来源于自然界的植物、动物和矿物,是指在中医药理论指导下,用于预防、治疗、诊断疾病并具有康复与保健作用的物质。中药的性能也称药性,包括药物发挥疗效的物质基础和治疗过程中所体现出来的作用,是药物作用的基本性质与特征的高度概括。其主要内容包括四气、五味、升降浮沉、归经、毒性等。

(一)四气

四气,又称四性,是指寒、热、温、凉四种不同的药性。四气之中,寒凉属阴,温热属阳,是相对立的两种药性。而寒与凉之间、温与热之间则仅是程度上的不同,即"凉次于寒""温次于热"。

药性的寒、热、温、凉,是由药物作用于人体所产生的不同反应和所获得的不同疗效而总结出来的。即药性的确定是以用药反应为依据,以病证寒热为基准的。如患者表现为高热烦渴、面红目赤、脉洪数有力的阳热证,用石膏、知母、栀子等药物治疗可以缓解或消除上述症状,则它们的药性是寒凉的。反之,如患者表现为四肢厥冷、脘腹冷痛、脉微欲绝的阴寒证,用附子、肉桂、干姜等药物治疗可以缓解或消除上述症状,则它们的药性是温热的。

(二)五味

五味,是指辛、甘、酸、苦、咸五种不同的药味。五味最初反映的是部分药物的真实滋味,可直接通过品尝而获得,如甘草的甘味、黄连的苦味等。后来,通过长期的临床实践观察,五味突破了最初的味觉概念,升华为对药物作用的高度概括。

1. 辛味　具有发散、行气、行血的作用,多用于表证、气滞证、血瘀证。如桂枝味辛,发散风寒;木香味辛,行气止痛;红花味辛,活血通经等。

2. 甘味　具有补益、和中、缓急止痛、调和药性的作用,多用于虚证、脘腹挛急疼痛、复方中调和药性、中毒解救等。如人参味甘,大补元气;神曲味甘,消食和胃;甘草味甘,益气健脾,缓急止痛,调和药性并解药食中毒等。

3. 酸味　具有收敛、固涩的作用,多用于体虚多汗、肺虚久咳、久泻久痢、遗精遗尿、崩带不止等滑脱不禁的病证。如五味子味酸,固表止汗,敛肺止咳,涩肠止泻,涩精止遗;金樱子味酸,固精缩尿止带等。

4. 苦味　具有清热、燥湿、泻下、降逆、坚阴等作用,多用于热证、湿证、便秘、喘咳、阴虚火旺等。如黄连味苦,清热燥湿;大黄味苦,泻热通便;杏仁味苦,降气平喘;黄柏味苦,泻火存阴等。

5. 咸味　具有泻下通便、软坚散结的作用,多用于大便燥结、痰核、瘿瘤、癥瘕痞块等。如芒硝味咸,软坚泻下;牡蛎味咸,消散瘿瘤;鳖甲味咸,软坚消癥等。

古诗里的中医药

食檗不易食梅难,檗能苦兮梅能酸。未如生别之为难,苦在心兮酸在肝。

晨鸡再鸣残月没,征马连嘶行人出。回看骨肉哭一声,梅酸檗苦甘如蜜。

黄河水白黄云秋,行人河边相对愁。天寒野旷何处宿? 棠梨叶战风飕飕。

生离别,生离别,忧从中来无断绝。忧极心劳血气衰,未年三十生白发。

——白居易《生别离》

黄檗(即黄柏)性寒味苦,乌梅奇酸无比,诗人抓住其药性特点,引出离别之苦酸,构筑了一幅生动的离别场景图。

(三)升降浮沉

升降浮沉是指药物对人体作用的不同趋向性。升,即上升提举,趋向于上;降,即下达降逆,趋向于下;浮,即向外发散,趋向于外;沉,即向内收敛,趋向于内。其中,升与降、浮与沉是相对立的;升与浮、沉与降,既有区别,又有交叉,在实际应用中常相提并论。

一般升浮药,其性主温热,味属辛甘,质地多为轻清至虚之品,作用趋向多主上升向外。如菊花味辛,质地轻,有清利头目的功效。一般沉降药,其性主寒凉,味属酸、苦、咸,质地多为重浊坚实之品,作用趋向多主下行向内。如大黄味苦,质地重,有泻下通便的功效。

升降浮沉的用药原则是顺着病位,逆着病势。病变部位在上在表者,宜升浮不宜沉降,如外感风热,应选用薄荷、菊花等升浮药来疏散风热。病势上逆者,宜降不宜升,如肝阳上亢头晕目眩,应选用石决明、代赭石等沉降药来平肝潜阳。

(四)归经

归经是指药物对于机体某部分的选择性作用,即某药对某些脏腑经络有特殊的亲和作用。四气五味、升降浮沉都缺乏明确的定位概念,必须结合归经理论,才能将药物的治疗作用与病变所在的脏腑经络部位有机地联系起来。如麻黄辛温,性升浮,主归肺经,故能温散肺经风寒、宣肺平喘止咳;龙胆苦寒,性沉降,主入肝胆二经,故能清肝胆湿热、泻肝胆实火。

(五)毒性

关于毒性的含义,历来存在两种观点:一种观点认为,药物之所以能祛邪治病,是因为具有某种偏性,这种偏性就是它的毒性。另一种观点认为,毒性专指药物对人体的毒害性,毒药就是容易引起毒性反应的药物。从古至今,持这种观点者占多数。如《素问·五常政大论》云:"大毒治病,十去其六;常毒治病,十去其七;小毒治病,十去其八;无毒治病,十去其九;谷肉果菜,食养尽之。无使过之,伤其正也。"把药物毒性强弱分为大毒、常毒、小毒、无毒四类。

大毒药物的中毒剂量与治疗剂量比较接近，安全系数小，一旦中毒就会对机体产生剧烈的损害，引起严重的不良后果，甚则死亡。此类药物绝大部分属于国家特殊管理药品，临床很少应用，如砒霜、水银、生川乌、生草乌等。小毒药物对人体危害较小，普遍地应用于临床，如细辛、半夏、苦杏仁等。有毒药物介于二者之间，如附子、芫花、天南星等。

此外，药物的毒性还与剂量大小、用药是否对证、药材品种、药材质量、炮制、给药途径、配伍、服药方法、患者个体差异等多种因素有关。

二、中药的应用

（一）配伍

按照病情的不同需要和药物的不同特点，有选择地将两种以上的药物合在一起应用，称为配伍。《神农本草经·序例》将各种药物的配伍关系归纳为"有单行者，有相须者，有相使者，有相畏者，有相恶者，有相反者，有相杀者，凡此七情，合和视之。"

1. 单行　指各自独行其是，互不影响临床效应的两味药之间的配伍关系。如保和丸中，消食药神曲与清热药连翘同为饮食积滞而有热的病情所需，但是二药之间却并没有增减治疗效应或毒害效应的特殊关系。

2. 相须　指两种性能功效类似的药物配合应用，可以增强原有药物的功效。如四逆汤中，附子大辛大热，上助心阳，中温脾阳，下壮肾阳，复一身之阳气而回阳救逆，配伍干姜温中散寒，助阳通脉，可使温阳破阴之力更强，故有"附子无干姜不热"之说。

3. 相使　指在性能功效方面有某些共性的两种药物，以一种药物为主，另一种药物为辅，则辅药可以提高主药的功效。如黄芪配茯苓治脾虚水肿，淡渗利湿的茯苓可增强黄芪补气利水的作用。

4. 相畏　指一种药物的毒副作用能被另一种药物所减轻或消除。如生半夏可"戟入咽喉"令人咽痛音哑，用生姜炮制成姜半夏后，其毒副作用得到缓解，称半夏畏生姜。

5. 相杀　指一种药物能减轻或消除另一种药物的毒副作用。如大枣可以抑制甘遂峻下逐水、损伤正气的毒副作用，称大枣杀甘遂。可见，相畏和相杀没有本质的区别，只是同一配伍关系的两种不同提法。

6. 相恶　指两药合用，一种药物能使另一种药物原有功效降低，甚至丧失。如莱菔子能削弱人参的补气作用，称人参恶莱菔子。

7. 相反　指两种药物同用能产生剧烈的毒副作用。如"十八反"中甘草反甘遂、乌头反贝母、藜芦反人参等。

（二）用药禁忌

1. 配伍禁忌　配伍禁忌在《神农本草经》中称为"相恶"和"相反"，金元时期概括为"十八反"和"十九畏"，并编成歌谣。

十八反：乌头反贝母、瓜蒌、半夏、白及、白蔹；甘草反甘遂、大戟、海藻、芫花；藜芦反人参、西洋参、党参、丹参、玄参、北沙参、南沙参、苦参、细辛、白芍、赤芍。

十九畏：硫黄畏朴硝，水银畏砒霜，狼毒畏密陀僧，巴豆畏牵牛，丁香畏郁金，川乌、草乌畏犀角，牙硝畏京三棱，官桂畏赤石脂，人参畏五灵脂。

2. 妊娠禁忌 妊娠禁忌药，即妇女妊娠期间，除中断妊娠以外，禁忌使用的药物。

根据药物对于胎元损害程度的不同，一般可分为禁用与慎用两类。禁用的大多是毒性较强或药性猛烈的药物，如巴豆、大戟、斑蝥、商陆、麝香、三棱、莪术、水蛭等；慎用的药物主要是活血祛瘀、行气破滞及辛热滑利之品，如桃仁、红花、枳实、附子、大黄、番泻叶等。凡禁用的药物，绝对不能使用；慎用的药物，可根据孕妇的具体情况，酌情使用。

3. 饮食禁忌 服药期间的饮食禁忌，简称食忌，也就是通常所说的忌口。

在服药期间，一般应忌食生冷、油腻、腥膻、有刺激性的食物。而根据病情的不同，水肿病宜少食盐、消渴病宜忌糖、下利慎油腻、寒证禁生冷。此外，古代文献记载的甘草、黄连、桔梗、乌梅忌猪肉；地黄、何首乌忌葱、蒜、萝卜；丹参、茯苓、茯神忌醋；土茯苓、使君子忌茶；薄荷忌蟹肉等，也可作为饮食禁忌的参考。

（三）中药剂量

中药剂量，即临床应用时的分量，主要是指单味药的成人一日量。

除了毒性大的药，泻下、行气、活血作用峻猛的药，精制药及某些贵重药外，一般中药常用内服的剂量约 5～10g；部分质地重而无毒的金石、矿物、介壳类药物常用内服的剂量为 15～30g；新鲜的动植物药常用量为 30～60g。

（四）煎煮方法

汤剂是中药临床应用的主要方式，若制不得法，亦会影响疗效与用药安全。故《本草纲目》云："凡服汤药，虽品物专精，修治如法，而煎药者卤莽造次，水火不良，火候失度，则药亦无功。"

煎煮用具一般选择砂锅，也可用不锈钢器皿，忌用铜、铁、铝制品，以免发生化学反应，影响药物疗效。煎药用水以洁净、新鲜、无杂质为原则，如自来水、井水、蒸馏水均可。

1. 常规煎药方法 在煎煮前先加冷水将饮片浸泡 20～30 分钟，加水量一般以高出药面 3～5cm 为宜。一般中药煎煮两次，分头煎和二煎，二煎的加水量略少于头煎。在煎煮过程中不要随意加水或抛弃药液。煎煮用火，在沸前宜用武火，沸后用文火，保持微沸状态。一般药物，头煎沸后煎 30 分钟为宜，二煎沸后煎 20 分钟为宜。每次煎煮所得药量以 150ml 左右为宜，将两次煎液合并混匀后，分两次或遵医嘱服用。

2. 特殊煎药方法 某些药物需特殊煎煮，包括先煎、后下、包煎、另煎、烊化、泡服、冲服等。

（1）先煎：有效成分难溶于水的金石、矿物、介壳类药物，如磁石、代赭石、生石膏、龙骨、牡蛎、珍珠母、石决明、鳖甲等，应打碎先煎，煮沸 30～40 分钟，使有效成分充分溶出。此外，对于毒性较强的药物，也宜先煎久煎以降低毒性，如附子、川乌、草乌等。

（2）后下：凡气味芳香借挥发油取效的药物，久煎容易造成有效成分损失，须在其他药物煎沸5～10分钟后放入，如薄荷、青蒿、砂仁、沉香、豆蔻等。此外，有些药物久煎也能破坏其有效成分，如钩藤、大黄、番泻叶等亦属后下之列。

（3）包煎：一些黏性强、粉末状及药材表面带有绒毛的药物，宜先用纱布袋装好，再与其他药物同煎，以防止药液混浊、刺激咽喉引起咳嗽、沉于锅底引起焦化或糊化，如蛤粉、滑石、旋覆花、车前子、蒲黄、灶心土等。

（4）另煎：一些贵重药材，应单独煎1～2小时甚至更长一些时间，以便充分煎出有效成分，同时也可避免煎出的有效成分被其他药渣吸附，造成浪费。煎液可以另服，也可与其他煎液混合服用，如人参、西洋参、羚羊角等。

（5）烊化：某些胶类药物及黏性大而易溶的药物，为避免入煎时黏锅或黏附于其他药物影响煎煮，可单用水或黄酒将此类药加热溶化，再用煎好的药液冲服，也可将此类药放入已煎好的药液中加热烊化后服用，如阿胶、鹿角胶、龟甲胶、饴糖等。

（6）泡服：主要是指某些有效成分易溶于水或久煎容易破坏药效的药物，可以用少量开水或复方中其他药物滚烫的煎出液趁热浸泡，加盖闷润，减少挥发，半小时后去渣即可服用，如藏红花、番泻叶、胖大海等。

（7）冲服：某些贵重药材，用量较轻，为防止散失，常研成细末制成散剂，用温开水或复方其他药物煎液冲服，如麝香、牛黄、羚羊角、鹿茸、人参等。某些药物，根据病情需要，为提高药效，也常研末冲服，如用于止血的三七、花蕊石，用于息风止痉的蜈蚣、全蝎等。此外，还有一些液体药物如竹沥汁、藕汁、鲜地黄汁等也需冲服。

（五）服药方法

口服，是临床使用中药的主要途径。口服给药的效果，除受到剂型、制剂方法等因素的影响外，还与服药时间、服药的多少及服药的冷热等服药方法有关。

1. 服药时间　一般而言，病在上焦，宜食后服；病在下焦，宜食前服；补益药和泻下药，宜空腹服；安神药宜临卧服；对胃肠有刺激的，应食后服；治疟药宜在发作前2小时服。

2. 服药多少　汤剂多为每日1剂，分2～3次温服。散剂和丸剂，则根据病情和具体药物定量，日服2～3次。病情急重者，可一日数服，使药力持续，有利于顿挫病势。当使用峻烈药和毒性药时，宜从小量开始，逐渐加量，取效即止，慎勿过量，以免中毒或损伤正气。

3. 服药冷热　治疗热证可寒药冷服，治疗寒证可热药热服，以辅助药力。若病情严重，服药后可能出现呕吐等拒药反应，应寒药热服，或热药冷服。

三、方剂的组成和剂型

方剂，又称"汤方""医方""药方"，是在辨证审因确定治法之后，选择合适的药物，酌定用量，按照组方结构的要求，妥善配伍而成的。

（一）组方结构

方剂不是简单的药物堆砌，而是有一定的原则和规律。为了解释方剂，古人提出了"君、臣、佐、使"的组方结构，用来说明药物间的层次和相互关系。

1. 君药　是针对主病或主证起主要治疗作用的药物。

2. 臣药　一是辅助君药以加强治疗主病或主证的药物；二是针对兼病或兼证起主要治疗作用的药物。

3. 佐药　一是佐助药，即协助君、臣药以加强治疗作用，或直接治疗次要兼证的药物；二是佐制药，即制约君、臣药的峻烈之性，或减轻或消除君、臣药毒性的药物；三是反佐药，即根据某些病证之需，配伍少量与君药性味或作用相反而又能在治疗中起相成作用的药物。

4. 使药　一是引经药，即能引方中诸药以达病所的药物；二是调和药，即具有调和诸药作用的药物。

一般而言，一首方剂中的君药是必备的，而臣、佐、使药并非齐备，当视病情和治法的需要，以及所选药物的功效而定。

（二）常用剂型

剂型，是在方剂组成之后，根据病情的需要和药物不同的性能，加工制成一定形态的制剂形式。在传统剂型中，有供口服的汤剂、酒剂、丸剂、散剂、丹剂、栓剂、膏剂；供皮肤用的软膏剂、硬膏剂、散剂、丹剂、涂擦剂、浸洗剂、熏剂；还有供体腔使用的栓剂、药条等。20世纪30年代研制出了中药注射剂，以后又发展了胶囊剂、颗粒剂、气雾剂、膜剂等剂型。

1. 汤剂　是将药物加水煎煮一定时间，去渣取汁而制成的液体剂型。汤剂主要供内服，外用时多作洗浴、熏蒸及含漱。其优点是吸收快，能迅速发挥药效，又可根据病情变化随证加减，切合个体病证之需。

2. 酒剂　是将药物浸入酒内，经过一段时间，或隔水炖煮，滤去渣，取液后供内服或外用。酒有活血通络、易于发散和助长药力的特性，故常于祛风通络和补益剂中使用。此外，还有一种"酊剂"，是以不同浓度的乙醇为溶媒，通过不同的方法浸出中药有效成分的液体剂型。一般中草药酊剂的浓度为20%，有毒药物浓度则为10%。酊剂多外用，具有有效成分高、用量少、作用快、不易腐败等特点。

3. 丸剂　是将药物研成细粉，加适宜的黏合剂所制成的球形固体剂型，如蜜丸、水丸、蜡丸等。其特点是吸收缓慢、药效持久、节省药材、便于服用与携带，多用于慢性虚弱性疾病，如六味地黄丸、肾气丸等。

4. 散剂　是将药物粉碎，混合均匀，制成粉末状制剂。一般细末直接冲服，粗末加水煎服，称为煮散。亦可外用，点眼、吹喉或掺撒疮面。散剂的特点是制作简便、吸收较快、节省药材、便于服用与携带。

5. 丹剂　是指依方精制的成药，有内服和外用两种。内服丹剂没有固定剂型，每以药品贵重或药效显著而名之曰"丹"，如至宝丹、活络丹等。外用丹剂亦称"丹药"，是以某些矿物类药经高温烧炼制成的不同结晶形状的制品,常研粉涂撒疮面,治疗疮疡痈疽;亦可制成药条、药线和外用膏剂应用。

6. 栓剂　是将药物细粉与基质混合制成一定形状的固体制剂,用于腔道并在其间融化或溶解而发挥药效,有杀虫止痒、滑润、收敛等作用。

7. 膏剂　是将药物用水或植物油煎熬去渣而制成的半固体剂型,有内服和外用两种。内服膏剂以煎膏为主,外用膏剂分软膏和硬膏两种。

（1）煎膏,又称膏滋,是将药物加水反复煎煮,去渣浓缩后,加炼蜜或炼糖制成的半液体剂型。其特点是体积小、含量高、便于服用、口味甜美,有滋润补益作用,一般用于慢性虚弱患者,有利于较长时间用药。

（2）软膏,又称药膏,是将药物细粉与适宜的基质制成具有适当稠度的半固体外用制剂。软膏具有一定的黏稠性,外涂后渐渐软化或溶化,使药物慢慢吸收,持久发挥疗效,适用于外科疮疡疖肿、烧烫伤等。

（3）硬膏,又称膏药,是以植物油将药物煎至一定程度后去渣,再煎至滴水成珠,加入黄丹等搅匀,冷却制成的硬膏。用时加温摊涂在布或纸上,软化后贴于患处或穴位上,可治疗局部疾病和全身性疾病,如疮疡肿毒、跌打损伤、风湿痹证等。

 知识拓展

煎膏的制备方法

1. 配方　通过辨证,开具出适合患者身体状况的处方及胶类、糖类、细料。

2. 浸泡　每料中药饮片应在8~10倍量清水中完全浸没,通常需要浸泡8~12个小时。

3. 煎煮　将浸泡后的中药饮片煎煮2~3次,头煎药煮1.5小时以上,二煎、三煎药煮1小时以上。将前三煎所得药汁混在一起,静置后再沉淀过滤,以药渣越少越佳。

4. 浓缩　将滤净的药汁,先用大火煎熬,使药汁慢慢变稠,再转小火进一步浓缩,并不停搅拌,至药汁能滴在纸上不散开为度,此即清膏。

5. 收膏　按处方规定,依次兑入另煎的浓汁、细料药粉、各种辅料(如核桃仁、芝麻、龙眼肉等),以及烊化开的胶剂(如阿胶、龟甲胶、鹿角胶等)和糖类(以冰糖和蜂蜜为佳),用小火慢慢熬炼,并不断搅拌,直至成膏,以能拉扯成旗状或滴水成珠为标志。

6. 存放　趁热装入清洁的瓷质容器,冷却,然后用干净的纱布遮盖容器口,放置一夜后加盖,最后放入冰箱。

（沈方伦）

第二节　中药内治法

导入案例

赵某,女,65岁。3个月前与家人争吵,情绪激动,突发头晕头痛,口唇向右歪斜,左侧半身不遂。西医确诊为"脑梗死"。经住院治疗,目前左侧肢体疼痛,活动欠利,左手麻木肿胀,口唇歪斜,言语迟涩,遗尿失禁,舌暗淡,苔白,脉缓无力。

请思考:

1. 选择恰当的辨证方法,确定患者的证候诊断。

2. 进一步明确治则治法,选方用药。

中药内治法是在整体观念和辨证论治精神指导下,据证立法,以法选方,按方遣药,达到理法方药贯穿一致的治疗方法。

一、内治法的特点

(一)四诊合参,辨证分析

首先要围绕主诉进行问诊,系统地了解疾病发生、发展、变化的全过程。同时,注意结合望、闻、切诊,进一步判断阴、阳、表、里、寒、热、虚、实,以及病变脏腑等。如久病伤残者,通过四诊合参,辨证分析,往往存在气血不足、阴阳失衡、气滞血瘀等病证。

(二)确立治则,以法统方

中药内治法,注重"治病必求于本"的思想,在确立病证治疗原则的基础上,根据患者的具体病情而选择针对性的治疗方法。方剂则是在治法的指导下,按照组方原则配伍而成的药物有序组合,即"法随证立""方从法出"。由于康复治疗多用于疾病的中后期,结合疾病特点及个体差异,常常以补法为主,配合理气行滞、活血化瘀、消痰除痞、散寒止痛等治法。

(三)重视调摄,形神合一

中药内治法,既重视预防调摄,又讲求形神合一。预防调摄,对于健康人来说,可增强体质,预防疾病的发生,对于病者而言,可防止疾病的发展与传变。对于糖尿病、脾胃病等患者来说,饮食调养最为重要,如脾胃虚寒证忌食生冷油腻,而脾胃湿热证忌食辛辣炙煿之品等。对于心脑病证、肿瘤等患者来说,调神是关键,要注意心理调摄与治疗。

二、常用方药

（一）解表剂

解表剂以解表药为主组成，具有发汗、解肌、透疹等作用。治疗表证的方剂见表7-1。

1. 麻黄汤（《伤寒论》）

【组成】 麻黄9g，桂枝6g，杏仁6g，炙甘草3g。

【用法】 水煎服，覆取微似汗。

【功用】 发汗解表，宣肺平喘。

【主治】 外感风寒表实证。恶寒发热，头身疼痛，无汗而喘，舌苔薄白，脉浮紧。

【运用】 感冒、急性支气管炎、支气管哮喘等属风寒表实证者。

2. 银翘散（《温病条辨》）

【组成】 银花30g，连翘30g，荆芥穗12g，淡豆豉15g，薄荷18g，牛蒡子18g，苦桔梗18g，芦根18g，竹叶12g，生甘草15g。

【用法】 水煎数沸，香气大出，即取服。

【功用】 辛凉透表，清热解毒。

【主治】 温病初起。发热，微恶风寒，无汗或有汗不畅，头痛口渴，咳嗽咽痛，舌尖红，苔薄白或薄黄，脉浮数。

【运用】 急性发热性疾病的初起阶段，如感冒、急性扁桃体炎、肺炎、麻疹、流行性脑脊髓炎、流行性乙型脑炎、腮腺炎等属温病初起，邪郁肺卫者。

3. 败毒散（《太平惠民和剂局方》）

【组成】 柴胡、前胡、川芎、枳壳、羌活、独活、茯苓、桔梗、人参各9g，甘草6g。

【用法】 加生姜、薄荷少许，水煎服。

【功用】 散寒祛湿，益气解表。

【主治】 气虚外感风寒湿证。憎寒壮热，头项强痛，肢体酸痛，无汗，鼻塞声重，咳嗽有痰，胸膈痞满，舌苔白腻，脉浮而重按无力。

【运用】 感冒、流行性感冒、支气管炎、风湿性关节炎、痢疾、过敏性皮炎、湿疹等属外感风寒湿邪兼气虚者。

表7-1 解表剂的组方结构

	麻黄汤	银翘散	败毒散
君药	麻黄辛温发散为主，又有微苦降泄之性，发汗解表，宣肺平喘	银花、连翘，疏风透热，清热解毒，芳香辟秽，兼顾温热病邪易蕴结成毒及多夹秽浊之气特点	羌活、独活，辛散苦燥温通，以祛一身之风寒湿邪

	麻黄汤	银翘散	败毒散
臣药	桂枝与麻黄相须,增强发汗之力,又可温通经脉,温助阳气	荆芥穗、淡豆豉,增强辛散透表之力;薄荷、牛蒡子,疏散风热,又清头目,利咽喉	柴胡解表退热,川芎行气活血,以助祛风散寒、除湿止痛之力
佐药	杏仁味苦性降,与麻黄相伍,可宣降肺气,平喘止咳	桔梗辛宣苦泄,宣肺以祛痰止咳利咽;芦根清肺胃之热,生津止渴;竹叶清心除烦,分利小便以渗泄热邪	人参益气扶正;桔梗宣肺、枳壳降气、前胡化痰、茯苓渗湿,合用以宣降肺气,祛痰止咳
使药	炙甘草调和诸药,缓和麻、桂峻烈之性	生甘草调和诸药,又合桔梗以清热解毒利咽	生姜、薄荷为引,以助解表;甘草调和诸药,益气健脾

(二)泻下剂

泻下剂以泻下药为主组成,具有通导大便、排除胃肠积滞、荡涤实热,或攻逐水饮、寒积等作用。治疗里实证的方剂见表7-2、表7-3。

1. 大承气汤(《伤寒论》)

【组成】 大黄 12g,芒硝 9g,厚朴 24g,枳实 12g。

【用法】 水煎服,先煎厚朴、枳实,后下大黄,汤成去滓,纳芒硝,溶化服。

【功用】 峻下热结。

【主治】 阳明腑实证。大便不通,频转矢气,脘腹痞满,腹痛拒按,按之硬,甚或潮热谵语,手足濈然汗出,舌苔黄燥起刺,或焦黑燥裂,脉沉实。

【运用】 肠梗阻、急性胆囊炎、急性胰腺炎、幽门梗阻,以及某些热性病过程中出现高热、神昏、谵语、惊厥、发狂而见大便不通、苔黄脉实者。

2. 温脾汤(《备急千金要方》)

【组成】 大黄 15g,芒硝 6g,附子 6g,干姜 9g,人参 6g,当归 9g,甘草 6g。

【用法】 水煎服,大黄后下。

【功用】 攻下冷积,温补脾阳。

【主治】 阳虚冷积证。便秘腹痛,脐周绞痛,手足不温,苔白不渴,脉沉弦而迟。

【运用】 急性单纯性肠梗阻或不全肠梗阻等属脾阳不足、寒积中阻者。

3. 麻子仁丸(《伤寒论》)

【组成】 麻子仁 20g,杏仁 10g,芍药 9g,大黄 12g,厚朴 9g,枳实 9g。

【用法】 水煎服。

【功用】 润肠泄热,行气通便。

【主治】 胃肠燥热,脾约便秘证。大便干结,小便频数,脘腹胀痛,舌红苔黄,脉数。

【运用】 习惯性秘结、老年人与产后便秘、痔疮手术后便秘等属肠胃燥热、脾津不足者。

表 7-2 泻下剂的组方结构

	大承气汤	温脾汤	麻子仁丸
君药	大黄苦寒通泄,荡涤肠胃邪热积滞	附子辛甘大热,温脾阳以散寒凝;大黄苦寒沉降,荡涤泻下除积滞	麻子仁润肠通便
臣药	芒硝,与大黄相须,增强寒下之力,又软坚润燥	芒硝软坚,干姜温中,增强寓温补于攻下之力	杏仁苦降肺气,白芍益阴养血,都有润肠作用
佐药	厚朴,行气消胀除满;枳实,破气散结消痞	人参补益脾气,当归养血润燥,体现温补结合的治法	大黄、厚朴、枳实为小承气汤,轻下热结
使药		甘草调和诸药,益气健脾	

4. 济川煎(《景岳全书》)

【组成】 肉苁蓉 6~9g,当归 9~15g,牛膝 6g,泽泻 4.5g,枳壳 3g,升麻 1.5~3g。

【用法】 水煎服。

【功用】 温肾益精,润肠通便。

【主治】 肾虚便秘。大便秘结,小便清长,腰膝酸软,头目眩晕,舌淡苔白,脉沉迟。

【运用】 习惯性大便秘结、老年人便秘、产后便秘等属肾虚精亏、开阖失司者。

5. 桃核承气汤(《伤寒论》)

【组成】 桃仁 12g,桂枝 6g,大黄 12g,芒硝 6g,炙甘草 6g。

【用法】 水煎前四味,冲芒硝服。

【功用】 逐瘀泻热。

【主治】 下焦蓄血证。少腹急结,小便自利,至夜发热,或其人如狂,甚则谵语烦躁;以及血瘀经闭,痛经,脉沉实而涩者。

【运用】 急性盆腔炎、胎盘滞留、附件炎、肠梗阻、子宫内膜异位症、急性脑出血等属瘀热互结于下焦者。

6. 十枣汤(《伤寒论》)

【组成】 芫花、甘遂、大戟各等分。

【用法】 三味等分为末,或装入胶囊,每服 0.5~1g,每日 1 次,大枣 10 枚煎汤送服。

【功用】 攻逐水饮。

【主治】 悬饮。咳唾胸胁引痛,心下痞硬,干呕短气,头痛目眩,或胸背掣痛不得息,舌苔滑,脉沉弦。

【运用】 渗出性胸膜炎、肝硬化导致的腹水、肾炎性水肿等属水饮壅盛、形气俱实者。

表7-3　泻下剂的组方结构

	济川煎	桃核承气汤	十枣汤
君药	肉苁蓉咸温,温肾益精,暖腰润肠	桃仁活血祛瘀,润肠通便;大黄荡涤下焦邪热,瘀热并治	甘遂善行经隧之水湿
臣药	当归养血润燥,牛膝补肾壮腰,寓润下于温补之中	芒硝软坚,桂枝温通,增强破血下瘀之力	大戟善泄脏腑之水邪;芫花善消胸胁伏饮痰癖
佐药	枳壳降脾胃之气,升麻升脾胃清阳,泽泻渗利泻浊,寄升清于降浊之内		大枣益脾缓中,培土制水,防止逐水伤及脾胃
使药		炙甘草护胃,缓和诸药峻烈之性	

（三）和解剂

和解剂具有和解少阳、调和肝脾、调和肠胃等作用。治疗伤寒邪在少阳、肝脾不和、肠胃不和等证的方剂见表7-4。

1. 小柴胡汤(《伤寒论》)

【组成】　柴胡24g,黄芩9g,人参9g,炙甘草9g,半夏9g,生姜9g,大枣4枚。

【用法】　水煎服。

【功用】　和解少阳。

【主治】　伤寒少阳证。往来寒热,胸胁苦满,默默不欲饮食,心烦喜呕,口苦,咽干,目眩,舌苔薄白,脉弦者。

【运用】　感冒、疟疾、慢性肝炎、肝硬化、急性和慢性胆囊炎、胆结石、急性胰腺炎、中耳炎、急性化脓性乳腺炎、胆汁反流性胃炎、胃溃疡等属邪踞少阳、胆胃不和者。

2. 四逆散(《伤寒论》)

【组成】　柴胡、芍药、枳实、炙甘草各6g。

【用法】　水煎服。

【功用】　透邪解郁,疏肝理脾。

【主治】　肝脾不和证。胁肋胀闷,脘腹疼痛,脉弦。

【运用】　慢性肝炎、胆囊炎、胆石症、胆汁反流性胃炎、肋间神经痛、胃炎、胃肠功能紊乱、附件炎、输卵管阻塞、乳腺增生等属肝脾不和者。

3. 半夏泻心汤(《伤寒论》)

【组成】　半夏12g,干姜9g,黄芩9g,黄连3g,人参9g,大枣4枚,炙甘草9g。

【用法】　水煎服。

【功用】　寒热平调,消痞散结。

【主治】 寒热互结之痞证。心下痞,但满而不痛,或呕吐,肠鸣下利,舌苔腻而微黄。

【运用】 急性和慢性肠胃炎、慢性结肠炎、慢性肝炎等属中气虚弱、寒热互结者。

表7-4 和解剂的组方结构

	小柴胡汤	四逆散	半夏泻心汤
君药	柴胡清轻升散,透达少阳半表之邪,疏肝解郁	柴胡透邪外达,疏肝解郁	半夏辛苦而温,消痞除结,又能降逆止呕
臣药	黄芩苦寒,清泄少阳半里之郁热,君臣相合,清透并用,和解表里	白芍敛阴养血柔肝,君臣相合,以养肝体、复肝用	干姜辛热,温中散寒,助半夏温胃和中
佐药	半夏、生姜,相畏相杀,和胃降逆止呕;人参、大枣,益气健脾	枳实,破气散结消痞,与柴胡相伍,升降互用,肝脾同治,合白芍则能调畅气血	芩、连苦寒,清泄胃热,合以君臣,则辛开苦降,寒热平调;人参、大枣,益气健脾
使药	炙甘草调和诸药,益气健脾	炙甘草调和诸药,益气健脾	炙甘草调和诸药,益气健脾

(四)温里剂

温里剂以温热药为主组成,具有温里助阳、散寒通脉的作用。治疗里寒证的方剂见表7-5。

1. 理中丸(《伤寒论》)

【组成】 干姜、人参、白术、炙甘草各9g。

【用法】 水煎服,药后饮热粥适量。

【功用】 温中祛寒,补气健脾。

学而思

理中丸中既没有止吐药,又没有止泻药,为什么能止吐止泻?

【主治】 脾胃虚寒证。脘腹绵绵作痛,喜温喜按,呕吐,大便稀溏,脘痞食少,畏寒肢冷,口淡不渴,舌淡苔白润,脉沉细或沉迟无力。

【运用】 慢性胃炎、胃及十二指肠溃疡、胃下垂、胃扩张、慢性结肠炎等属脾胃虚寒者。

2. 四逆汤(《伤寒论》)

【组成】 生附子15g,干姜6g,炙甘草6g。

【用法】 生附子先煎60分钟,再加余药同煎,取汁温服。

【功用】 回阳救逆。

【主治】 少阴病,心肾阳衰寒厥证。四肢厥逆,恶寒蜷卧,神衰欲寐,面色苍白,腹痛下利,呕吐不渴,舌苔白滑,脉微细。

【运用】 各种休克、心力衰竭、心肌梗死、急性胃肠炎、风湿性关节炎等属阴盛阳衰者。

3. 当归四逆汤（《伤寒论》）

【组成】 当归 9g,桂枝 9g,芍药 9g,细辛 3g,通草 6g,大枣 8 枚,炙甘草 6g。

【用法】 水煎服。

【功用】 温经散寒,养血通脉。

【主治】 血虚寒厥证。手足厥寒,或腰、股、腿、足、肩臂疼痛,口不渴,舌淡苔白,脉沉细或细而欲绝。

【运用】 风湿性心脏病、冠心病、头痛、高血压、中风及中风后遗症、肩周炎、痛风性关节炎、术后肠粘连、前列腺增生、闭经、痛经、子宫内膜异位症等属血虚寒凝者。

表 7-5　温里剂的组方结构

	理中丸	四逆汤	当归四逆汤
君药	干姜辛热,温中散寒	附子辛甘大热,复一身之阳气而回阳救逆	当归甘温,补血和血;桂枝温经通脉,温助阳气
臣药	人参益气健脾,体现内生之寒温必兼补	干姜辛热,温中散寒,与附子相须,增强温阳破阴之力	白芍和当归协同,益阴养血;细辛增强桂枝的温散作用
佐药	白术健脾燥湿		通草偏寒,通利血脉
使药	炙甘草调和诸药,益气健脾	炙甘草调和诸药,益气健脾,且缓姜附燥烈之性	大枣、炙甘草调和诸药,益气健脾

（五）清热剂

清热剂以清热药为主组成,具有清热、泻火、凉血、解毒等作用。治疗里热证的方剂见表 7-6、表 7-7。

1. 白虎汤（《伤寒论》）

【组成】 石膏 50g,知母 18g,粳米 9g,炙甘草 6g。

【用法】 水煎,米熟汤成,温服。

【功用】 清热生津。

【主治】 气分热盛证。壮热面赤,烦渴引饮,汗出恶热,脉洪大有力。

【运用】 感染性疾病,如大叶性肺炎、流行性乙型脑炎、牙龈炎,及小儿夏季热、糖尿病、风湿性关节炎等属气分热盛者。

2. 犀角地黄汤（《外台秘要》）

【组成】 水牛角 30g,生地黄 24g,芍药 9g,牡丹皮 12g。

【用法】 水煎服,水牛角镑片先煎,后下余药。

【功用】 清热解毒,凉血散瘀。

【主治】　热入血分证。身热谵语，斑色紫黑，或吐血、衄血、便血、尿血，舌深绛起刺，脉数；或喜忘如狂，或漱水不欲咽，或大便色黑易解。

【运用】　上消化道出血、急性重型肝炎、肝性脑病、弥散性血管内凝血、尿毒症、过敏性紫癜、急性白血病、败血症等属热入血分者。

3. 黄连解毒汤(《外台秘要》)

【组成】　黄连 9g，黄芩 6g，黄柏 6g，栀子 9g。

【用法】　水煎服。

【功用】　泻火解毒。

【主治】　三焦火毒热盛证。大热烦躁，口燥咽干，错语不眠；或热病吐血、衄血；或热甚发斑，或身热下痢，或湿热黄疸；或外科痈疡疔毒，小便黄赤，舌红苔黄，脉数有力。

【运用】　败血症、脓毒血症、细菌性痢疾、肺炎、急性黄疸性肝炎、丹毒等属三焦火毒者。

表 7-6　清热剂的组方结构

	白虎汤	犀角地黄汤	黄连解毒汤
君药	石膏辛甘大寒，既清热泻火，又生津止渴	水牛角咸寒，直入血分，凉血清心而解热毒	黄连大苦大寒，清泻心火，兼泻中焦之火
臣药	知母苦寒质润，助石膏清热，治热邪已伤之阴	生地黄甘苦性寒，助君药清热凉血，又养阴生津	黄芩，清上焦之火
佐药	粳米益胃生津，可提高石膏溶解度，增强退热效应	赤芍、丹皮，清热凉血散瘀，可收化斑之效	黄柏，泻下焦之火；栀子泻三焦之火，引邪热从小便而解
使药	炙甘草调和诸药，益气健脾		

4. 龙胆泻肝汤(《医方集解》)

【组成】　龙胆草 6g，黄芩 9g，栀子 9g，泽泻 12g，车前子 9g，木通 6g，生地黄 9g，当归 3g，柴胡 6g，生甘草 6g。

【用法】　水煎服。

【功用】　清泻肝胆实火，清利肝经湿热。

【主治】　肝胆实火上炎证。头痛目赤，胁痛，口苦，耳聋，耳肿，舌红苔黄，脉弦数有力。肝经湿热下注证。阴肿，阴痒，筋痿，阴汗，小便淋浊，或妇女带下黄臭等，舌红苔黄腻，脉弦数有力。

【运用】　顽固性偏头痛、高血压、急性结膜炎、外耳道疖肿、急性黄疸性肝炎、急性胆囊炎、腹股沟淋巴结炎、急性盆腔炎、睾丸炎、尿道炎、带状疱疹等属肝经实火或湿热者。

5. 青蒿鳖甲汤(《温病条辨》)

【组成】 青蒿 6g,鳖甲 15g,生地黄 12g,知母 6g,牡丹皮 9g。

【用法】 水煎服。

【功用】 养阴透热。

【主治】 温病后期,邪伏阴分证。夜热早凉,热退无汗,舌红苔少,脉细数。

【运用】 不明原因的发热、各种传染病恢复期的低热不退、慢性肾盂肾炎、肾结核等属阴虚内热、低热不退者。

表 7-7　清热剂的组方结构

	龙胆泻肝汤	青蒿鳖甲汤
君药	龙胆草大苦大寒,为"凉肝猛将",善清肝胆实火及下焦湿热	青蒿芳香透散,引阴分伏热外达;鳖甲咸寒直入阴分,滋阴退热,入络搜邪
臣药	黄芩清少阳于上,栀子泻三焦于下,共助君药以泻肝胆实火	生地黄、知母滋阴清热,共助鳖甲养阴退热
佐药	泽泻、车前子甘寒,木通苦寒,使肝胆实火及湿热从小便而解;生地黄、当归,养血益阴以柔肝,使祛邪而不伤正	牡丹皮凉血透热,可泻阴中之伏火,使火退而阴生
使药	柴胡疏畅肝胆之气,配伍黄芩以和解少阳;甘草调和诸药,并可缓肝之急	

(六)补益剂

补益剂以补益药为主组成,具有补益人体气、血、阴、阳等作用。治疗各种虚证的方剂见表 7-8、表 7-9。

1. 四君子汤(《太平惠民和剂局方》)

【组成】 人参 9g,白术 9g,茯苓 9g,炙甘草 6g。

【用法】 水煎服。

【功用】 补气健脾。

【主治】 脾胃气虚证。面色萎白,语声低微,气短乏力,食少便溏,舌淡苔白,脉虚弱。

【运用】 慢性胃炎、胃及十二指肠溃疡、胃肠功能减弱、消化不良等属脾胃气虚者。

2. 四物汤(《仙授理伤续断秘方》)

【组成】 熟地黄 15g,当归 9g,白芍 9g,川芎 6g。

【用法】 水煎服。

【功用】 补血调血。

【主治】 营血虚滞证。头晕目眩,心悸失眠,面色无华,妇人月经不调,量少或经闭不行,脐腹作痛,甚或瘕块硬结,舌淡,口唇、爪甲色淡,脉细弦或细涩。

【运用】 月经不调、痛经、闭经、先兆流产、胎盘滞留、贫血、荨麻疹等属营血虚滞者。

表 7-8　补益剂的组方结构

	四君子汤	四物汤
君药	人参甘温,大补元气,健脾养胃	熟地黄甘温,滋阴养血,填精补肾
臣药	白术苦温,健脾燥湿,加强益气助运之力	当归甘温,补血和血
佐药	茯苓甘淡,健脾渗湿	白芍敛阴养血柔肝;川芎活血行气
使药	炙甘草调和诸药,益气健脾	

3. 六味地黄丸(《小儿药证直诀》)

【组成】 熟地黄 24g,山萸肉 12g,干山药 12g,泽泻 9g,茯苓 9g,牡丹皮 9g。

【用法】 水煎服。

【功用】 滋补肝肾。

【主治】 肝肾阴虚证。腰膝酸软,头晕目眩,耳鸣耳聋,盗汗,遗精,消渴,骨蒸潮热,手足心热,口燥咽干,牙齿动摇,足跟作痛,小便淋漓,以及小儿囟门不合,舌红少苔,脉沉细数。

【运用】 高血压、高血脂病、糖尿病、慢性肾炎、肾病综合征、慢性肝炎、甲状腺功能亢进、中心性浆液性脉络膜视网膜病变、更年期综合征、排卵期出血、功能失调性子宫出血、黄褐斑、脱发、早衰、小儿发育迟缓等属肾阴亏损者。

4. 肾气丸(《金匮要略》)

【组成】 附子 3g,桂枝 3g,干地黄 24g,山茱萸 12g,山药 12g,泽泻 9g,茯苓 9g,牡丹皮 9g。

【用法】 水煎服。

【功用】 补肾助阳。

【主治】 肾阳不足证。腰痛脚软,身半以下常有冷感,少腹拘急,小便不利,或小便反多,入夜尤甚,阳痿早泄,舌淡而胖,脉虚弱,尺部沉细。

【运用】 慢性肾炎、慢性肾功能不全、慢性支气管炎、支气管哮喘、肺心病心力衰竭、高血压、糖尿病、肾上腺皮质功能减退、甲状腺功能减退、性功能减退、尿崩症、更年期综合征、前列腺肥大、产后尿潴留、不孕不育等属于肾阳不足者。

表 7-9　补益剂的组方结构

	六味地黄丸	肾气丸
君药	熟地黄甘温,滋阴养血,填精补肾	附子辛甘大热,温补命门之火,复其气化之功;桂枝温通,合附子以温阳化气

	六味地黄丸	肾气丸
臣药	山萸肉,补养肝肾,涩精; 山药,补益脾阴,固精	干地黄、山萸肉、山药,肾肝脾三阴并补,既可助阳的生化,又可制补阳药的温燥
佐药	泽泻、茯苓利水渗湿泄浊,牡丹皮清泄相火,制约温燥,使补而不滞	泽泻、茯苓利水渗湿泄浊,牡丹皮清泄相火,制约温燥,使补中寓泻,以利于阴生阳长

(七) 理气剂

理气剂以理气药为主组成,具有行气或降气作用。治疗气滞或气逆证的方剂见表 7-10。

1. 柴胡疏肝散(《证治准绳》)

【组成】 柴胡 6g,香附、川芎各 4.5g,陈皮 6g,芍药、枳壳各 4.5g,甘草 1.5g。

【用法】 水煎服。

【功用】 疏肝解郁,行气止痛。

【主治】 肝气郁滞证。胁肋疼痛,胸闷喜太息,情志抑郁或易怒,或嗳气,脘腹胀满,脉弦。

【运用】 感冒、肝硬化、胆囊炎、胆结石、胆汁反流性胃炎、胃溃疡等属肝气郁滞证者。

2. 苏子降气汤(《太平惠民和剂局方》)

【组成】 紫苏子 9g,半夏 9g,厚朴 6g,前胡 6g,肉桂 3g,当归 6g,甘草 6g。

【用法】 加生姜 2 片,大枣 1 枚,苏叶 2g,水煎服。

【功用】 降气平喘,祛痰止咳。

【主治】 上实下虚喘咳证。咳喘痰多,胸膈满闷,喘咳短气,呼多吸少,或腰疼脚弱,肢体倦怠,或肢体浮肿,舌苔白滑或白腻,脉弦滑。

【运用】 慢性支气管炎、肺气肿、支气管哮喘等属上实下虚者。

表 7-10　理气剂的组方结构

	柴胡疏肝散	苏子降气汤
君药	柴胡辛苦入肝胆经,长于疏肝解郁	紫苏子降气平喘,祛痰止咳
臣药	香附行气疏肝止痛,川芎行气活血止痛,助柴胡疏肝解郁,且善行血中之气	半夏燥湿化痰降逆,厚朴下气宽胸除满,前胡下气祛痰止咳,君臣相配,以治上实
佐药	白芍敛阴养血,柔肝止痛;陈皮理气行滞;枳壳行气理脾	肉桂温补下元,纳气平喘,以治下虚;当归治咳逆上气,又养血补肝润燥,同肉桂以增温补下虚之效;生姜、苏叶散寒宣肺
使药	甘草调和诸药,合芍药缓急止痛	大枣、甘草调和诸药,益气健脾

（八）理血剂

理血剂以理血药为主，具有活血祛瘀或止血作用，治疗血瘀或出血病证的方剂见表7-11。

1. 血府逐瘀汤（《医林改错》）

 知识拓展

血府逐瘀汤的临床应用

现代药理研究证明，血府逐瘀汤能改善血液流变性和微循环，舒张血管，增加缺血器官的血流量，明显减轻心肌缺血的程度，缩小心肌缺血范围和梗死面积，缓解心绞痛。

【组成】 桃仁12g，红花9g，川芎4.5g，赤芍6g，牛膝9g，生地黄9g，当归9g，桔梗4.5g，枳壳6g，柴胡3g，甘草6g。

【用法】 水煎服。

【功用】 活血化瘀，行气止痛。

【主治】 胸中血瘀证。胸痛，头痛，日久不愈，痛如针刺而有定处，或呃逆日久不止，或饮水即呛，干呕，或内热瞀闷，或心悸怔忡，失眠多梦，急躁易怒，入暮潮热，唇暗或两目暗黑，舌质暗红，或舌有瘀斑、瘀点，脉涩或弦紧。

【运用】 冠心病心绞痛、风湿性心脏病、胸部挫伤及肋软骨炎之胸痛，以及脑血栓形成、高血压、高脂血症、血栓闭塞性脉管炎、神经症等属血瘀气滞者。

2. 补阳还五汤（《医林改错》）

【组成】 生黄芪30~120g，桃仁3g，红花3g，川芎3g，赤芍5g，当归尾6g，地龙3g。

【用法】 水煎服。

【功用】 补气、活血、通络。

【主治】 中风之气虚血瘀证。半身不遂，口眼歪斜，语言謇涩，口角流涎，小便频数或遗尿失禁，舌暗淡，苔白，脉缓无力。

【运用】 脑血管意外后遗症、冠心病、脊髓灰质炎，以及其他原因引起的偏瘫、截瘫，或单侧上肢或下肢痿软等属气虚血瘀者。

表7-11 理血剂的组方结构

	血府逐瘀汤	补阳还五汤
君药	桃仁、红花，活血祛瘀止痛	生黄芪，大补元气，能固摄经络之气
臣药	川芎、赤芍，助君药活血祛瘀止痛；牛膝活血通经，引胸中之瘀血下行	桃仁、红花、川芎、赤芍活血祛瘀止痛，当归尾善于通络，体现益气活血法

	血府逐瘀汤	补阳还五汤
佐药	生地黄、当归,滋阴养血;桔梗、枳壳,一升一降,宽胸行气;柴胡疏肝解郁,升达清阳,使气行则血行	地龙通经活络,力专善走,周行全身,配合诸药以行药力
使药	甘草调和诸药	

（九）祛痰剂

祛痰剂以祛痰药为主组成,具有消除痰涎的作用。治疗各种痰病的方剂见表 7-12。

二陈汤(《太平惠民和剂局方》)

【组成】 半夏 15g,橘红 15g,白茯苓 9g,炙甘草 4.5g。

【用法】 加生姜 7 片,乌梅 1 枚,水煎服。

【功用】 燥湿化痰,理气和中。

【主治】 湿痰证。咳嗽痰多,色白易咯,恶心呕吐,胸膈痞闷,肢体困重,或头眩心悸,舌苔白滑或腻,脉滑。

【运用】 慢性支气管炎、变异性哮喘、肺气肿、慢性阻塞性肺疾病、慢性胃炎、妊娠呕吐、神经性呕吐、胆汁反流性胃炎、高脂血症、非酒精性脂肪肝、耳源性眩晕、分泌性中耳炎、冠心病稳定型心绞痛、假性延髓麻痹、癫痫、甲状腺肿、药物性肥胖等属湿痰者。

表 7-12　祛痰剂的组方结构

	二陈汤
君药	半夏辛温苦燥,尤善燥湿化痰,且能和胃降逆
臣药	橘红理气行滞,又能燥湿化痰
佐药	茯苓健脾渗湿,以杜生痰之源;生姜制半夏之毒,又助半夏化痰降逆,和胃止呕;乌梅收敛肺气,有"欲劫之而先聚之"之意
使药	炙甘草调和诸药,益气健脾

（十）祛湿剂

祛湿剂以祛湿药为主组成,具有化湿利水、通淋泄浊等作用。治疗水湿病证的方剂见表 7-13。

五苓散(《伤寒论》)

【组成】 泽泻 15g,茯苓 9g,猪苓 9g,白术 9g,桂枝 6g。

【用法】 水煎服,多饮暖水,取微汗。

【功用】 利水渗湿,温阳化气。

【主治】 膀胱气化不利之蓄水证。小便不利,头痛微热,烦渴欲饮,甚则水入即吐,或脐下动悸,吐涎沫而头目眩晕,或短气而咳,或水肿、泄泻,舌苔白,脉浮或浮数。

【运用】 慢性肾炎、肝纤维化、急性胃肠炎、尿潴留、脑积水、关节积液、梅尼埃病等属水湿或痰饮内停者。

表 7-13　祛湿剂的组方结构

五苓散	
君药	泽泻利水渗湿
臣药	茯苓、猪苓,助君药利水渗湿
佐药	白术补气健脾,助运化水湿;桂枝温阳化气以助利水,并可辛温发散以祛表邪

（十一）消食剂

消食剂以消食药为主组成,具有消食健脾或化积导滞等作用。治疗食积停滞的方剂见表 7-14。

保和丸(《丹溪心法》)

【组成】 山楂 18g,神曲 6g,莱菔子 3g,半夏 9g,茯苓 9g,陈皮 3g,连翘 3g。

【用法】 水煎服。

【功用】 消食化滞,理气和胃。

【主治】 食滞胃脘证。脘腹痞满胀痛,嗳腐吞酸,恶食呕逆,或大便泄泻,舌苔厚腻,脉滑。

【运用】 急慢性胃炎、急慢性肠炎、消化不良、婴幼儿腹泻等属食积内停者。

表 7-14　消食剂的组方结构

保和丸	
君药	山楂消一切饮食积滞,长于消肉食油腻之积
臣药	神曲消食健胃,长于化酒食陈腐之积;莱菔子下气消食除胀,长于消谷面之积
佐药	半夏、陈皮理气化湿,和胃止呕;茯苓甘淡,健脾渗湿,和中止泻;连翘苦而微寒,既清食积所生之热,又散食滞所停之积

（十二）驱虫剂

驱虫剂以驱虫药为主组成,具有驱虫或杀虫的作用。治疗人体消化道寄生虫病的方剂见表 7-15。

乌梅丸(《伤寒论》)

【组成】 乌梅 30g,蜀椒 5g,细辛 3g,黄连 9g,黄柏 6g,附子 6g,干姜 9g,桂枝 6g,当归 6g,人参 6g。

【用法】 乌梅用醋浸一宿,去核打烂,和余药打匀,烘干或晒干,研成细末,加蜜制丸,每服 9g,每天 2～3 次,空腹温开水送下;亦可作汤剂,水煎服。

【功用】 温脏安蛔。

【主治】 脏寒蛔厥证。脘腹阵痛,烦闷呕吐,时发时止,得食则吐,甚则吐蛔,手足厥冷;久泻久痢。

【运用】 胆道蛔虫症、慢性菌痢、慢性胃肠炎、结肠炎等属寒热错杂、气血虚弱证者。

表 7-15　驱虫剂的组方结构

乌梅丸	
君药	乌梅酸能安蛔,使蛔静则痛止
臣药	蜀椒、细辛辛温,辛以伏蛔,温以祛寒;黄连、黄柏味苦性寒,苦能下蛔,寒能清解因蛔虫上扰,气机逆乱所生之热
佐药	附子、桂枝、干姜,皆为辛热之品,既可增强温脏祛寒之功,亦有辛可制蛔之力;当归、人参,补养气血,且合桂枝以养血通脉,调和阴阳以解四肢厥冷
使药	以蜜为丸,甘缓和中

三、临床应用

（一）汗法

汗法是通过开泄腠理、调畅营卫、宣发肺气等作用,使在表的六淫之邪随汗而解的一种治法。

1. 适用范围　感冒初期;麻疹初起,疹发不畅;水肿初起,腰以上肿甚;疮疡初起而有寒热表证;痢疾初起而有寒热表证。

2. 具体运用　根据病邪的性质和体质的强弱,采用辛温解表、辛凉解表、扶正解表等法,分别以麻黄汤、银翘散、败毒散为代表方。

3. 使用注意　辨清病邪的性质;中病即止,慎勿过量;兼顾兼夹病证;不宜久煎。

（二）吐法

吐法是通过涌吐的方法,使停留在咽喉、胸膈、胃脘的痰涎宿食或毒物从口中吐出的一种治法。

1. 适用范围　中风痰涎壅盛,宿食壅阻胃脘,或误食毒物尚在胃中等。

2. 具体运用　对于病位居上,病势急暴,体质壮实,内蓄实邪者,可根据病情采用药物或非药物吐法。

3. 使用注意　吐法易伤胃气,多以一吐为限,不宜反复使用;病情危笃、老弱气衰、妇人新产等情况均应慎用;吐后要调养脾胃。

（三）下法

下法是通过泻下、荡涤、攻逐等作用，使停留在胃肠的宿食、燥屎、冷积、瘀血、结痰、停水等有形积滞从下窍泻出，以祛邪除病的一种治法。

1. 适用范围　燥屎内结，冷积不化，停痰留饮，瘀血积水等邪结在里之实证。

2. 具体运用　根据病邪性质和正气强弱，采用寒下、温下、润下、通瘀、逐水、攻补兼施等法，分别以大承气汤、温脾汤、麻子仁丸、桃核承气汤、十枣汤、济川煎为代表方。

3. 使用注意　辨清病邪的性质；中病即止，不宜过量，以防伤正。

（四）和法

和法是通过和解和调和的方法，使半表半里之邪，或脏腑、阴阳、表里失和之证得以解除的一种治法。

1. 适用范围　邪犯少阳、肝脾不调、肠胃不和等证。

2. 具体运用　采用和解少阳、调和肝脾、调和肠胃等法，分别以小柴胡汤、四逆散、半夏泻心汤为代表方。

3. 使用注意　和法以祛邪为主，劳倦内伤、气血虚弱等纯虚证者，不宜使用；邪入少阳，有偏表、偏里、偏寒、偏热的不同，临证宜适当增损，权变用之。

（五）温法

温法是通过温里祛寒的作用，使在里之寒邪得以消散的一种治法。

1. 适用范围　里寒证，包括外寒直中和寒从中生两部分。

2. 具体运用　外来之寒，温必兼散，宜温经散寒，以当归四逆汤为代表方。内生之寒，温必兼补，中焦虚寒者，宜温中祛寒，以理中丸为代表方；心肾阳虚者，宜回阳救逆，以四逆汤为代表方。

3. 使用注意　辨清寒热真假，真热假寒证禁用；要采取"以息相吹，微微生火"的方法。

（六）清法

清法是通过清热、泻火、解毒、凉血等作用，使在里之热邪得以解除的一种治法。

1. 适用范围　里热证，包括气分热盛、热入营血、火毒热盛、脏腑热盛、阴虚内热等。

2. 具体运用　采用清气分热、清营凉血、清热解毒、清脏腑热、养阴清热等治法，分别以白虎汤、犀角地黄汤、黄连解毒汤、龙胆泻肝汤、青蒿鳖甲汤为代表方。

3. 使用注意　辨清寒热真假，真寒假热证禁用；不可滥用，要注意顾护正气。

（七）补法

补法是通过补益人体的气、血、阴、阳，以治疗各种虚证的一种治法。

1. 适用范围　气血阴阳不足，脏腑功能衰弱。

2. 具体运用　采用补气、补血、补阴、补阳四法，分别以四君子汤、四物汤、六味地黄丸、肾气丸为代表方。

3. 使用注意　辨清虚损证型，不可滥用补法；应善用通补，不宜呆补。

（八）消法

消法是通过消食导滞、行气活血、化痰利水、驱虫等方法,使气、血、痰、食、水、虫等渐积形成的有形之邪,渐消缓散的一种治法。

1. 适用范围　气、血、痰、食、水、虫等渐积形成的有形之邪。

2. 具体运用　采用行气、活血、化痰、祛湿、消食、驱虫等法,分别以柴胡疏肝散、血府逐瘀汤、二陈汤、五苓散、保和丸、乌梅丸为代表方。

3. 使用注意　消法属攻邪之法,须分虚实。实证可消,虚证当消补兼施。

以上八法,临床上可单独运用,但据病情变化配合使用者更为多见,如汗下并用、攻补兼施、消补同用等。

（沈方伦）

第三节　中药外治法

 导入案例

陈某,男,38岁。2天前吹空调睡觉致背部酸痛,既往无内科病史及外伤史。目前患者背部板滞,肩胛内侧缘疼痛,颈椎活动无障碍。查体:肩胛内侧缘可触及条索状物,压痛明显,心肺听诊正常。颈椎、胸椎X射线检查未见明显异常。心电图显示正常,腹部B超未见异常。

请思考:

1. 根据患者的临床表现,可以选择哪些中药外治法进行治疗?

2. 请具体选择一种中药外治法,叙述其操作方法。

《理瀹骈文》说:"外治之理,即内治之理;外治之药,即内治之药,所异者法耳。"指出中药外治法与内治法的治疗机制相同,但给药途径不同。中药外治法的运用同内治法一样,除了要进行辨证施治外,还要根据疾病不同的发展过程,选择不同的治疗方法。

一、外治法的特点

中药外治法来源于长期的医疗实践,内容丰富,方法多样,适用于内、外、妇、儿、五官等各科疾病,具有操作简便、价格低廉、奏效迅速、使用安全、副作用小、易于普及推广等特点。

（一）方法多样,适应证广

一种病有多种外治方法,如口腔溃疡可用锡类散局部外搽,可用黄连水含漱,也可用细辛末醋调贴脐上。同时,贴敷、熏洗、热熨、灌肠等多途径的给药方式,可以避免很多药物口服所产生的毒副作用。可见,其适应证广,禁忌证少,老弱妇幼皆宜。

(二)奏效迅速,直达病所

局部用药,可使药物直达病所,其疗效迅速可靠,并不逊于内服,且免除了长期服药之苦。如中药灌肠的方法通过直肠给药,可使药效发挥迅速,已成为中医急症的外治方法之一;古方通关散吹鼻也可用于急救,治疗感受秽毒或不正之气,突然厥逆,不省人事者。

(三)简便效廉,易于推广

中药外治法,一般兼有药效作用和局部刺激作用,所以用量小于内服,可节省药物资源,减少医药开支,又易于操作,易于掌握,适合普及推广。如治胃脘冷痛,可炒盐热敷脐部;治腹泻可用艾叶煎水洗足;治鼻衄可用大蒜泥涂足心等,这些均有很好的疗效,深为广大群众所喜用。

二、常 用 方 药

(一)汤剂

1. 黄连洗药(《千金翼方》)

【组成】 黄连、黄柏各 10g,黄芩、白芍、白蔹、甘草各 12g。

【用法】 上药加水煎汤,过滤去渣,待微温时淋洗伤口。

【功用】 消毒杀菌,祛腐排脓。

【主治】 小面积灼伤而有继发感染者。

2. 却毒汤(《医宗金鉴》)

【组成】 马齿苋、瓦松、甘草各 15g,川文蛤、川椒、苍术、防风、葱白、枳壳、侧柏叶各 10g,芒硝 30g。

【用法】 上药加水煎汤,趁热熏洗坐浴。

【功用】 解毒消肿,消炎止痛。

【主治】 内外痔发炎、嵌顿内痔、血栓外痔、肛门直肠周围脓肿、瘘发炎期,以及肛门部术后发生水肿和感染者。

3. 活络熏蒸方(《骨伤科效方集》)

【组成】 羌活、当归、炒艾叶、川乌、地龙、木通、伸筋草、五加皮、防风、地鳖虫各 30g,生姜 100g(捣烂)。

【用法】 上药水煎熏洗患处,每日 1 剂,一日 2 次。

【功用】 活血通络,祛风散寒,消肿止痛。

【主治】 各种增生性关节病,如膝关节骨质增生、跟骨刺、类风湿关节炎、肩周炎等。

（二）酒剂

1. 少林五香酒（《少林寺秘方集锦》）

【组成】 丁香、木香、乳香（醋制）、檀香、小茴香各 9g，当归 30g，川芎、苏木、牛膝各 24g，红花 15g，白酒 500ml。

【用法】 上药切成碎片，加入白酒浸泡，封闭 10 日后，埋入地下约 1m，30 日取出滤出酒，即可涂擦患处。每日涂擦 2～3 次。

【功用】 活血、散瘀、消肿。

【主治】 跌打损伤，局部红肿疼痛，皮肤青肿，闪腰岔气。

2. 丁公藤风湿药酒（《中国药典》）

【组成】 丁公藤 1 000g，桂枝 30g，麻黄 37.5g，羌活、当归、川芎、白芷、补骨脂、乳香、猪牙皂、苍术、厚朴、香附、木香、白术、山药、菟丝子、小茴香、苦杏仁、泽泻、五灵脂各 3g，陈皮 13g，枳壳 20g，黄精 8g，蚕砂 6.5g。

【用法】 将丁公藤蒸 2 小时后，与桂枝等 24 味药置容器内，加入白酒 4 250ml，密封浸泡，浸泡期间加温 2～5 次，每次使浸液达 35℃，浸泡 40 天后滤过即得。外擦患处。

【功用】 祛风除湿，活血止痛。

【主治】 跌仆损伤及风寒湿痹。

（三）散剂

1. 通关散（《丹溪心法附余》）

【组成】 皂角、细辛各 3g。

【用法】 上药共研为极细末。每用少许，吹入鼻中取嚏。

【功用】 通关开窍。

【主治】 痰盛气闭而引起的厥证，症见突然昏倒，不省人事，牙关紧闭，面色苍白，痰涎壅盛。

2. 生肌散（《外科正宗》）

【组成】 石膏、轻粉、赤石脂各 30g，黄丹（飞）6g，龙骨、血竭、乳香、樟脑各 9g。

【用法】 上药研为细末，先用甘草、当归、白芷各 3g，煎汤洗净患处，然后用生肌散掺布疮面，软油纸盖贴，每日或隔日换药 1 次。

【功用】 祛腐活血，生肌长肉。

【主治】 骨疽，腐骨脱出，肌肉生迟，不能收敛。

（四）膏剂

1. 千金保胎膏（《清太医院配方》）

【组成】 当归 300g，白芍 150g，生地黄 240g，甘草 90g，续断 180g，黄芪 150g，白术（炒）180g，苁蓉（炙）150g，木香 30g，黄芩 300g，益母草 300g。

【用法】 上药切碎，每锅用料 1 500g，香油 7 500g，熬至枯黑，过滤去滓，再熬炼至滴水成珠，对入章丹 3 120g，搅匀成膏，置冷水中，去火毒后加热熔化，加入龙骨面 90g 搅拌均匀,备用。取适量摊贴脐部。

【功用】 补气补血,保育胎元。

【主治】 妇人气虚血亏,胎元不固,屡经小产。

2. 太乙膏(《外科理例》)

【组成】 玄参、白芷、当归、肉桂、生地黄、大黄、赤芍各30g,麻油1 000g,黄丹360g。

【用法】 将上药放入麻油内煎枯,过滤去渣,入黄丹再熬成膏。摊于纸上,外贴患处。

【功用】 解毒消肿,祛腐生肌。

【主治】 一切疮毒、外伤等。

3. 冲和膏(《外科正宗》)

【组成】 紫荆皮150g,独活90g,赤芍60g,白芷30g,石菖蒲45g。

【用法】 上药共研为细末,用葱汤或热酒调成膏,外敷患处。

【功用】 活血通络,软坚消肿。

【主治】 痈疽疮疡半阴半阳证,冷热不明者。

4. 回阳玉龙膏(《外科正宗》)

【组成】 草乌、军姜各90g,赤芍、白芷、南星各30g,肉桂15g。

【用法】 上药共研为细末,用热酒调成膏,或按药粉1/5、凡士林4/5的比例,调匀成膏,外敷患处。

【功用】 温经散寒,活血通络。

【主治】 一切阴疽、阴寒证。

三、临床应用

中药外治有两条途径:一是皮肤给药,以贴敷、涂抹、热熨、发泡、熏洗、中药离子导入等法为常用;二是黏膜给药,通过眼、耳、鼻、口及前后二阴进入,以滴鼻、点眼、嗅闻、含漱、雾化吸入、灌肠以及妇科所用诸法为常用。

(一)贴敷疗法

贴敷疗法是将药物制成膏剂或研粉撒于普通膏药上,贴敷于患处或穴位的一种治疗方法。

1. 操作方法

(1)制作贴敷膏剂,如冬病夏治三伏贴就是以黄芪10g、菟丝子10g、白术9g、白芥子5g、细辛3g、甘遂5g研细末,加入姜汁调匀,做成直径1.5cm的药饼,并置于无纺布防过敏胶贴正中。

(2)取合适体位,将外用膏剂贴敷于治疗部位,并轻轻按压。

(3)一定时间后揭去外用膏剂,清洁治疗部位皮肤。

2. 注意事项

（1）观察皮肤，若有水疱、溃烂、瘙痒等症状，则不适用贴敷疗法。

（2）贴敷期间不宜进行剧烈运动，以免药物脱落。

（二）热熨疗法

热熨疗法是借助物理热疗促进药物吸收的一种局部治疗方法。

1. 操作方法

（1）制作热熨药袋，如选取当归、川芎、姜黄、羌活、红花、白芷、防风、乳香、没药、续断、木瓜、透骨草、威灵仙、桂枝、细辛各20g，研成粗末，用适量白酒浸透后，分置于两个布袋中。

（2）将热熨药袋放入锅中，用蒸汽加热10～20分钟。

（3）取合适体位，暴露治疗部位，可涂少量凡士林。

（4）将适宜温度的热熨药袋置于治疗部位，并来回推熨。力量要均匀，开始时用力要轻，速度可稍快，随着药袋温度的降低，力量可增大，同时速度减慢。

（5）熨药凉后，与锅内另一袋药交换，如此反复交替热熨20～30分钟，每日1～2次。

（6）热熨结束后，清洁治疗部位皮肤。

2. 注意事项

（1）操作时要密切观察局部皮肤情况，并询问患者的感觉，防止烫伤。

（2）热证、实证、局部无知觉或麻醉未醒者禁用。

（三）湿敷疗法

湿敷疗法是用纱布浸吸药液，敷于患处的一种治疗方法。临床常用的湿敷疗法有冷湿敷和热湿敷两种。

1. 操作方法

（1）制作湿敷汤剂，如冷湿敷时，可选取野菊花30g、马齿苋30g、黄柏20g、苦参15g，水煎，将药液放凉。

（2）将5～6层纱布置于药液中浸透，挤去多余药液后，敷于患处。

（3）每10分钟将纱布重新浸入溶液，稍拧干再贴敷，如此持续2小时。

2. 注意事项

（1）要密切观察局部皮肤反应，如出现苍白、红斑、痒痛、破溃等症状时，立即停止治疗。

（2）热湿敷时要注意药液温度，防止烫伤。

（四）熏洗疗法

熏洗疗法是将药物加水煮沸后，先用热气熏蒸患处，待药液温度降低后再局部浸洗或全身洗浴的一种治疗方法。根据治疗部位的不同，熏洗法可分为全身熏洗、头面部熏洗、眼部熏洗、手足部熏洗等。

1. 操作方法

（1）制作熏洗汤剂,如手足部熏洗方,可选取当归、羌活、红花、白芷、防风、制乳香、制没药、骨碎补、续断、牛膝、透骨草、川椒各 12g,水煎。

（2）取合适体位,暴露熏洗部位。

（3）将煎煮好的药液趁热倒入相应容器,先用热气熏蒸治疗部位,待温度适宜后再局部浸洗或全身洗浴。一般每次 30 分钟,每日 2 次。

（4）熏洗完毕,用干毛巾轻轻擦干,避风保暖。

2. 注意事项

（1）熏洗过程中注意保护隐私,药液温度以 42～45℃为宜,过高会烫伤皮肤,过低影响疗效。

（2）妇女月经期和妊娠期不宜熏洗或坐浴。

（五）蒸汽浴法

蒸汽浴法集中药汽疗和热疗为一体,是新发展的中医外治法之一。由于治疗方式不同,蒸汽浴法可分为局部蒸汽浴法和全身蒸汽浴法两种。

1. 操作方法

（1）制作外用汤剂,放入中药蒸汽浴治疗机或雾化器内,加水预热。

（2）取合适体位,暴露治疗部位。

（3）局部蒸汽浴是通过喷头直接喷熏于治疗处,或将治疗部位直接在蒸汽上熏蒸,蒸汽机与治疗部位距离 10～20cm。治疗时间为 20～30 分钟。全身蒸汽浴,则是裸身或穿特制衣物进入雾化舱内进行治疗。

（4）治疗结束,用干毛巾轻轻擦干,避风保暖。

2. 注意事项

（1）要保持蒸汽浴室空气新鲜,温度适中。

（2）根据患者的体质调整蒸汽温度和蒸浴时间,避免烫伤皮肤。

（3）要认真观察患者的面色、呼吸和脉搏等,如出现不适,应立即停止治疗。

（六）中药离子导入疗法

中药离子导入疗法是利用直流电将中药离子通过皮肤或穴位导入人体,作用于病灶的一种治疗方法。

1. 操作方法

（1）准备中药制剂,药温控制在 38～42℃。

（2）取合适体位,暴露治疗部位。

（3）打开电源开关,将 2 块棉衬套（垫片）浸入 38～42℃的中药液后取出,拧至不滴水为宜,将电极板放入衬套内,平置于治疗部位,2 个电极板相距 2～4cm,外用隔水布覆盖,绷带或松紧搭扣固定,必要时使用沙袋,启动输出,调节电流强度,至患者耐受为宜。

（4）治疗结束,取下电极板,擦干局部皮肤,观察皮肤情况。

2. 注意事项

（1）治疗部位有金属异物者、带有心脏起搏器者慎用。

（2）同一输出线的两个电极不可分别放置于两侧肢体。

（3）要密切观察局部皮肤反应，如出现红疹、疼痛、水疱等，应立即停止治疗。

（七）吹药疗法

吹药疗法是将药粉均匀地吹到患处的外治方法，适用于口腔、咽喉、耳、鼻等疾病。

1. 操作方法

（1）准备药粉，如锡类散、西瓜霜等。

（2）取合适体位，暴露治疗部位。

（3）口腔、咽喉吹药时，用压舌板压住舌根，持喷粉器加适量药物，嘱患者暂屏气，迅速均匀喷药于患处后，闭口。耳鼻吹药时，先清洗耳道或鼻腔，观察病变部位，用喷粉器将药物吹入耳内或鼻腔内。

（4）口腔、咽喉吹药后，半小时内不要饮水和进食；耳鼻吹药后，有痛痒异物感时不能抓搔，避免损伤组织。

2. 注意事项

（1）神志不清及婴幼儿禁用。

（2）吹药部位需清洁，吹药宜轻捷，药粉需均匀撒于整个病变部位。

（八）中药保留灌肠疗法

中药保留灌肠疗法是将中药汤剂由肛门灌入直肠和结肠，使药液保留在肠道内，通过局部和全身作用治疗疾病的一种方法。

1. 操作方法

（1）准备灌肠器及灌肠汤剂。灌肠器由灌肠筒／袋、导管及肛管三部分组成。目前临床常用的灌肠器如同一次性密闭式输液器，上有控制药液流速的调速器，称为一次性灌肠器。

（2）一般采取左侧卧位，充分暴露肛门，垫中单于臀下，置垫枕以抬高臀部 10cm。

（3）连接好排气装置后戴手套，润滑肛管，操作者左手分开患者两臀，露出肛门，嘱患者张口呼吸使肛门松弛，右手将涂有润滑剂的肛管一端轻轻旋转插入直肠 10～15cm。

（4）灌肠速度视病情而定，滴注时间 15～20 分钟，中药灌肠药量不宜超过 100ml，温度控制在 36～41℃。

（5）注毕，留置肛管 2～3 分钟后轻轻拔出，用卫生纸轻按肛门，或将肛周皮肤、肌肉向肛门处捏紧，保持灌肠体位 15～30 分钟。

2. 注意事项

（1）灌肠前 30 分钟排空大小便。

（2）插管动作轻柔，插管深度、灌肠速度适宜，以免损伤肠道黏膜。

（3）灌肠过程中密切观察患者面色、呼吸、脉搏、体温、末梢循环、有无腹痛等，如发现异常情况,立即停止灌肠,采取急救措施或留观。

（4）灌肠结束,尽量卧床,保证灌肠液停留体内时间大于1小时。

章末小结

中国本草代代相传,连绵不断,记录了中华民族两千多年的药物发展历程。从四气五味、升降浮沉、中药配伍、方剂组成,到中药内治法和外治法的应用,都凝聚着历代医家的临床经验和智慧,值得我们认真学习,同时也让我们感受到中医药文化之美和其在传统康复治疗中的独特魅力所在。

（沈方伦）

 思考与练习

一、填空题

1. 中药四气是指_____、_____、_____、_____。

2. 甘味具有补益、_____、_____、_____的作用。

3. 某些药物需特殊煎煮,包括先煎、_____、_____、另煎、烊化、泡服、冲服等。

4. 内服膏剂以_____为主,外用膏剂分_____和_____两种。

5. 中药外治有两条途径,一是_____,二是_____。

6. 根据治疗部位的不同,熏洗法可分为_____、头面部熏洗、眼部熏洗、_____等。

7. 临床常用的湿敷法一般分_____与_____两种。

8. 和法采用_____、_____、_____等法,分别以小柴胡汤、四逆散、半夏泻心汤为代表方。

9. 补法采用_____、_____、_____、_____四法,分别以四君子汤、_____、六味地黄丸、_____为代表方。

10. 清热剂是以_____为主组成,具有_____、_____、凉血、_____等作用,治疗里热证的方剂。

二、简答题

1. 药物配伍的"七情"包括哪些?

2. 方剂的组方结构是什么?

3. 什么是贴敷法,应如何操作?

4. 什么是热熨法,应如何操作?

5. 怎样进行中药保留灌肠治疗?

6. 汗法的具体运用和使用注意?

7. 下法的适用范围和使用注意?

第八章 │ 传统运动疗法

08章 数字资源

学习目标

1. **知识目标:** 掌握太极拳、八段锦的动作要领和康复应用;熟悉传统运动疗法的分类和特点;了解传统运动疗法的概念及应用。
2. **能力目标:** 能熟练演示太极拳、八段锦的动作。
3. **素质目标:** 培养学生对中国传统运动的兴趣,强身健体的同时,加强学生的爱国主义精神和民族自豪感。

第一节 概 述

一、传统运动疗法的概念

传统运动疗法是指在中医理论指导下,根据患者病情特点,运用我国传统的运动形式以帮助患者康复治疗疾病的方法。它是我国传统康复治疗的重要手段之一。

传统运动疗法是我国古代劳动人民在长期与衰老及疾病做斗争的实践过程中逐渐认识、创造和总结而来的,源于导引,即"导气令和,引体令柔",使"骨正筋柔,气血以流"。

传统运动疗法有其自身特点,它是根据患者的体质及病情特点,选择相应的运动方法,选取其中对应的段式,安排合理的运动量,以康复治疗疾病,这一点有别于现代运动疗法;传统运动疗法不同于其他传统康复技术,它要求患者主动参加康复治疗过程,通过运动来恢复和增强机体功能,有别于中药、针刺、推拿等康复治疗手段,其强调自身参与;传统运动疗法又不同于一般的体育运动,它是经过我国历代名家不断地探索与总结,形成的具有运动疗法的固定套路,并配合呼吸、意念,从而调理内在的脏腑气血功能,以达到康复治疗目的。

二、传统运动疗法的分类和特点

（一）分类

中医学把精、气、神视为人体生命的三大要素，传统运动疗法把精、气、神融入其中，通过动形体以蓄精，理呼吸以练气，调意识以养神，使人体意气相随，形神兼备。传统运动疗法内容丰富，形式多样，一般分为操术、拳术和械术等。

操术是单一动作的成套组合，如五禽戏、八段锦、易筋经、少林内功、壮腰八段功等；拳术是动作连贯而紧密的徒手技法操练，如太极拳、长拳、南拳、少林拳、八卦掌等；械术主要是借助器械来进行，如刀、剑、枪、棒等。

本书所介绍的均为常用的徒手运动疗法，分别是太极拳、八段锦，这些疗法在理论上自成体系，疗效上各有侧重，动作上各具特色，形成了独特的、完整的套路。但就总体而言，在形体动作等方面有共同的特点。

（二）特点

1. 动静结合、内外兼修　动中有静，在运动时要保持精神宁静，全神贯注；静中有动，要保持呼吸和意念自然和谐，流动顺畅。

2. 舒缓柔和、圆活连贯　在传统运动疗法演练时，应注意形体动作舒展大方，和缓自然，不拘不僵，轻松自如。动作形态如太极图形，动作线路多走弧线，一招一式衔接流畅，如行云流水。

3. 松紧结合、刚柔并济　心静体松，松而不懈，适度用力，缓慢进行，动静相兼，刚柔并济，阴阳平衡。

4. 呼吸自然、以意领气　传统运动疗法强调的是呼吸自然、和谐，以意领气，调呼吸以练气，以气行推动血运，周流全身。

三、传统运动疗法的应用

1. 神经系统疾病，如各种类型的自主神经功能紊乱、脑萎缩、神经衰弱等。

2. 循环系统疾病，如高血压、动脉硬化、心绞痛等。

3. 呼吸系统疾病，如慢性阻塞性肺疾病、慢性非活动性肺结核等。

4. 消化系统疾病，如慢性胃炎、胃肠神经症、便秘等。

5. 运动系统疾病，如风湿性关节炎、退行性骨关节病变等。

（温　娟）

第二节　常用传统运动疗法

导入案例

刘某,女,49岁。因反复潮热出汗、失眠、头痛半年,加重1周就诊。诉半年无明显诱因出现前潮热出汗、失眠、头痛,右肩关节疼痛,患者未重视未系统诊疗。1周前患者无明显诱因上述症状加重,伴烦躁、乏力、眩晕。无咳嗽咳痰及甲状腺肿大,甲状腺彩超未见异常。舌暗红苔少,脉沉细。医生建议进行对症治疗及太极拳康复锻炼。

请思考:

1. 太极拳的动作要领是什么?

2. 太极拳的注意事项有哪些?

一、太　极　拳

(一)太极拳概念

太极拳,是中国传统的运动疗法之一,是依据太极阴阳之理,结合经络学说和导引吐纳之术编创出来的一套拳术。太极拳经过三百多年的流传衍变,发展出许多流派,其中流传较广的有陈氏、杨氏、吴氏、武氏、孙氏等流派。本节主要介绍24式简化太极拳。

24式简化太极拳(二十四式简化太极拳)是原国家体委(现为国家体育总局)于1956年组织太极拳专家以流传面和适应面最为广泛的杨氏太极拳为基础,以简练明确、易学易练为原则,在内容上做了精简和提炼,保留太极拳传统风格,突出太极拳的群众性和实用性创编的。此套太极拳的特点是动作继承了杨氏太极拳的特点,动作轻柔和缓,平稳均匀;保留了传统太极拳的主要技术内容及基本规格要领,编排上本着易学易练、由简到繁、由易到难的原则,体现了循序渐进的学习规律;锻炼更加全面性、均衡性,重点动作增加了左右势对称练习;有明确的规格和要领,规范了太极拳的动作要求。

(二)24式简化太极拳动作要领

预备势　身体自然站立,两脚并拢,两手垂于大腿外侧;头项正直,口闭齿扣,胸腹放松;眼平视前方。

1. 起势　①左脚开立:左脚横开一步,与肩同宽。②两臂前举:两臂缓缓向前平举,掌心向下,两手与肩同高,两臂与肩同宽。③屈腿按掌:上体保持正直,两腿屈膝下蹲,同时两掌轻按于腹前,两肘下垂与两膝相对(图8-1)。

2. 左右野马分鬃

（1）左野马分鬃:①收脚抱球:上体微向右转,重心右移,左脚收于右脚内侧,脚尖着地,同时右臂收在胸前平屈,掌心向下,左手经体前向右下划弧,落于右手下,掌心向上,两掌心相对,合抱于体前,目视右手;②转体上步:上体略向左转,左脚向左前方迈出,脚跟着地;③弓步分手:落平脚掌,屈膝呈弓步,同时左右手随转体左上右下分开,右掌落于右髋旁,掌心向下,指尖向前,左手高与肩平,掌心斜向上,目随左手转动而平视前方（图8-2）。

（2）右野马分鬃:①后坐撇脚:重心后移,左脚尖抬起外旋45°;②收脚抱球:落平脚掌,屈膝前弓,重心前移,同时两掌向心收拢,左上右下合抱呈球,右脚收于左脚旁,脚尖着地,目视左手;③转体上步:身体略向右转,右脚向右前方迈出,脚跟着地;④弓步分手:落平脚掌,屈膝呈弓步,同时左右手随转体右上左下分开,左掌落于左髋旁,右手与肩同高,掌心斜向上,目视右掌。

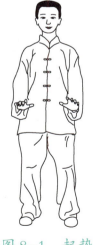

图8-1 起势

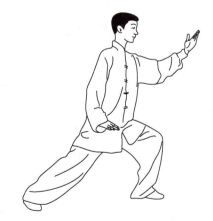

图8-2 左野马分鬃

3. 白鹤亮翅

（1）跟步抱球:上体稍左转,右脚向前跟半步,落于左脚后;左手翻掌向下,右手向左上划弧,手心转向上,两手左上右下合拢,在胸前屈呈臂抱球状。

（2）后坐转体：重心后移，身体略向右转，在面向右前方，眼看右手。

（3）虚步分手：左脚稍向前移动，足尖点地呈虚步；上体微向左转，面向前方，同时两手随转体慢慢右上左下分开，右手分至右额前，左手停于左髋旁，掌心向下，眼平视前方（图8-3）。

> 学练要点：抱球与跟步要同时，转身时身体侧转不超过45°，左脚前移与分手同时完成。

4. 左右搂膝拗步

（1）右搂膝拗步：①后坐撇脚：右腿屈膝，重心后移，左脚尖翘起外旋成45°；②摆臂收脚：转腰向左后方划弧至左肩外，右手随转腰划弧收于左肩前，同时左脚落平脚掌，重心前移屈膝，右脚足尖点地收于左脚旁；③上步屈肘、弓步搂推：身体右转，右脚迈出呈右弓步，同时左手向外翻掌，由左后向上划弧至左肩外侧，屈肘经耳侧前推，右手随转体向上，向左下划弧落于左胸前，手心斜向下，目视左手（图8-4）。

（2）左搂膝拗步：同（1），左右方向相反。

> 学练要点：推掌时要沉肩垂肘、坐腕舒掌，同时须与松腰、弓腿上下协调一致。

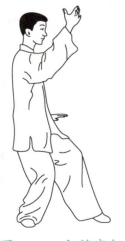

图 8-3　白鹤亮翅

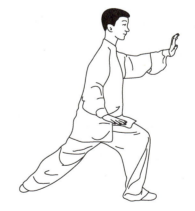

图 8-4　右搂膝拗步

5. 手挥琵琶

（1）跟步展臂：右脚向前收拢半步落于左脚后；身体后坐，身体重心右移，身体略向右转，右臂稍向前伸展。

（2）虚步合手：上体稍向左回转，左脚稍前移，脚跟着地，呈左虚步；两臂屈肘合抱，右手与左肘相对，掌心向左，目视左手（图8-5）。

6. 左右倒卷肱

(1)右倒卷肱:①转体撤手、退步卷肱:上体稍右转,两手翻转向上,右手随转体向后上方划弧上举至肩上耳侧,左手停于体前;上体稍左转;左脚提起向后退一步,脚前掌轻轻落地;眼视左手。②虚步推掌:上体继续左转,重心后移,呈右虚步;右手推至体前,左手向后、向下划弧,收至左腰侧,手心向上,眼视右手(图8-6)。

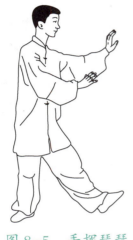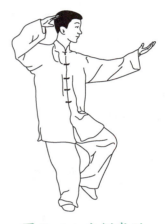

图8-5 手挥琵琶　　　　　图8-6 右倒卷肱

(2)左倒卷肱:同(1),左右方向相反。

(3)右倒卷肱:同(1)。

(4)左倒卷肱:同(2)。

7. 左揽雀尾

(1)转体撤手、收脚抱球:身体右转,同时右手随转体向后上方划弧平举,手心向上,眼看左手,左手自然下落,逐渐翻掌经腹前划弧至右肋前,手心向上,右手屈肘,手心转向下,收至左胸前,两手右上左下呈抱球状,同时重心右移,左脚足尖点地收于右脚旁,目视右手。

(2)转体上步、弓步棚臂:身体左转,左脚向左前方迈出,屈膝呈左弓步,右脚自然蹬直,同时左臂向前棚出(左臂平屈呈弓形,用前臂外侧和手背向前方退出),掌心朝里,高与肩平,右手下落于右髋旁,手心向下,指尖向前,目视左前臂。

（3）摆臂后捋：身体左转，左手转掌外旋翻掌向下，右手翻掌向上，经腹前上划至左肘旁，掌心向上；身体后坐，两手下捋，同时经腹前向后上方划弧，直至右手手心向上，高与肩平，左臂平屈胸前，手心向后，重心落至右腿，目随右手转动而平视。

（4）转体搭手：身体左转，左臂屈肘折回，掌心向内，右手搭在左手腕内侧，掌心向外。

（5）弓步前挤：继续左转，两手向前慢慢挤出，左手心向后，右手心向前，身体重心前移逐渐变呈左弓步，眼看左手腕。

（6）转腕分手：左掌内翻，掌心向下，右手经左掌背向前、向右伸出，高与左手齐，手心向下，两手与肩同宽。

（7）后坐引手：右腿屈膝，身体慢慢后坐，重心移至右腿上，左脚尖翘起，同时两手屈肘后撤至腹前，手心均向下，目平视前方。

（8）弓步推掌：重心慢慢前移，左脚尖下落，屈膝前弓，呈左弓步，同时两掌向前上推出，掌心向前，目平视前方（图8-7）。

> **学练要点**：捋时要转腰带手，不可直臂、折腕。挤时松腰、弓腿一致。推时两手沿弧线向上、向前推按。

8. 右揽雀尾

（1）后坐扣脚：上体后坐，并向右移，右腿屈膝后坐，重心移至右腿，左脚内扣。

（2）收脚抱球：重心左移，右脚收于左脚旁，脚尖着地，同时右手平开至右侧，经腹前向左上划弧至左肋前，左臂内收，手心向下，两手相对，左上右下合抱呈球，目视左手。余与7（2）～（8）动作相同，方向相反。

> **学练要点**：由左势向右势转化时，左脚尽量里扣。右手随身体右转平行向右划弧时，右手不可随着向右摆动。重心移动变化时，上体保持正直，随腰转动。

9. 单鞭

（1）后坐扣脚：上体后坐，重心逐渐左移至左腿，左腿屈膝后坐，右脚内扣。

（2）转体运臂：身体左转，左手掌心朝外向左划弧，直至左臂平举，右手转至左腹前，掌心向上。

（3）勾手收脚：身体再逐渐右转，右手手心朝内向右呈弧形移回，至右侧前方变成钩手，钩尖向下，臂与肩平，左手随转体向下经腹前向右划弧移行于右肩前，掌心向内，左脚尖着地收于右脚旁，眼看左手。

（4）转体上步：身体左转，左脚向左前方迈出，呈左虚步，左手划弧左转，掌心向上。

（5）弓步推掌：左腿屈膝呈弓步，右脚跟后蹬，呈左弓步，同时左手向外翻掌前推，手心向前，手指与眼平齐，臂微屈，眼看左手（图8-8）。

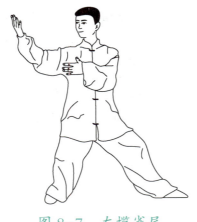
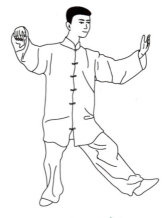

图 8-7　左揽雀尾　　　　　　　　　图 8-8　单鞭

学练要点:重心移动平稳,两腿要虚实分明。做勾手时右臂不要过直。推掌时随上体转动,弓腿,翻掌前推。

10. 云手

（1）后坐扣脚:身体重心右移,右腿屈膝后坐,左脚内扣。

（2）转体松勾:身体右转,右勾手松开变掌,掌心向右前,眼看右手。

（3）并步云手:身体慢慢左转,重心左移,左手掌心向内经腹部向右上划弧到右肩前,再向左划弧,过体中线后旋臂翻掌;右手掌心向内经腹部向左上划弧到左肩前,再向右划弧,过体中线后旋臂翻掌。左右掌交替上起、下落。右脚在左手旋臂翻掌时并于左脚旁,相距约10cm,目随右手转动而平视。

（4）开步云手:上体再向右转,同时左手经腹前向右上划弧至右肩前,手心斜向后,右手向右侧运转,手心翻转向右,当右手旋臂翻掌时左脚向左平开一步,眼视线随左手运转（图 8-9）。

（5）并步云手:动作同前,当左手旋臂翻掌时右脚并于左脚旁。

（6）开步云手:同（4）。

（7）扣步云手:同（5）,右脚并步时,脚尖向里内扣。

学练要点:以腰为轴,转腰带手交叉划圆。上下肢要协调一致不可脱节。身体平移,不可起伏。

11. 单鞭

（1）转体勾手:身体右转,重心右移,左脚跟提起;右手向左划弧,至右前方掌心翻转变勾手;左手向下向右划弧至右肩前,掌心转向内;眼视勾手。

（2）转体上步,弓步推掌:身体略向左转,左脚向左前开步,重心前移,屈膝呈弓步,同时左掌外翻慢慢向前推出。

12. 高探马

（1）跟步翻手：后脚向前收拢半步；右手勾手松开，两手翻转向上，肘关节微屈。

（2）后坐卷肱：身体后坐，右肘内屈。

（3）虚步推掌：身体稍右转，重心后移，左脚稍向前移呈左虚步；身体左转，右手经头侧向前推出，掌心向前；左臂屈收至腹前，掌心向上（图8-10）。

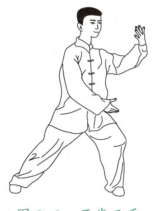 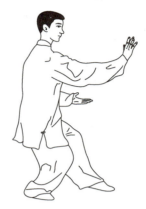

图8-9 开步云手   图8-10 高探马

学练要点：跟步时上体正直，不可起伏。推手与呈虚步同时。

13. 右蹬脚

（1）穿手上步：上体稍左转，左脚提收向左前方迈出，脚跟着地；右手稍向后收，左手经右手背上方向前穿出，两手交叉，左掌心斜向上，右掌心斜向下。

（2）分手弓步：重心前移呈左弓步；上体稍右转，两手向两侧划弧分开，掌心皆向外；眼视右手。

（3）抱手收脚：右脚呈丁步；两手向腹前划弧相交合抱，举至胸前，右手在外，两掌心皆转向内。

（4）分手蹬脚：两手手心向外撑开，两臂展于身体两侧，肘关节微屈，腕与肩平；左腿支撑，右腿屈膝上提，脚跟用力慢慢向前上方蹬出，脚尖上勾，膝关节伸直，右腿与右臂上下相对，方向为右前方约30°；眼视右手（图8-11）。

学练要点：两手交叉距离胸部20cm，身体左转45°。蹬脚高于腰，两手高不过头。分手撑掌与蹬脚同时完成。

14. 双峰贯耳

（1）屈膝并手：右脚屈膝回收，左手向体前划弧，与右手并行落于右膝两侧，掌心皆翻转向上。

（2）上步落手：右脚向右前迈步，脚跟着地，面向右前方，两手后撤收于腰间。

（3）弓步贯拳：右脚下落向右前方上步呈右弓步；两手由掌变拳经两腰侧向上、向前划弧摆至头前，两臂半屈相对呈钳形，两拳相距与头同宽，拳眼斜向下，目视两拳之间（图8-12）。

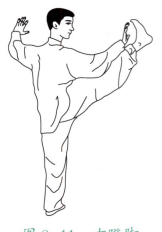

图 8-11　右蹬脚

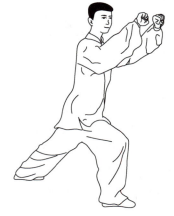

图 8-12　双峰贯耳

学练要点：弓步的方向与右蹬脚的方向一致。弓步贯拳时肘关节下垂，上体正直。

15. 转身左蹬脚

（1）后坐扣脚：左腿屈膝后坐，重心移至左腿，右脚内扣。

（2）转体分手：向左转体180°呈左弓步，两拳变掌，由上向左右划弧分开平举，手心向外，眼看左手。

（3）收脚合抱：身体重心再移至右腿，左脚足尖点地收于右脚旁，两掌由外向内上划弧交叉收于胸前，左手在外，右手在内，手心均向后，眼平视左方。

（4）蹬脚分开：两手左右划弧分开平举，肘微屈，手心均向外，同时右脚支撑，左脚屈膝提起向左前方外蹬，与右蹬脚方向相反。

学练要点：转身时，就充分坐腿扣脚，上体保持正直，不可低头弯腰。左蹬脚与右蹬脚的方向要对称。

16. 左下势独立

（1）落脚勾手：左腿屈收于右小腿内侧；上体右转，右臂稍内合，右手变勾手，左手划弧摆至右肩前，掌心向右；眼视勾手。

（2）仆步穿掌：上体左转,右腿屈膝,左腿向右前方伸出呈左仆步;左手经右肋沿左腿内侧向左穿出,掌心向前,指尖向左;眼视左手。

（3）弓腿起身：重心移向左腿呈左弓步;左手前穿并向上挑起,右勾手内旋,置于身后。

（4）独立挑掌：上体左转,重心前移,右腿屈膝提起呈左独立步;左手下落按于左胯旁,右勾手下落变掌,向体前挑起,掌心向左,高于眼平,右臂半屈呈弧（图8-13）。

> **学练要点:**仆步穿掌时上体不可前倾。由仆步转换独立步时,一定要充分做好两脚的外撇和内扣。独立挑掌时前手肘与膝相对。

17. 右下势独立

（1）落脚勾手：右脚落于左脚右前方,前脚掌着地,身体左转,左脚以脚掌为轴随之扭转;左手变勾手向后平举于身体左侧,高与肩平,右手随转体向左侧划弧,立于左肩前,掌心向左;眼视勾手。

（2）余与16.（2）（3）（4）同,左右方向相反。

> **练习要点:**右脚前掌应落在左脚右前方20cm处。仆步穿掌时,应先把右脚提起后再伸出。

18. 左右穿梭

（1）右穿梭：①落脚抱球:身体左转,右腿屈膝,左脚向左前方迈出,脚跟着地,两手自然下落,继而重心前移,左脚掌着地,略屈膝,两腿呈半坐盘势,右脚上跟,脚尖点于左脚旁,同时两手在左胸前呈抱球状,左上右下,眼看左前臂。②转体上步:上体右转,右脚向右前方迈出,脚跟着地,同时右手向右前方伸出,左手向左后方下落。③弓步架推:重心前移,右脚落平脚掌,屈膝呈左弓步,右手翻掌上举停在右额前,手心斜向上;左手经体前向前推出,高与鼻尖,掌心向前,目平视右手方向（图8-14）。

（2）左穿梭：①后坐撇脚:重心略后移,右脚尖抬起略向外撇。②跟步抱球:重心前移,左脚上跟,脚尖点于右脚旁,同时两手在右胸前合抱,右上左下。余与"右穿梭"②③相同,方向相反。

> **学练要点:**做弓步架推时,手脚方向一致,两掌要有滚动上架与前推。

19. 海底针

（1）跟步提手：右脚上跟半步,重心右移至右腿,左脚稍前移,脚尖轻点地,呈左虚步,同时身体右转,右手下落,经体前向后向上变屈肘上提至耳旁,掌心向内。掌指斜向下约

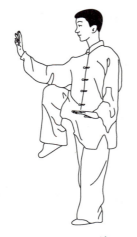

图 8-13　左下势独立

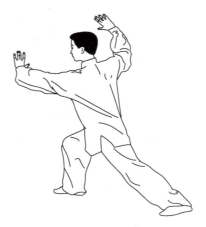

图 8-14　右穿梭

45 度。

（2）虚步插掌：左脚提起前移呈左步，右掌自耳旁斜向前下方插出，掌心向左，指尖斜向下，左手向前下划弧落于左髋旁，掌心向下，指尖向前（图 8-15）。

> 学练要点：右手随转体在体侧划一立圆提于右耳侧。插掌时不可因前俯而弯腰驼背。上下肢动作必须协调同步。

20. 闪通臂

（1）提手收脚：右手上提起身，身体略向右转，左脚收回，脚尖点于右脚旁，左手上提贴于右腕内侧。

（2）弓步推掌：左脚向前迈出，重心前移，屈膝呈左弓步，右手翻掌外旋，撑于头部右前上方，掌心翻转向上，拇指朝下，左手由胸前向前平推出，高与肩平，掌心向前，目平视前方（图 8-16）。

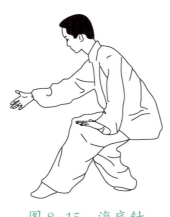

图 8-15　海底针

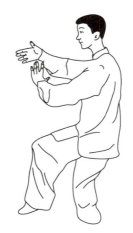

图 8-16　闪通臂

21. 转身搬拦捶

（1）后坐扣脚:重心后移,身体右转,右腿屈膝,左脚内扣,同时两手经面前由左向右摆动,右手落在右前方,左手架在右额上方。

（2）坐腿握拳:重心再左移,右脚以脚掌为轴向左拧正后收回半步,右手向下经腹前摆到左胁旁后变拳,拳眼向内,左手下落于胸前,眼看前方。

（3）摆步搬拳:重心仍在左脚,出右脚,脚跟着地,呈右虚步,右拳经面前划弧搬出,拳眼向右,左手自然划弧摆于左髋旁,目平视右拳。

（4）转体收拳:右脚尖外撇,重心前移,脚掌落平,身体右转,右拳随转体向外划弧,收于腰间,拳心向上。

（5）上步拦掌:左脚点于右踝旁,然后上步,脚跟着地,左手随之拦在体前,掌心向内。

（6）弓步冲拳:重心前移,落平脚掌,屈膝弓步,右拳向前冲出,拳眼朝上,高与胸平,左手附于右前臂内侧,目平视右拳方向（图8-17）。

22. 如封似闭

（1）穿掌翻手:左手经右手腕下向前伸出,掌心向外,右拳变掌,两手外翻,掌心向上,分开与肩同宽。

（2）后坐收掌:重心后移,左脚尖翘起,手腕内旋,向后回收至腹前。

（3）弓步按掌:重心前移呈左弓步,两手向前、向上按出,腕与肩平,掌心向前,目平视前方（图8-18）。

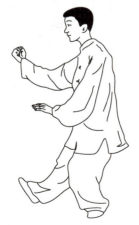
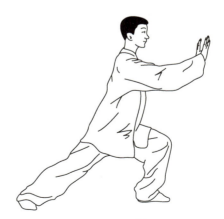

图 8-17　转身搬拦捶　　　　图 8-18　如封似闭

23. 十字手

（1）后坐扣脚：重心后移至右腿，左脚内扣。

（2）弓步分手：身体右转，重心右移，呈右弓步，右手随转动平摆至右前方，与左手呈两臂侧平举，掌心向前，肘部微屈，眼随两手转动平视右手。

（3）交叉搭手，收脚合抱：重心左移，右脚内扣，随即向左收回，两脚与肩同宽，两腿逐渐蹬直，呈开立步，两手由下向上交叉于胸前，右手在外，呈十字手，手心均向里，目平视两手前方（图8-19）。

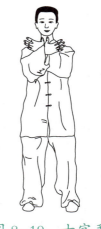

图8-19　十字手

24. 收势

（1）翻掌分手：两手向外翻掌，掌心向下，平抹分开，与肩同宽。

（2）垂臂落手：沉肩、降肘、两手慢慢下落，停于身体两侧，掌心向内。

（3）并步还原：左脚收回，并于右脚旁，还原到预备式。

（三）康复应用

太极拳倡导天人合一，法于自然，要求心静体松，呼吸应自然、匀长，意守丹田，以意领气，要与动作自然配合，坚持练习可调和脏腑，调畅气机，调整阴阳，强身健体。它还可起到自我放松、释放压力的作用，对于慢性患者的抑郁、焦虑状态，起到心理调适、怡情养性的效果。

（四）注意事项

1. 站立方位宜面南背北。

2. 动作应顺应太极，自然流畅，圆润和谐。

3. 套路架势平稳，速度均匀，外柔内刚，循序渐进，量力而行。

二、八　段　锦

八段锦指由八段连续动作组成的强身健体和养生延年的一种功法。"八段"是指其动作共有八节;"锦",意为其精美华贵,通过肢体躯干合理的屈伸俯仰,使全身筋脉得以舒展拉伸,起到调和脏腑、行气活血、通经活络、增强体质的作用。

"八段锦"之名在我国流传广泛,并在实践中不断加以修改、创新,分为很多流派,如十二段锦、岳飞八段锦、自摩八段锦等。八段锦就其姿势上分为立式和坐式。本节介绍的是出自清代梁世昌所编《易筋经图说》中的立式八段锦。

(一)动作要领

预备式　全身放松,自然站立,左脚横开,与肩同宽,脚尖朝前,目视前方;两臂外开,与髋相平;两膝稍弯,两掌内收于腹前,与脐同高,合抱呈圆,掌心向内,指尖相距约10cm。要求端正身形,调匀呼吸,平心静气,做好准备。

第一式　两手托天理三焦

(1)两脚平行开立,与肩同宽。两臂徐徐分别自左右身侧向上高举过头,十指交叉,翻转掌心极力向上托,使两臂充分伸展,不可紧张,恰似伸懒腰状。同时缓缓抬头上观,要有擎天柱地的神态,此时缓缓吸气。

(2)翻转掌心朝下,在身前正落至胸高时,随落随翻转掌心再朝上,微低头,眼随手运。同进配以缓缓呼气(图8-20)。

如此两掌上托下落,练习四至八次。另一种练习法,不同之处是每次上托时两臂徐徐自体侧上举,且同时抬起足跟,眼须平视,头极力上顶,亦不可紧张。然后两手分开,在身前俯掌下按,足跟随之下落,气随手按而缓缓下沉于丹田。如此托按4~8次。

这一式由动作上看,主要是四肢和躯干的伸展运动,但实际上是四肢、躯干和诸内脏器官的同时性全身运动。此式以调理三焦为主。可使"三焦"通畅、气血调和,能起到防治各内脏有关诸病的作用。特别是对肠胃虚弱的人效果尤佳。充分伸展肢体和调理三焦外,对腰背痛、背肌僵硬、颈椎病、眼疾、便秘、痔疮、腿部脉管炎、扁平足等也有一定的防治作用。此式还是舒胸,消食通便,固精补肾,强壮筋骨,解除疲劳等极佳方法。用以治疗预防脉管炎时,要取高抬脚跟的做法,每次要反复练习。

第二式　左右开弓似射雕

(1)两脚平行开立,略宽于肩,呈马步站式。上体正直,两臂平屈于胸前,左臂在上,右臂在下。

(2)手握拳,食指与拇指呈八字形撑开,左手缓缓向左平推,左臂展直,同时右臂屈肘向右拉回,右拳停于右肋前,拳心朝上,如拉弓状。眼看左手。

(3)(4)动作与(1)(2)动作同,唯左右相反,如此左右各开弓4~8次(图8-21)。

练习后改善胸椎、颈部的血液循环,对脑震荡引起的后遗症有一定的治疗作用。同时对上、中焦内的各脏器尤其对心肺给予节律性的按摩,因而增强了心肺功能。展肩扩胸,可刺激督脉和背部腧穴;同时刺激手三阴三阳经等,可调节手太阴肺经等经脉之气。可有效发展下肢肌肉力量,提高平衡和协调能力,同时,增加前臂和手部肌肉的力量,提高腕关节及指关节的灵活性。通过扩胸伸臂,使胸肋部和肩臂部的骨骼肌肉得到锻炼和增强,有

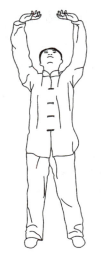

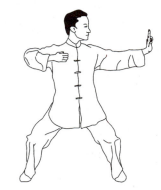

图8-20　两手托天理三焦　　　　图8-21　左右开弓似射雕

助于保持正确姿势,矫正两肩内收圆背等不良姿势,如驼背及肩内收,很好地预防肩、颈疾病等。

第三式　调理脾胃须单举

(1)左手自身前呈竖掌向上高举,继而翻掌上撑,指尖向右,同时右掌心向下按,指尖朝前。

(2)左手俯掌在身前下落,同时引气血下行,全身随之放松,恢复自然站立。

(3)(4)动作与(1)(2)动作同,唯左右相反。如此左右手交替上举各4~8次(图8-22)。

练习后主要作用于中焦,肢体伸展宜柔宜缓。通过左右上肢一松一紧的上下对拉静力牵张,可以牵拉腹腔,对中焦脾胃肝胆起到按摩作用;同时可以刺激位于腹、胸胁部的相关经络以及背部腧穴等,达到调理脾胃肝胆等脏腑功能和疏通经络等作用。可使脊柱内各椎骨间的小关节及小肌肉得到锻炼,从而增强脊柱的灵活性与稳定性,有利于预防和治疗肩、颈疾病等。熟练后亦可配合呼吸,上举吸气,下落呼气。

第四式　五劳七伤往后瞧

(1)两脚平行开立,与肩同宽。两臂自然下垂或叉腰。头颈带动脊柱缓缓向左拧转,眼看后方,同时配合吸气。

(2)头颈带动脊柱徐徐向右转,恢复前平视。同时配合呼气,全身放松。

(3)(4)动作与(1)(2)动作同,唯左右相反。如此左右后瞧各4~8次(图8-23)。

"五劳"指心、肝、脾、肺、肾五脏劳损;"七伤"指喜、怒、悲、忧、恐、惊、思七情伤害。由于精神活动持久地过度强烈紧张,造成神经功能紊乱,气血失调,从而导致脏腑功能受损。本式动作通过上肢伸直外旋扭转的静力牵张作用,可以扩张牵拉胸腔、腹腔内的脏腑。本式动作中往后瞧的转头动作,可刺激颈部大椎穴,达到防治"五劳七伤"的目的。可增加颈部及肩关节周围参与运动肌群的收缩力,增加颈部运动幅度,活动眼肌,预防眼肌疲劳

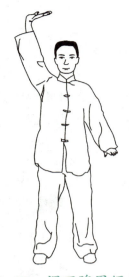

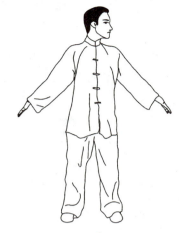

图 8-22　调理脾胃须单举　　　　图 8-23　五劳七伤往后瞧

以及肩、颈与背部等疾患。同时,改善颈部及脑部血液循环,有助于解除中枢神经系统疲劳。练习时要精神愉快,面带笑容,乐自心田生,笑自心内,只有这样配合动作,才能起到对五劳七伤的防治。另外,此式不宜只做头颈部的拧转,要全脊柱甚至两大腿也参与拧转,只有这样才能促进五脏的健壮,对改善静脉血的回流有更好的效果。

第五式　摇头摆尾去心火

(1) 马步站立,两手叉腰,缓缓呼气后拧腰向左,屈身下俯,将余气缓缓呼出。动作不停,头自左下方经体前至右下方,像小勺舀水似地引颈前伸,自右侧慢慢将头抬起,同时配以吸气;拧腰向左,身体恢复马步桩,缓缓深长呼气。同时全身放松,呼气末尾,两手同时做节律性掐腰动作数次。

(2) 动作与(1)动作同,唯左右相反。如此(1)(2)动作交替进行各做 4~8 次(图 8-24)。

此式动作除强调"松",以解除紧张并使头脑清醒外,还必须强调"静"。俗谓:静以制躁。"心火"即心热火旺的病症,属阳热内盛的病机,烦躁不安的症状,通过摇头,可刺激大椎穴,从而达到疏经泄热的作用,有助于去除心火,动作要保持逍遥自在,并延长呼气时间,消除交感神经的兴奋,以去"心火"。在摇头摆尾过程中,脊柱腰段、颈段大幅度侧屈、环转及回旋,可使整个脊柱的头颈段、腰腹及臂、股部肌群参与收缩,既增加了颈、腰、髋的关节灵活性,也增加了这些部位的肌力。

第六式　两手攀足固肾腰

(1) 两腿挺膝伸直站立;同时,两掌指尖向前,两臂向前、向上举起,肘关节伸直,掌心向前;目视前方。

(2) 两臂外旋至掌心相对,屈肘,两掌下按于胸前,掌心向下,指尖相对;目视前方。

(3) 上动不停。两臂外旋,两掌心向上,随之两掌掌指顺腋下向后插;目视前方。

(4) 两掌心向内沿脊柱两侧向下摩运至臀部;随之上体前俯,两掌继续沿腿后向下摩运,经脚两侧置于脚面;抬头,动作略停;目视前下方。

（5）两掌沿地面前伸,随之用手臂举动上体起立,两臂伸直上举,掌心向前;目视前方。

本段一上一下为一遍,共做六遍。做完六遍后,松腰沉髋,重心缓缓下降;两腿膝关节微屈;同时,两掌向前下按至腹前,掌心向下,指尖向前;目视前方(图8-25)。

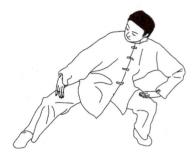
图8-24　摇头摆尾去心火

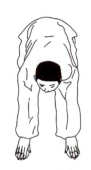
图8-25　两手攀足固肾腰

腰是全身运动的关键部位,这一势主要运动腰部,也加强了腹部及各个内脏器官的活动,如肾、肾上腺、腹主动脉、下腔静脉等。中医认为:"肾为先天之本""藏精之脏""腰为肾之府",肾是调节体液平衡的重要脏器。由于腰的前后俯仰节律性运动,有疏通带脉及任督二脉的作用,能强腰、壮肾、醒脑、明目,并使腰腹肌得到锻炼和加强。也改善了脑的血液循环,增强神经系统的调节功能及各个组织脏器的生理功能。通过脊柱大幅度前屈后伸,可有效发展躯干前、后伸屈脊柱肌群的力量与伸展性,同时对腰部的肾、肾上腺、输尿管等器官有良好的牵拉、按摩作用,可以改善其功能,刺激其活动。年老体弱者,俯身动作应逐渐加大,有较重的高血压和动脉硬化患者,俯身时头不宜过低。

第七式　攒拳怒目增气力

预备姿势:两脚开立,呈马步桩,两手握拳分置腰间,拳心朝上,两眼睁大。

（1）左拳向前方缓缓击出,呈立拳或俯拳皆可。击拳时宜微微拧腰向右,左肩随之前顺展拳变掌臂外旋握拳抓回,呈仰拳置于腰间。

（2）与（1）动作同,唯左右相反。如此左右交替各击出4~8次(图8-26)。

中医认为,"肝主筋,开窍于目"。本段中的"怒目瞪眼"可刺激肝经,使肝血充盈,肝主疏泄,调畅全身气机,具有强健筋骨的作用。两腿下蹲十趾抓地、双手攒拳、旋腕、手指逐节强力抓握等动作,可刺激手、足三阴三阳十二经脉的腧穴和督脉等,同时,使全身肌肉、筋脉受到静力牵张刺激,长期锻炼可使全身筋肉结实,气力增加。

第八式　背后七颠百病消

预备姿势:两脚平行开立,与肩同宽,或两脚相并。

两臂自身侧上举过头,脚跟提起,同时配合吸气。两臂自身前下落,脚跟亦随之下落,并配合呼气。全身放松。如此起落4~8次(图8-27)。

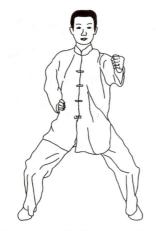

图 8-26　攒拳怒目增气力

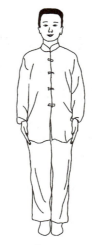

图 8-27　背后七颠百病消

脚趾为足三阴经和足三阳经交会处,脚十趾抓地,可刺激足部有关经脉,调节相应脏腑的功能,同时,颠足可刺激脊柱与督脉,使全身脏腑经络气血通畅,阴阳平衡。颠足而立可发展小腿后部肌群力量,拉长足底肌肉、韧带,提高人体的平衡能力。落地震动可轻度刺激下肢及脊柱各关节内外结构,对各段椎骨的疾病和扁平足有防治作用,并使全身肌肉得到放松复位,有助于解除肌肉紧张。

收势

两臂内旋,向两侧摆起,与髋同高,掌心向后;目视前方。两臂屈肘,两掌相叠置于丹田处(男性左手在内,女性右手在内);目视前方。两臂自然下落,两掌轻贴于腿外侧;目视前方。

（二）康复应用

1. 八段锦可强身健体,舒筋活络,患者可有针对性选择其中一式或几式进行锻炼。如脾虚气滞者,可选择二、三式;心肾不交者,可选择五、六式;肝阳上亢者,可选用四、八式;心脑血管病者选用前四式为宜;呼吸系统疾病者,多练习一、二、三、七式。

2. 循序渐进练习,可调节脏腑功能,调畅气机,疏通气血,有利于各种慢性疾病的康复。

（三）注意事项

1. 习练时形体动作要柔和匀缓,圆活连贯,刚柔相济,松紧结合。运动量因人而异,不可强求,以运动后不觉疲劳、微微出汗为宜。

2. 过饥、过饱不宜习练;血压过高者不宜习练;严重器质性疾病不宜习练;妇女经期或孕妇不宜习练。

（温　娟）

　　熟练掌握传统运动疗法的操作及应用是本章的学习重点和难点。传统运动疗法需要根据患者体质、病情特点,选择相应的段式,合理安排运动量,并需患者配合呼吸、意念,从而达到调理脏腑气血功能,最终达到防治疾病,强肾保健的目标。指导患者进行传统运动疗法练习时,切忌急于求成,注意动作规范到位,由简单到复杂,具体情况具体分析。

思考与练习

简答题

1. 背诵太极拳各式名称。
2. 太极拳适于哪些患者康复应用?
3. 背诵八段锦各式名称。

第九章 | 推拿疗法

09章 数字资源

学习目标

1. **知识目标:**掌握推拿手法操作的基本概念及基本要求,20种常用推拿手法动作要领,推拿操作的适应证及禁忌证、小儿推拿常用穴位定位及推拿操作应用;熟悉推拿应用注意事项、常见意外的判断及处理方法;了解推拿疗法的作用原理及治疗原则。
2. **能力目标:**学会常用推拿手法的操作和应用;具有推拿治疗的诊断和辨证能力,具有与患者沟通及分析问题和解决问题的能力。
3. **素质目标:**具备良好的工作态度,对患者具有高度的耐心、细心和责任心,具有团队协作精神和求真务实的工作作风。

第一节 概 述

推拿古称按摩,是在中医理论的指导下,用手或肢体的其他部分,按照各种特定的技巧和规范化的动作,以手法功力作用于人的体表经络穴位、部位,或者运动患者肢体关节,从而达到防病治病目的的一种传统的中医外治疗法。推拿疗法是中医药传统疗法的重要组成部分,经过中医历代名家的传承发展,并受中国文化及传统功法的影响,在有力、持久、均匀、柔和、深透的基础上更强调"调力、调气、调意"相结合,具有独特的优势和显著疗效。

一、推拿疗法的作用原理

产生疗效的主要因素有两个方面,一是手法作用的性质和量,二是手法所刺激部位的经络与穴位的特异作用。从整体上说,推拿的治疗作用主要有以下三个方面:

1. 舒筋通络、行气活血 推拿手法通过力的作用,以合理的力度和方向作用于不同的组织层次,一方面可以松解粘连、拉伸痉挛的肌肉从而解除其痉挛,以消除疼痛,从而达到放松肌肉即舒筋的效果;另一方面是激发和调整经气,加强局部气血液循环,加强损伤组织的循环,促进其修复,促进损伤而引起的血肿、水肿及渗出物的吸收,从而消除疼痛,达到行气活血通络的作用。

2. 理筋整复、滑利关节 损伤可导致骨骼关节、肌肉肌腱等解剖关系发生改变,出现骨折、脱位或微细错位等,推拿手法整复关节移位、理正肌腱滑脱,纠正解剖位置的异常,使关节脱位者得到整复,使骨错缝、筋出槽得以正位,病因消除,症状随之减轻,功能得以恢复。

3. 调整脏腑、增强体质 经络是人体运行气血、联系内外上下、联络脏腑肢节的通路,当经络的生理功能发生障碍,气血运行就会失调,百病变化而生,推拿作用于体表经络穴位,根据具体情况,把手法的轻重、方向、快慢,手法作用的性质相结合,辨证施术从而调整脏腑经气,虚则补之、实则泻之、寒则温之、热则清之,使脏腑功能得到调节,经络气血通畅,气行则血行则经脉畅通、脏腑调和、阴阳平衡,从而增强体质。

二、推拿疗法的治疗原则

治疗原则是在整体观和辨证观的基础上,对临床病证制订具有普遍指导意义的治疗法则,即治疗疾病的总原则;所谓治法,即治疗疾病的具体方法。治疗原则和具体的治疗方法不同。任何具体治疗方法都是在治疗原则指导下制订的,并从属于一定的治疗原则。

推拿疗法是中医药传统疗法,同样遵守中医的治疗原则,要求治病求本,扶正祛邪,调整阴阳,因时、因地、因人制宜。

(柯炎斌)

第二节 常用推拿手法

 导入案例

张某,女,43岁,主诉颈及右上肢疼痛5天来院就诊。

请思考:

1. 该患者适合推拿治疗吗?

2. 如何操作? 可选用哪些手法操作?

中医推拿手法要求持久、有力、均匀、柔和,从而达到深透,其中持久、有力、均匀、柔和是手段,而深透才是目的。持久是指手法操作能够按照要求持续运用一定的时间,保持动作和力量的连贯性、持久性。有力是指手法必须具备一定力量、功力和技巧力。力量是基础,功力和技巧力需通过功法训练和手法练习才能得到积累。力量随患者的病症、体质、施治部位等情况而决定。均匀是指手法动作的节奏性和用力的稳妥性,动作频率要有节奏而协调,不要时快时慢,用力要稳,不要时轻时重,要求保持手法动作和手法力量连贯性。柔和,是指手法动作的节律协调和用力的均匀缓和,是手法技巧和力量的完美结合,做到"轻而不浮,重而不滞",不要用暴力及滞劲蛮力,操作过程变换动作自然。深透是指手法力量要深达体内所需部位,使机体得气。持久(时间)是保证,有力是基础,均匀与柔和体现的是熟练与技巧,四方面相辅相成、相互渗透,最终达到柔中有刚、刚柔相济,才能使手法具有良好的深透作用,这是推拿手法临床操作所追求的目标,是衡量手法质量的根本标准,也是取得疗效的技术保证。

本节主要根据手法的作用、运动方式及特点将手法分为单式手法、复合手法两大类,选择常用手法予以介绍。中医推拿手法在技能训练前或技能训练过程中一定要选择适合自己的练功方法坚持练功,这过程必须严格按照动作要领和要求,一丝不苟地进行练习,这是一个锻炼意志的过程,需要有吃苦的心理准备,更需要持之以恒的坚定信心,这样才能相得益彰,更好地掌握中医推拿手法技能。

一、单 式 手 法

以单一动作成分为基本结构单元的手法为基本手法,又称单式手法。

(一)点法、按法

用指端、肘部或屈曲的指间关节突起部位着力、按压某一穴位或疼痛部位的手法,称为点法(图9-1),可分为指点法、屈指点法、肘点法等,本法刺激量大,适用于全身各部位及穴位。用手指或手掌面着力在体表某一穴位或部位上,逐渐用力下压的手法,称为按法(图9-2),可分为指按法、掌按法等,是诸多手法的基础,常与揉法等结合应用,指按法适用于全身各部穴位,掌按法常用于腰背和腹部。

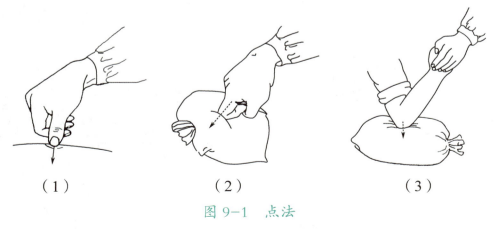

（1）　　　　　　　（2）　　　　　　　（3）

图 9-1　点法
（1）指点法;（2）屈指点法;（3）肘点法。

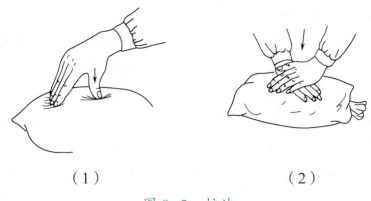

图 9-2　按法

（1）指按法;（2）叠掌按法。

1. 动作要领　操作部位垂直于体表,逐渐用力,达到机体组织的深部,出现得气,坚持 30 秒左右,逐渐放松。点法用指端、指间关节或肘尖,并可做出旋转等动作加强刺激;按法用指腹、掌面、肘面,不做任何动作。

2. 操作注意事项　操作时着力部位要紧贴体表,不可移动;用力由轻到重,不可突然暴力点按;旋转等动作应发生在皮下深层组织之间,不能停留在皮肤浅表部位。

（二）揉法

用手掌鱼际、掌根部分或手指罗纹面部分着力吸定于一定部位或穴位上,腕部放松,做轻柔缓和的环旋活动,并带动该处的皮下组织的手法,称为揉法(图 9-3),分掌揉、指揉、肘揉法等。因本法轻柔缓和,刺激量小,适用于全身各部和穴位。

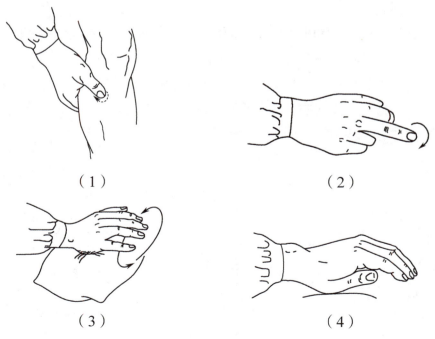

图 9-3　揉法

（1）拇指揉法;（2）中指揉法;（3）掌根揉法;（4）鱼际揉法。

1. 动作要领　用手掌鱼际、掌跟、手掌或手指罗纹面吸定于一定部位或穴位上,腕部放松,以肘部为支点,前臂作主动摆动,带动腕和掌指做轻柔的揉动;揉的部位不同,手形也不一样,沉肩、垂肘、摆臂、回旋是其技术要领。

2. 操作注意事项　操作时压力要轻柔,动作要协调而有节律;揉转的幅度要由小而大,用力应先轻渐重;术手要吸定在操作部位上,不得在皮肤表面摩擦与滑动,"肉动皮不动"是揉法的特征;频率在每分钟 100~160 次之间。

（三）捏法

用拇指与食、中二指或拇指与其他四指相对用力内收,挟持某一部位的手法称为捏法(图 9-4)。可将其分为三指捏、五指捏等,适用于颈项部、四肢。

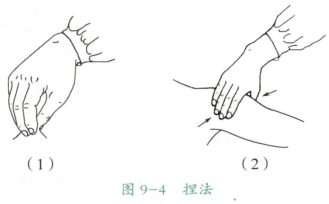

（1）　　　　　　　　　　　　（2）

图 9-4　捏法
（1）三指捏法;（2）五指捏法。

1. 动作要领　用大拇指与食、中二指或其余四指夹住某些部位或肢体,相对用力内收挤压。

2. 操作注意事项　操作时接触操作部位为拇指罗纹面而非指端;理论上拇指与其他指应对称用力,但实际操作时,多以其余四指为支撑,而主要以拇指指面用力为主,操作用力方向应垂直,不能有旋转、拖动等;多沿经络或肌肉走向,缓缓节律性移动。

（四）拿法

用拇指与其余手指相对用力挟持肌肤提起揉捏的手法,称为拿法(图 9-5),常配合其他手法,用于颈项、肩部和四肢等部位。

1. 动作要领　以拇指与食、中二指,或与其余四指相对用力捏住某一部位和穴位,逐渐用力内收进行持续的提起揉捏。

2. 操作注意事项　操作时沉肩、垂肘、四指自然微曲,用力均匀;用指腹为着力点,不可用指端;用力要由轻到重,用力要稳,不可突然用力,不可形成摩擦;两手

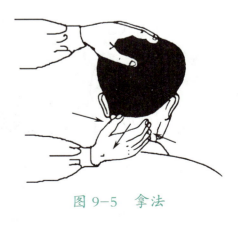

图 9-5　拿法

同时拿与交替拿,动作要缓和而有连贯性,保持一定节奏;操作部位的大小直接决定手法

的力度和患者的感受。

（五）拨法

用拇指端等部位着力,对所施部位肌肉等条索状组织进行横行拨动的手法,称为拨法(图9-6),可分为指拨法、肘拨法等,适用于全身各部位肌肉软组织。

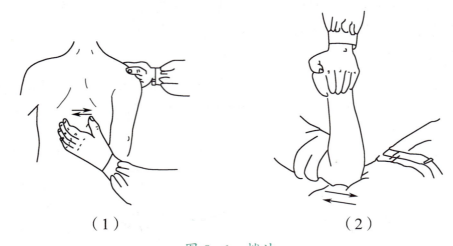

（1）　　　　　　　　　　　（2）

图9-6　拨法

（1）拇指拨法;（2）肘拨法。

1. 动作要领　用拇指或其他四指指腹与肌肉等条索状组织成直角左右或内外往返推动或拨动。

2. 操作注意事项　操作时施力大小根据病变条索状组织软硬程度而定,力量深度应达到条索状组织基底层,不宜较快,索条越僵硬速度越慢,与皮肤无摩擦。

（六）推法

用指掌或其他部位着力于人体一定部位或穴位上,做单方向的直线或弧形移动的手法称为推法(图9-7),可将其分为指推法、掌推法、肘推法等,本法是重要的理筋手法,适用于人体各部位。

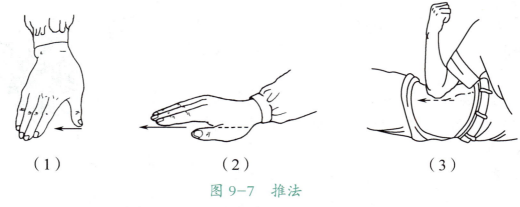

（1）　　　　　　　　（2）　　　　　　　　（3）

图9-7　推法

（1）拇指推法;（2）掌推法;（3）肘推法。

1. 动作要领　用指、掌、肘用力紧贴体表一定部位上,做单方向的直线或弧形移动。

2. 操作注意事项　操作时路径要直,去而不返;方向多沿经络方向或顺肌纤维走向;可使用介质(如按摩油),有利于操作、增强功效、保护皮肤。

（七）擦法

用手掌紧贴皮肤,稍用力下压并做上下或左右直线往返摩擦,使之产生一定的热量的手法,称为擦法(图9-8),可分为掌擦法、鱼际擦法和小鱼际擦法等,本法是一种柔和温热的刺激。掌擦法多用于胸胁及腹部;小鱼际擦法多用于肩背腰臀及下肢部;鱼际擦法在胸腹、腰背、四肢等部均可运用。

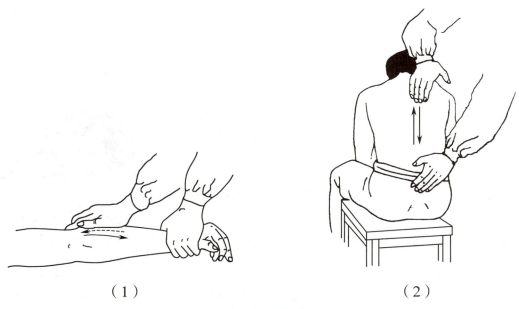

（1）

（2）

图 9-8　擦法
（1）鱼际擦法;（2）小鱼际擦法。

1. 动作要领　沉肩、垂肘,用手掌或鱼际、小鱼际着力于一定的部位上,以肩关节为支点,上臂主动,带动手掌或鱼际、小鱼际进行往返直线擦动。

2. 操作注意事项　操作时往返直线方向运动,间距一致,轨迹相同,不可歪斜,否则难以擦热;压力要均匀适中,以擦时不使皮肤皱褶为宜,必要时使用介质;以所产生的热量论,掌擦法较低,鱼际擦法中等,小鱼际擦法最高。

（八）摩法

用食指、中指、环指指面或手掌面附着在体表的一定部位上,做环形而有节奏的抚摩的手法,称为摩法(图9-9),分掌摩和指摩两种,本法刺激轻柔缓和,是胸腹、胁肋部常用手法。

1. 动作要领　肘关节微屈,腕部放松,以腕关节为中心,指面、掌根(或大、小鱼际)或全掌贴附体表的一定部位作缓和协调的环旋抚摩动作。

2. 操作注意事项　摩法操作时动作宜轻缓柔和,腹部操作时轨迹要圆,频率较缓,紧贴皮肤,在操作轨迹各处用力要均匀,速度要一致,皮动肉不动为其特征;摩腹时顺时针转有通便效果,逆时针转有止泻效果。

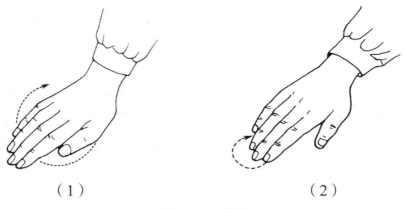

（1）　　　　　　　　　　（2）

图 9-9　摩法

（1）掌摩法；（2）指摩法。

（九）抹法

用拇指罗纹紧贴皮肤，作上下左右直线或弧形曲线往返推动的手法称为抹法（图9-10），常用于头面部及颈项部。

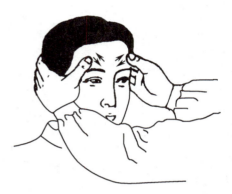

图 9-10　指抹法

1. 动作要领　用单手、双手拇指罗纹面紧贴皮肤，和缓轻柔地做上下或左右往返移动。

2. 操作注意事项　操作时要求动作缓和灵活，不可重滞，着力均匀；抹法与指推法不同，指推是单方向移动，而抹法则可根据不同治疗部位而做任意往返移动。二者用力大小相似；操作时不应带动皮肤，为防止推破皮肤，施术时，可用滑石粉等介质。

（十）拍法

用虚掌拍打体表的手法称为拍法（图9-11），适用于肩背、腰臀及下肢部。

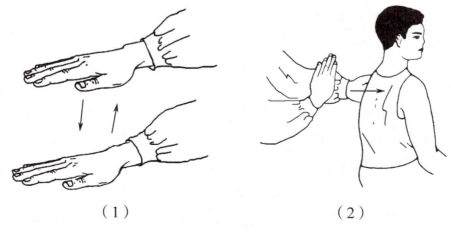

（1）　　　　　　　　　　（2）

图 9-11　拍法

（1）虚掌；（2）虚掌拍法。

1. 动作要领　手指自然并拢,掌指关节略屈,使掌心凹成"虚掌",平稳而有节奏地拍打体表。

2. 操作注意事项　拍法操作时注意手形及着力部位;操作应垂直于施治部位,在接触施治部位时要注意放松手腕、适当减轻力量,"松则力透";拍打时注意平稳而有节奏;拍打肩背时,应嘱患者张口呼吸,肾区禁用拍法。

（十一）击法

用拳背、掌根、掌侧小鱼际、指尖或用桑枝棒击打体表的手法,称为击法(图9-12),可分为拳击法、掌击法、侧击法(小鱼际击法)、指尖击法、棒击法等,拳击法常用于腰背部;掌击法常用于头顶、腰臀及四肢部;侧击法常用于腰背及四肢部;指尖击法常用于头面、胸腹部;棒击法常用于头顶、腰背及四肢部。

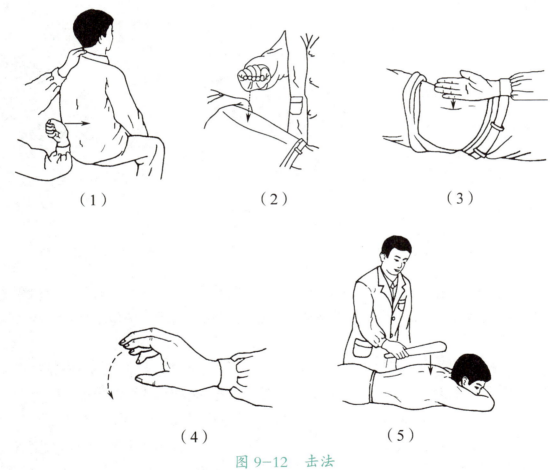

（1）　　　　　　　　（2）　　　　　　　　（3）

（4）　　　　　　　　（5）

图 9-12　击法

（1）拳击法;（2）掌根击法;（3）侧掌击法;（4）指尖击法;（5）棒击法。

1. 动作要领　腕放松,运用肘关节屈伸和前臂的力量,使拳背、拳面、拳尺侧、掌根、单手或双手小鱼际、指端、特制的桑枝棒或钢丝棒击打在治疗部位上。

2. 操作注意事项　操作时均宜击打在肌肉丰厚处,不宜击打在骨骼突起处,以免击伤患者或治疗师自伤;击法用劲要快速而短暂,垂直叩击体表,着力时不能有拖抽动作,速度要均匀而有节律;击打时手腕既要保持一定的姿势,又要放松,以一种有控制的弹性力量进行叩击,使手法既有一定的力度,又使患者感觉缓和舒适。切忌使用暴力击打,以免给患者造成不应有的伤痛。棒击法的特点是力量大,刺激强,应用时,击打力量必须控制好,由轻到重,适可而止;击打时,棒的方向要与肌肉平行;击打时棒的接触面积要大,不要用棒尖着力;一般在一个部位击打3~5下即可,击打前要用信棒,即轻力击打两下,以引起患者注意,做好准备。

(十二)滚法

用手背近小指侧部分或小指、环指、中指的掌指关节突起部分,附着于一定的部位上,运用腕关节的屈伸外旋的连续活动,使产生的压力轻重交替而持续不断地作用于治疗部位上的手法,称之为滚法(图9-13)。滚法接触面较大,适用于肩背、腰臀及四肢等肌肉较丰厚的部位。

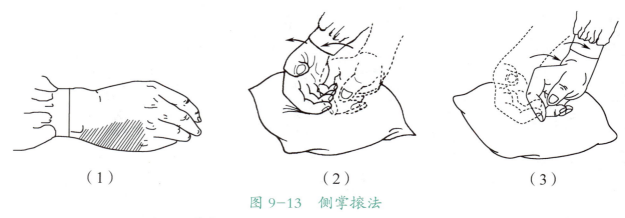

（1） （2） （3）

图 9-13 侧掌滚法

（1）侧掌滚法着力部位;（2）屈腕前臂旋前;（3）伸腕前臂旋后。

1. 动作要领 沉肩、垂肘、松腕,小指掌指关节背侧为吸定点,小鱼际掌背侧着力于治疗部位上,以腕关节主动伸屈,使手掌背部近小指侧部分在治疗部位上持续不断地来回运动。

2. 操作注意事项 ①起势要求八字诀:沉肩、垂肘、立臂、竖掌。②起势吸定点为第4、5掌指关节背侧,以掌背侧中指、环指、小指掌骨部位为操作部位。③身体姿势要求左(右)手置于左(右)前方,操作平面以接触部位与治疗师肚脐平齐为佳,肘部离开身体约15cm。④注意几个角度,肘关节屈曲约120°、腕关节屈曲约120°、滚动方向与胸壁夹角约45°。⑤频率多为每分钟120~160次,临床普遍达到180次以上。⑥着力部位要紧贴体表进行滚动,不能有拖动、摩擦、跳动、顶压的现象出现,力量不可粗暴。

(十三)一指禅推法

手握空拳,拇指伸直盖住拳眼(使拇指位于食指的第二节处),用拇指指端、罗纹面或桡侧偏峰着力于一定部位或穴位上,沉肩、垂肘、悬腕,运用腕部连续不断地往返摆动,带动拇指的屈伸活动,使所产生的功力轻重交替而又节律协调、持续不断地作用于经络穴位上的手法,称之为一指禅推法(图9-14)。临床可将其分为一指禅指峰推法、一指禅偏峰推法和一指禅屈指推法等,本法接触面积较小,但深透度大,可适用于全身各部穴位,临床常用于头面、胸腹及四肢等处。

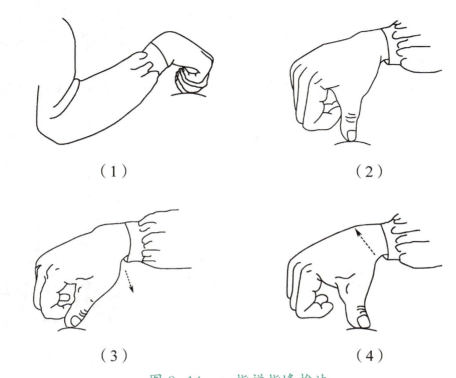

（1）　　　　　　　　　　　　　　（2）

（3）　　　　　　　　　　　　　　（4）

图 9-14　一指禅指峰推法
（1）沉肩、垂肘、悬腕;（2）手握空拳、拇指自然着力;（3）腕部向外摆动;
（4）腕部向内摆动。

1. 动作要领　操作者端坐位,手握空拳,拇指伸直盖住拳眼（使拇指位于食指的第二节处）,用大拇指指端、罗纹面或偏峰吸定于一定部位（经络穴位）,沉肩、垂肘、悬腕,虚掌、实指,肘关节低于腕关节,腕部主动摆动,带动拇指的屈伸活动。沉肩是指肩关节放松,上臂自然下落,肩部不能耸起用力;垂肘是指上肢肌肉放松,肘关节微屈,且略低于腕部,自然下垂;悬腕是指腕关节自然悬屈,拇指处于垂直位,自然下垂;指实是指拇指指端、罗纹面或偏峰要吸定于操作部位,不能滑动摩擦;掌虚是指其余四指自然伸展放松。

2. 操作注意事项　①腕部摆动时,尺侧要低于桡侧,使产生的功力持续作用于治疗部位上。②拇指指间关节可屈伸可不屈伸,屈伸者刺激柔和,不屈伸者着力较稳,刺激较强,可根据治疗师的拇指特点和治疗需要灵活选用。③压力、频率、摆动幅度要均匀,动作要灵活。④手法频率每分钟120～160次。⑤在拇指端或其罗纹面能吸定的基础上,再练习在腕部摆动时,拇指端做缓慢直线往返移动,即所谓紧推慢移。

（十四）搓法

用两手掌挟住一定部位,相对用力做方向相反的来回快速搓揉的手法称为搓法（图9-15）。搓法适用于腰背、胁肋及四肢部,以上肢部最为常用,一般作为推拿治疗的结束手法。

1. 动作要领　双手伸开,掌心空虚,对称性托住抱紧治疗部位,做上下或左右往返移动,或两手平行挟住肢体,动作如搓绳状,做上下往返移动。

2. 操作注意事项　操作时力量方向对称,故搓动较小部位以双手挟持,搓动较大部位应充分利用床面;搓动频率应快,双手应平直自然,或紧贴被搓部位,快搓慢移。

（十五）捻法

用拇指和食指的指面相对捏住某一部位,稍用力做对称的如捻线状的揉搓手法,称为捻法(图9-16)。本法一般适用于四肢小关节。

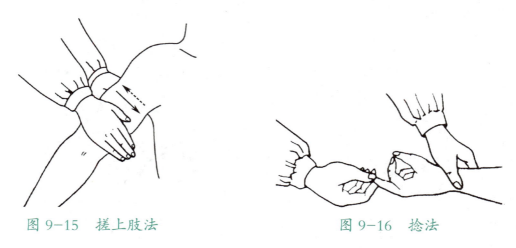

图9-15　搓上肢法　　　　　　　　图9-16　捻法

1. 动作要领　用拇、食指罗纹面捏住一定部位,两指相对做搓揉动作。
2. 操作注意事项　操作时,动作要灵活、快速,用劲不可呆滞。

（十六）抖法

用双手或单手握住患肢远端,微用力做小幅度的上下或左右的连续抖动,使关节有松动感,称为抖法(图9-17)。本法可用于四肢部,以上肢为常用。临床上常与搓法配合,作为治疗的结束手法。

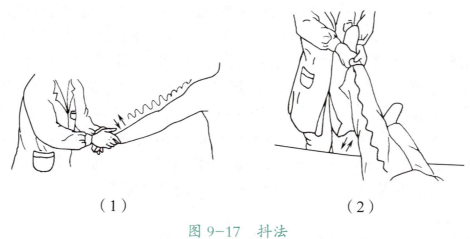

（1）　　　　　　　　　　　（2）

图9-17　抖法
（1）抖上肢法;（2）抖下肢法。

1. 动作要领　握其肢体远端,如手指、手腕或踝部,微微牵拉伸直肢体,患者全身心放松,高频率、小幅度上下抖动。

2. 操作注意事项　操作时应注意固定患肢的双手不要捏得太紧,不要将抖动的肢体牵拉得太紧,牵拉力要慢慢加、慢慢放,抖动幅度要小,频率要高。

（十七）扫散法

以拇指偏峰及四指指端在颞、枕部进行轻快地擦动的手法,称为扫散法(图9-18),一般用在头两侧颞枕部。

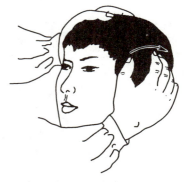

1. 动作要领　治疗师沉肩,垂肘,以拇指桡侧面及余四指指尖为附着点,腕关节不动,通过屈伸肘关节带动拇指桡侧面及其余四指指尖在头部一侧做由前向后摩擦运动。

2. 操作注意事项　操作时应一手固定患者头部,不要使其随手法操作晃动;手法力量不宜过重,速度不宜太慢,以免造成不适;只宜由前向后操作,不宜来回摩擦。

图 9-18　扫散法

（十八）摇法

用一手握住(或扶住)被摇关节近端的肢体,另一手握体关节远端的肢体,做缓和回旋的环转活动手法称为摇法(图9-19),适用于四肢关节和颈项腰部等,包括颈、肩、肘、腕、腰、髋、膝、踝各关节摇法。

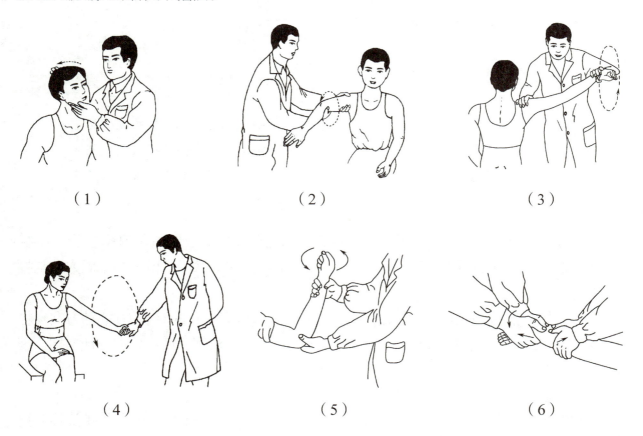

（1）　　　　　　　　（2）　　　　　　　　（3）

（4）　　　　　　　　（5）　　　　　　　　（6）

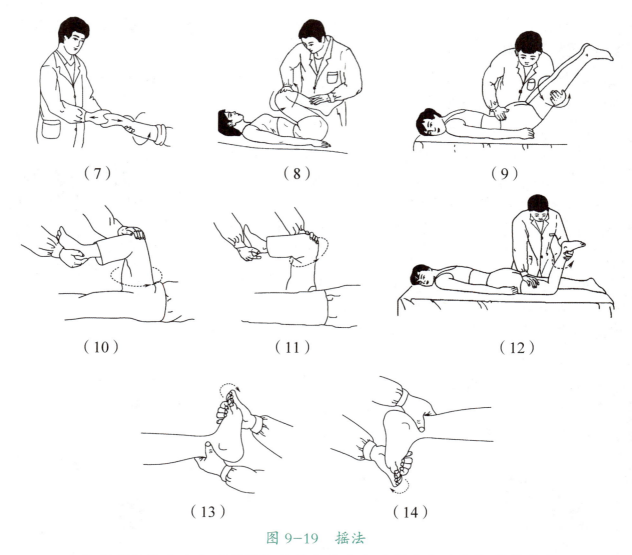

图 9-19　摇法

（1）颈项部摇法;（2）肩关节托肘摇法;（3）握腕摇肩法;（4）握手摇肩法;
（5）肘关节摇法;（6）腕关节摇法一;（7）腕关节摇法二;（8）仰卧位摇腰法;
（9）俯卧位摇腰法;（10）髋关节摇法;（11）仰卧位摇膝法;（12）俯卧位摇膝法;
（13）仰卧位摇踝法;（14）俯卧位摇踝法。

1. 动作要领　治疗师一手握住患者被摇关节近侧上端,使受术关节固定,另一手握住受术关节远侧下端,根据关节运动轴的不同结构,用力使受术关节做各个不同方向与幅度的被动摇动。

2. 操作注意事项　操作动作要缓和,用力要适当;要有足够的牵引力;摇动方向及幅度需在患者生理正常范围内进行,由小到大,其幅度大小应根据病情恰如其分地掌握。因势利导,适可而止。

（十九）拔伸法

拔伸即牵拉或牵引的意思,固定肢体或关节的一侧,牵拉关节的另一端的手法称为拔伸法（图9-20）,适用于四肢关节部位,包括颈、肩、肘、腕、髋、膝、踝各关节拔伸法。

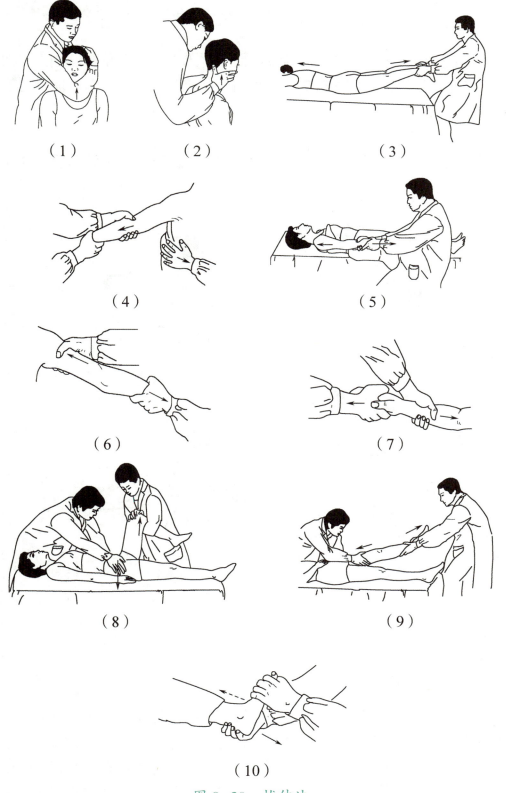

图 9-20　拔伸法

（1）颈椎肘托拔伸法;（2）颈椎掌托拔伸法;（3）腰椎拔伸法;

（4）肩关节对抗拔伸法;（5）肩关节手牵足蹬拔伸法;（6）肘关节拔伸法;

（7）腕关节拔伸法;（8）髋关节拔伸法;（9）膝关节拔伸法;（10）踝关节拔伸法。

1. 动作要领　固定肢体或关节的一侧,牵拉关节的另一端,对人体关节部进行生理范围内的对向牵引。

2. 操作注意事项　拔伸时要顺其自然,因势利导,双手配合默契,其用力大小与拔伸强度要恰如其分,适可而止,切忌粗暴;拔伸力量和方向以患者的关节生理活动范围,患者体质的强弱,年龄大小或是耐受程度而定。

（二十）扳法

用双手向同一方向或相反方向用力,使关节伸展或旋转的手法称为扳法,常用于脊柱及四肢关节的小关节错位(图9-21)。

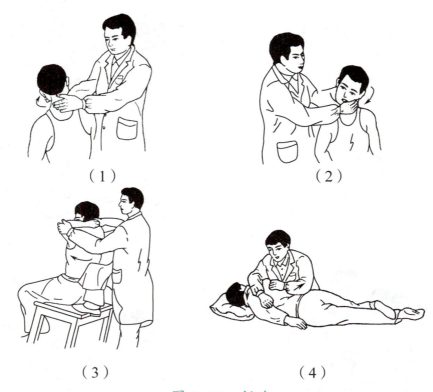

（1）　　　　　　　　　　　　　（2）

（3）　　　　　　　　　　　　　（4）

图9-21　扳法
（1）颈椎旋转定位扳法;（2）颈椎旋转定位扳法;
（3）扩胸牵引扳法;（4）腰部斜扳法。

1. 动作要领

（1）颈项部扳法:有斜扳法、旋转定位扳法、寰枢关节旋转扳法和侧扳法等。常用旋转定位扳法,患者取坐位,头略向前屈,将健侧之手置于头部(即头旋转方向对侧之手),治疗师站于患者侧后部,用一手拇指抵住歪斜的棘突(向左歪斜用右手,向右歪斜用左手),一手扶住对侧的下颌部,将头旋转至最大限度(棘突左偏头左旋,右偏则右旋),双手同时用力推扳。

（2）胸背部扳法:有扩胸牵引扳法、胸椎对抗复位扳法、扳肩式胸椎扳法和仰卧压肘胸椎整复法。常用扩胸牵引扳法,患者坐位,两手十指交叉扣住并抱于枕后部;治疗师站于其后,用一侧膝关节抵住顶压在其背部病变处,两手分别握其两肘部或双肩部,先令患者做前俯后仰运动,并配合深呼吸(前俯时呼气,后仰时吸气),如此活动数遍后,待患者身体后仰至最大限度时,治疗师再以巧力寸劲将其两肘部向其后方突然牵动,同时膝部向前顶抵,常可听到"喀"的弹响声。

(3)腰部扳法:有腰部斜扳法、腰椎旋转复位法和腰部后伸法等。常用腰部斜扳法,患者侧卧位,治疗师一手抵住患者肩前部,另一手抵住患者臀部,或一手抵住患者肩后部,另一手抵住髂前上棘部。把腰部旋转至最大限度后,两手同时用力做相反方向扳动。

2. 操作注意事项 ①在施行扳法前,一定要诊断明确,对脊柱外伤、骨关节结核、骨肿瘤者及有脊髓症状体征者要禁用扳法;对老年人伴有较严重的骨质增生、骨质疏松者要慎用扳法。②用力要稳,动作必须果断而快速,扳法是一种被控制的、暂时的、有限度的、分阶段的被动运动,动作稳妥,操作要准确,两手配合动作要协调,要预先确定活动范围和部位,一达目的,随即停手。③扳动幅度一般不超过各关节的生理活动范围。扳时要轻巧,因势利导,更忌强拉硬扳,急躁从事。④在颈、胸及腰部施用扳法,常可听到"喀"的弹响声,是关节弹跳或扭转摩擦所发生的声音,一般认为是僵硬关节活动打开或关节复位成功的标志,但不是所有关节都有弹响,对一个关节,不可反复扳动,不可强求弹响。

二、复 合 手 法

由两种或两种以上单式手法动作合成的手法,称复合手法。常用复合手法有很多种,如按揉、捏拿等,临床可根据实际灵活选用。

(一)按揉法

由各种按法与揉法动作结构相叠加而成的复合手法,称为按揉法(图9-22),可分为指按揉法、掌按揉法、肘按揉法等。本法兼有按法之深透和揉法之柔和的双重作用特点,适用于全身经穴及部位。

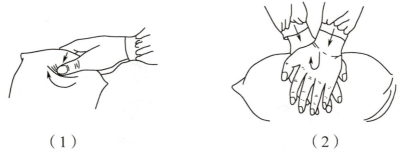

（1）　　　　　　　　　　　　　　　（2）

图 9-22　按揉法

（1）单手指按揉法;（2）双掌按揉法。

1. 动作要领 术手着力部在受术部位进行先轻渐重、由浅而深地向下按压,同时带动受术部位皮肤做小幅度回旋揉动,使部位深层肌肉组织产生摩擦,待得气后,稍作停留,再继续按揉,如此反复进行操作。

2. 操作注意事项　操作时,回旋揉动的幅度要小而匀速,使作用力深透而集中。本法作用力重实缓和,刺激量不宜过重。

（二）滚摇法

治疗师一手在受术关节施行滚法的同时,另一手做该关节的摇动手法,使受术关节同时受到滚摇二法复合作用的手法,称为滚摇法。本法适应于各关节部位,最常用于颈项及腰骶部。

1. 动作要领

（1）颈项部滚摇法:患者正坐,治疗师立于其侧后方,一手扶按其前额,另一手沿风府、大椎一线自下而上,再自上而下反复缓缓进行往返移动滚动,同时扶住额部的手与之配合使头慢慢前俯或后仰。在向上移动滚动时,使头前俯,颈椎前屈;在下移返回滚动时,使头后仰,让颈椎慢慢后伸。

（2）腰骶关节滚摇法:患者俯卧,治疗师立于其一侧,一手托住一侧大腿,另一手在腰骶关节处施法滚,同时托住腿的手将大腿抬起,使腰骶关节后伸,然后再放下,如此反复进行。

2. 操作注意事项　操作时要使受术部位放松,不要紧张,关节的摇动幅度由小渐大缓缓进行,滚法频率要保持在120～160次/min。双手操作时,要注意做到双手操作协调同步,要保持自然呼吸,不要憋气。

（三）牵抖法

在拔伸牵引的作用下做抖动的手法,称为牵抖法,主要用于腰部(图9-23)。

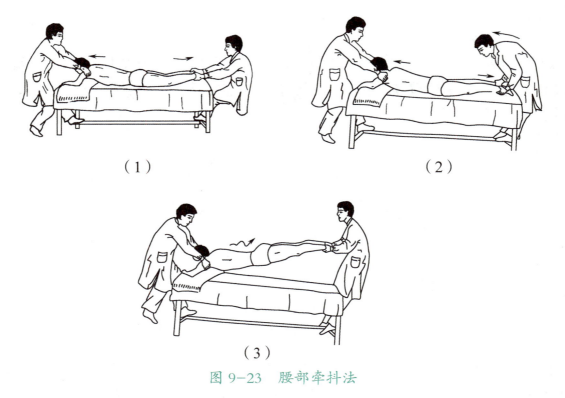

（1）　　　　　　　　　　（2）

（3）

图9-23　腰部牵抖法

1. 动作要领　患者取俯卧位,双手抓住床头固定上身。治疗师双手分别紧握患者两踝部,先作腰部拔伸,使腰部充分拉开放松后,再使劲上下提抖或左右晃动下肢,以带动腰部的充分抖动,连续 3 次。

2. 操作注意事项　操作时施力由轻到重,切忌暴力拉伸强抖;必须在拔伸法的结束阶段进行,即先做腰部的拔伸法,在快结束前再施本法;治疗师不可屏气;肘关节伸直,上身后仰,不要用肱二头肌收缩发力。

（柯炎斌）

第三节　推拿疗法临床应用

推拿属于中医外治法之一,对骨伤科、内科、外科、妇科、儿科和五官科等各科的许多疾病均有较好的治疗效果,而且还具有强身保健、预防疾病、祛病延年的作用。当然,也有许多疾病不适合用推拿治疗,因此我们运用手法治疗前一定要明确推拿的适应证和禁忌证。

一、适　应　证

1. 运动系统疾患　各种急慢性软组织损伤如骨错缝、腰痛、急性胸肋痛(岔气)、椎间盘突出症、颈椎病、落枕、漏肩风、颞颌关节紊乱症和骨折后遗症等。

2. 内科疾患　中医五脏各系统病症如头痛、失眠、胃脘痛、胃下垂、便秘、腹泻、呃逆、肺气肿、癃闭、胆囊炎、哮喘、高血压、心绞痛与糖尿病等。

3. 儿科疾患　多数儿科病症如发热、腹泻、呕吐、便秘、痢疾、疳积、咳嗽、百日咳、遗尿、尿闭、夜啼、惊风、肌性斜颈与脊髓灰质炎等。

4. 康复疾患　各种疾病的后遗症如中风后遗症、截瘫等。

5. 其他疾患　妇产科、五官科等相关疾病如痛经、闭经、月经不调、盆腔炎与产后耻骨联合分离、近视、鼻炎、声门闭合不全、耳鸣耳聋、咽喉痛等。

二、禁　忌　证

1. 严重的心、脑、肺等疾病及极度疲劳者。易造成昏厥。

2. 出血性疾病,如白血病、急性再生障碍性贫血、过敏性紫癜等。手法刺激后可导致再出血。

3. 皮肤病及皮肤损伤者,如湿疹、脓肿、皮肤冻伤、皮裂伤、烫伤。

4. 传染性疾病,如结核肺炎等。

5. 肿瘤病患者。

6. 骨结核、骨髓炎、严重的骨质疏松、骨折初期、关节脱位复位后初期。

7. 月经期及孕期妇女。

8. 有严重症状而诊断不明确者。

9. 醉酒后等神志不清者。

三、注 意 事 项

1. 明确诊断　推拿前也应对患者身体状况进行充分了解，明确诊断，排除禁忌证，以便合理地选择手法。

2. 体位的选择　手法操作前要指导患者选择正确的体位。一个合适的体位要求患者感觉舒适，既能维持较长时间，又有利于治疗师手法操作。当然，治疗师也要选择自己合适的体位，宜选择一个手法操作方便，并有利于手法运用、力量发挥的操作体位。同时要做到意到、身到、手到，步法随手法相应变化。常用体位有仰卧位、俯卧位、侧卧位、端坐位、俯坐位。

3. 手法的选择　在推拿过程中运用什么手法，应根据疾病的性质、病变的部位、治疗的对象，并结合各手法的特点，灵活地辨证选择。例如：关节功能障碍者，常选用摇法、扳法、拔伸法等运动关节类手法；关节错位者，常选用扳法、拔伸法等整复关节类手法；如果治疗范围较广，可选用接触面较大的手法，如按法、揉法等；如果治疗范围较小，或仅限于某一点上，可选用接触面较小的手法，如一指禅推法、指揉法、点法等；形体健壮肥胖者，可选择刺激性较强的手法，如肘拨法、肘揉法等；形体瘦弱者，可选择刺激性较弱的手法，如揉法、摩法等。此外，对于治疗某一疾病的手法，治疗师既要掌握一般规律与常法，又要注意临症变通，随着病情的进退，主要痛点与次要痛点的增减、转化、消失等，综合分析及时进行手法的增减。

4. 力量的运用　一般而言，手法的力量与刺激性成正比关系。即手法力量越重，刺激性越强；手法力量越轻，刺激性越弱。因此，手法在应用过程中，力量要辨证应用，力量的大小，要根据患者的年龄、性别、体质、病情等情况灵活掌握。一般来讲，形体健壮者，手法的力量宜重；形体瘦弱者，手法力量宜轻。软组织损伤的初期、局部肿胀，手法用力宜轻；软组织损伤后期手法用力宜重。年老体弱，用力宜轻；初病体实，用力宜加重。另外，就一个完整的手法操作过程而言，一般宜遵循"轻—重—轻"的原则，即前、后 1/4 的时间手法用力宜轻一些，中间一段时间手法用力量相对宜重一些，体现出一定的轻重节奏变化。而具体在某一部位操作时，又需注意手法操作的轻重交替，以及点、线、面的结合运用。不可在某一点上持续性运用重手法刺激。对于感觉障碍者，用力要慎重。

5. 时间的把握　手法操作时间的长短对疗效有一定的影响。时间过短，往往达不到疗效；时间过长，往往对局部组织产生损伤，或耗伤人体正气令患者疲劳。所以，手法操作的时间，应根据患者的病情、体质、病变部位、所应用手法的特点等各方面因素灵活确定。

每次治疗一般以 10～20 分钟为宜,对久病、重症可适当增加时间。

6. **手法操作的顺序** 手法操作要有一定的顺序,一般是从自上而下,先左后右(或男左女右,即男性患者先操作左侧后操作右侧,女性患者则反之),从前到后,由浅入深,循序渐进,并可依具体病情适当调整。局部治疗,则按手法的主次进行,即:先用松解手法后用整复手法。

7. **介质的使用** 介质就是介于治疗师的手与患者皮肤之间对推拿起辅助作用的物质。很多手法的操作常借助于介质来完成,如摩擦类手法等。而且,介质与手法结合运用,可明显提高临床疗效。介质作用机制有两个方面。①辅助治疗:通过推拿,将药效通过皮肤的毛孔、毛细血管吸收。②润滑:避免皮肤擦伤,起到一个保护作用。选用介质时要求:①应该有利操作。②保护患者皮肤,对皮肤无害的物质。③应选用有药物作用的介质。常用的介质种类及其作用有滑石粉(润滑皮肤)、爽身粉(润滑皮肤、吸水)、葱姜汁(温热散寒)、白酒(活血祛风、散寒除湿、痛经活络)、凉水(清凉肌肤、退热)、红花油(消肿止痛)。

8. **避免推拿意外** 推拿作为一种中医传统疗法,没有药物的毒副作用,更是一种无创伤疗法。然而它毕竟是一种外力作用于人体,如果操作错误,患者体位不当或者精神过于紧张,就可能出现一些异常情况,轻者影响推拿疗效,重者可能对人体造成严重的损害甚至危及生命。

推拿意外发生的原因主要有:①诊断不明或误诊;②对疾病的机制和手法作用的原理缺乏认识;③手法操作或者选用不当;④未注意推拿治疗的适应证和禁忌证。治疗师可以从以下几个方面避免推拿意外的发生:①提高诊断的正确率,避免误诊误治而发生意外;②提高手法操作的正确性和安全性,特别是一些旋转、扳、牵拉等运动关节类手法;③在治疗时需注意有适当的体位。这样就可以预防推拿意外的发生。

9. **推拿意外的处理**

(1)软组织损伤:导致软组织损伤的原因主要有,初学推拿者,手法生硬,不能做到柔和深透。粗蛮的手法,小幅度急速而不均匀地使用擦法,则易造成皮肤损伤。同一部位,过久的手法操作。时间过长,局部皮肤及软组织的感觉相对迟钝,使痛阈提高,可导致皮肤损伤。出现表皮等软组织损伤可以消毒、保护创面等对症处理。

(2)休克:休克主要表现为突感头晕、心慌、恶心、面色苍白、肢冷、冷汗,甚至昏迷不省人事,轻者有些心慌虚脱感,胃部不适或轻度恶心,手足麻木等,一般短期即恢复正常。稍重者出现面色苍白,心跳加快,恶心、哈欠,出冷汗,手足冰冷。重者可突然失去知觉,呼吸减慢,休克的出现是一种血管性晕厥,是由强烈的手法刺激,通过迷走神经反射,引起血管的扩张,外周血管阻力降低,回心血量减少,进而心排血量降低,血压下降,导致暂时广泛性脑血流量减少,从而引发晕厥。导致休克的主要原因或诱因有几个方面,患者体质虚弱、过于紧张、疲劳、饥饿,或虚弱、大汗、大泻、大出血之后,或体位不当、易敏体质;或与推拿手法力度过重或对脊柱踩踏过久有关;或环境喧哗、室内空调开启时间太长,缺乏通风,也常能诱发晕厥。如初次接受治疗或精神过度紧张,身体虚弱者,应先做好解释,消除对推拿的顾虑,特别是运动关节类手法,让患者摒除恐惧感;同时选择舒适持久的体位,最好采用卧位,选穴宜少,手法要轻,时间也不宜过长。若饥饿、疲劳、大渴时,应令患者进食、休息、饮水后再予推拿,治疗师在推拿治疗过程中,要精神专一,随时注意观察患者的神色,询问患者的感觉,一旦有不适等晕厥先兆,可及早采取处理措施,防患于未然。出现休克后可让患者平卧休息,停止推拿,保暖,使者平卧,饮以温开水或葡萄糖水。重者(四肢发冷、血压下降、脉微欲绝)在上述处理基础上,可刺或掐人中、内关、足三里;灸百会、关元、气海等穴位。仍不恢复或不省人事者,应采取肌内注射0.1%肾上腺素或其他急救措施(输液或输氧)。

（3）骨、关节损伤:常见骨关节损伤有急性胸肋痛、骨折或脱位等,急性胸肋痛主要表现为突然感觉胸或背部疼痛,时如刀割、时或牵掣,甚至呼吸、咳嗽或转身、弯腰都十分困难。急性胸肋痛的发生多由于用力不当,如用力过猛等(包括突然用力过大和用力过快);在正常用力情况下因为患者屏气而产生;患者没有准备好,操作者就直接进入高强度的手法;解剖结构的异常。急性胸肋痛发生机制是因为呼吸肌痉挛,一是肋间肌(胸部两侧),二是膈肌(左右肋下)。出现急性胸肋痛后,停止重手法,改以轻柔手法治疗。找准压痛点,局部放松。如果是肋间肌痉挛可以让患者深呼吸,治疗师两手置于胸或背相应部位,于吸气时两手随之上抬,呼气时两手下压,并于呼气末,快速用力振按1~2次,常能明显减轻症状;如果是膈肌痉挛可以让患者深吸缓呼,十指交叉按压在腹部痛处,顺时针按摩二十次,又逆时针二十次,如稍有缓解,可将双掌搓热,置于患处。并根据具体情况,纠正紊乱关节,分别整复椎间关节、肋脊关节、胸肋关节。骨折或脱位、神经系统损伤、内脏损伤则需根据相应情况进行处理。

（柯炎斌）

第四节　小儿推拿疗法

 导入案例

患儿,王某,男,5岁。一天前因饮食停滞,腹胀如鼓而就诊,舌苔厚腻色黄,体微热,平日喜食冷饮。

请思考:

1. 选择哪些穴位为患儿进行推拿治疗?

2. 具体治疗如何操作?

小儿推拿是推拿疗法的一个重要分支组成,古称小儿按摩,其是以中医学理论为基础,根据小儿的基本生理病理特点运用特定的手法作用于体表特定穴位施以手法,通过推拿刺激穴位可达到解热止痛,健脾和胃,导滞消积,调节脏腑、疏通经络、调和气血、平衡阴阳,改善儿童体质、提高机体免疫力,预防疾病等作用。其治疗对象多为12岁以下的儿童,对患有泄泻、呕吐、疳积、便秘、脱肛、发热、咳喘、惊风、遗尿、肌性斜颈、斜视、小儿脑瘫等病症有很好的治疗效果。

清代张振鋆提出小儿推拿法为"按、摩、掐、揉、推、运、搓、摇"等八法,而随着时代的演变,现代小儿推拿治疗手法基本操作要领与成人推拿相似,在手法要求上要达到持久、有力、均匀、柔和、深透。

一、小儿推拿疗法的特点及注意事项

（一）小儿推拿治疗的基本特点

1. 主要使用一些特定穴,特定穴散布于全身各处,有点状的穴位,还有从某一点到另一点连成直线的线状穴位和面状穴位等,如三关穴、六府穴、天门穴、坎宫穴等为线状穴,面部的脾土、肺金等为面状穴位。

2. 小儿皮肤脏腑比较娇嫩,推拿手法上应强调以轻快柔和、平稳着实为主。

3. 在操作中先主后配,应强调先头面、次上肢,次躯干,次下肢的操作程序;其次强调手法的补泻作用:重为泻,轻为补,快为泻,慢为补,长补短泻,循补逆泻等,最后强调膏摩的应用和使用葱汁、姜汁、滑石粉等介质进行推拿,这样既可保护娇嫩皮肤不致擦破,又增强手法的治疗作用。

（二）小儿推拿治疗的注意事项

1. 小儿推拿治疗适用于0～12周岁的小儿。治疗室内环境安静,光线充足,空气流通,温度适宜。治疗后,注意避风,忌食生冷。

2. 治疗师态度和蔼,耐心仔细,认真操作,双手洁净、温暖、干湿适中,指甲修剪圆滑,长短适宜,以不触痛患儿皮肤为宜。

3. 治疗时间应根据患儿年龄、体质、病情及手法特性而定。治疗时间掌握在10～20分钟为宜;一般每日治疗一次,急性病可一日两次,慢性病隔日一次。

4. 小儿在哭闹、过饥过饱时不适合进行推拿治疗,应先安抚其情绪。

5. 小儿在推拿治疗中以舒适体位为主,同时还要便于操作,如仅以一侧手部穴位为主时,均已左手为主,治疗时应选择相应的介质。

6. 小儿推拿的禁忌证有骨折、创伤性出血、皮肤破损、皮肤溃疡、烧伤、烫伤、急性或烈性传染病、癌症及危重病症等。

二、小儿推拿常用穴位

在小儿推拿穴位中,既有经络学说中的十四经穴和奇穴,又有小儿推拿本身所具有的特定穴位。这些穴位具有以下三个特点:一是小儿推拿特定穴位大多数分布在头面和四肢,小儿常用穴位以两手居多,故曰"小儿百脉汇于两掌";二是小儿特定穴位不像十四经穴那样有线路连接于经络;三是小儿推拿特定穴位不仅有点状,还有线状(如三关,六腑)和面状(如腹、五指节)的特点(图9-24,图9-25)。

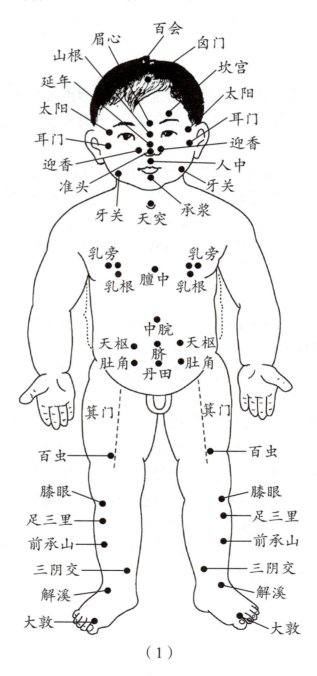

（1）

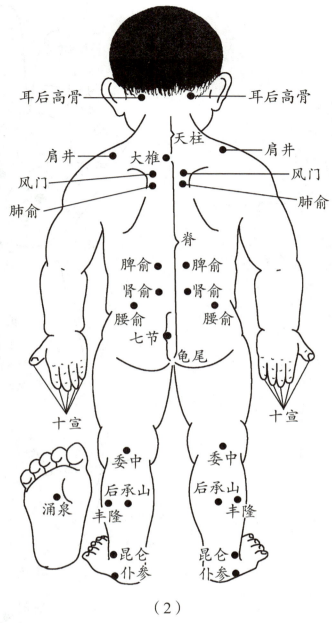

耳后高骨 —— 耳后高骨

天柱

肩井 —— 大椎 —— 肩井

风门 —— 风门

肺俞 —— 肺俞

脊

脾俞 —— 脾俞

肾俞 —— 肾俞

腰俞 —— 腰俞

七节

龟尾

十宣 —— 十宣

委中 —— 委中

后承山 —— 后承山

涌泉 —— 丰隆 —— 丰隆

昆仑 —— 昆仑

仆参 —— 仆参

（2）

图 9-24　小儿推拿特定穴位

（1）正面图；（2）背面图。

1. 头面部穴位

（1）攒竹（天门）

【位置】　两眉中点至前发际成一直线。

【操作与次数】　推法：以两手拇指自两眉中点交替向上直推至前发际30～50次，称推攒竹，又称开天门（图9-26）。

【功用】　疏风解表，止头痛，镇静安神，醒脑开窍。

【主治】　外感发热，头痛，精神不振，烦躁哭闹等。

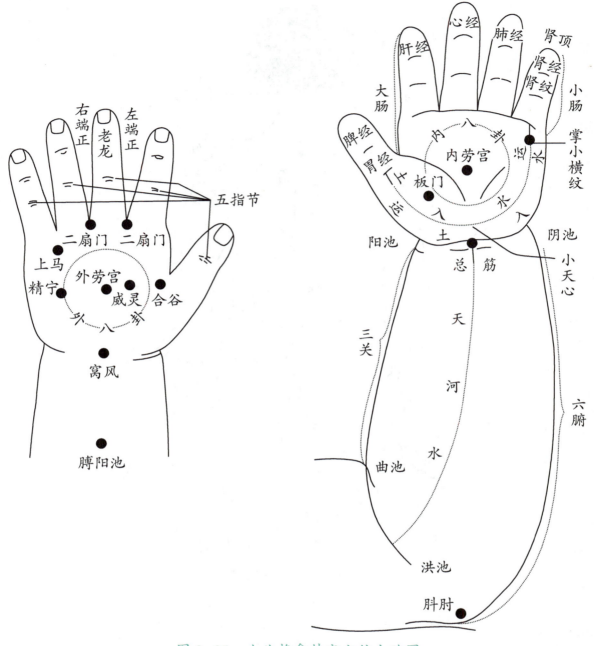

图 9-25　小儿推拿特定穴位上肢图

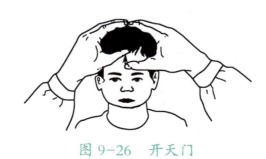

图 9-26　开天门

【临床应用】　推攒竹为小儿治外感常用四大手法之一,常与其他三法(推眉弓、揉太阳、揉耳后高骨）配合使用。

（2）眉弓（坎宫）

【位置】 两眉头至眉梢成两横线。

【操作与次数】 以两拇指面自两眉头向两眉梢分推 30 ~ 50 次,称分推眉弓（分推坎宫）(图 9-27)。

【功用】 疏风解表,止头痛,醒脑明目。

【主治】 外感发热,头痛,神志异常,目赤肿痛等。

【临床应用】 推坎宫为小儿治外感常用四大手法之一。

（3）天柱骨

【位置】 颈后,后发际中点至大椎穴成一直线。

【操作与次数】 推法:以拇指或食、中二指面自上向下直推 100 ~ 300 次,称推天柱骨(图 9-28);擦法:以示、中二指或四指面向下擦 100 ~ 300 次,称擦天柱骨。

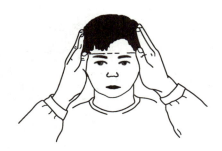
图 9-27　推坎宫

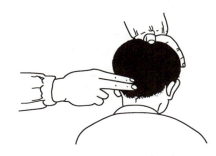
图 9-28　推天柱骨

【功用】 降逆止呕,清热解表。

【主治】 恶心,呕吐,呃逆,溢奶,发热,感冒,项强,惊风,咽痛等。

【临床应用】 本穴降逆止呕作用明显,常与揉中脘配合使用。

2. 胸腹部穴位

（1）胁肋

【位置】 从两腋下胁肋至天枢处。

【操作与次数】 搓摩法:以两手掌从两腋下自上向下搓摩至天枢 100 ~ 300 次,称搓摩胁肋,又称按弦走搓摩(图 9-29)。

【功用】 破气化痰,除闷消积。

【主治】 胸闷,胁痛,腹胀,痰喘,气急,疳积等。

【临床应用】 本穴专消有形之邪,为消积要穴,常与摩腹配用。本法消导之力较峻烈,故虚弱的小儿慎用。

（2）腹

【位置】 腹部。

【操作与次数】 推法:以两手大拇指沿两肋边缘向两旁分推

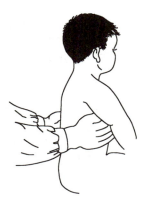
图 9-29　按弦走搓摩

100～300次,称分推腹阴阳;以中脘至脐为中线,用两手拇指自上而下向两旁做横向分推100～300次,也称分推腹阴阳(图9-30)。摩法:用全手掌或四指面摩腹部3～5分钟,称摩腹(图9-31)。

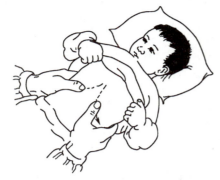

图 9-30　分推腹阴阳

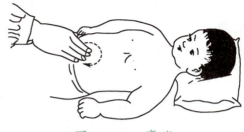

图 9-31　摩腹

【功用】　健脾和中,理气消食。

【主治】　腹胀,腹痛,腹泻,纳少,便秘,疳积,恶心,呕吐等消化系统疾病。

【临床应用】　摩腹为治泻四大手法之一,故常与其他三法(揉脐,推上七节骨,揉龟尾)配合治疗腹泻。摩腹为保健四大手法之一,可以单穴使用,亦可以与其他三法(补脾经,捏脊,按揉足三里)合用。

（3）脐（神阙）

【位置】　肚脐。

【操作与次数】　揉法:以中指端或掌根揉脐100～300次,或用拇指与食、中指抓住肚脐抖揉50～100次,统称揉脐(图9-32)。摩法:以全手掌或四指面摩脐3～5分钟,称摩脐。捏挤法:以拇指与食、中指抓住肚脐,向里捏挤肚脐3～5次,称捏挤脐。

【功用】　健脾和胃,消食导滞。

【主治】　腹胀,腹痛,食积,便秘,肠鸣,吐泻等。

【临床应用】　本穴为平补平泻之穴,为治泻四大手法之一。

（4）肚角

【位置】　脐下2寸,旁开2寸处。

【操作与次数】　拿法:用双手拇指与食、中指对拿本穴3～5次,称拿肚角。用拇指放在肚角穴上,其余四指放在背部与穴位相对处,同时对拿肚角穴3～5次,也称拿肚角(图9-33)。按揉法:中指端按揉本穴30～50次,称按揉肚角。

【功用】　止腹痛,通大便。

【主治】　一切腹痛,便秘,腹胀,食积等。

【临床应用】　肚角是止腹痛的要穴,拿肚角刺激量较强,不可多拿。本穴常与摩腹,掐揉一窝风合用以治疗腹痛;治疗便秘时,常与推下七节骨,摩腹合用。

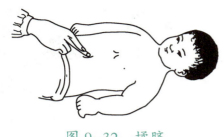

图 9-32 揉脐

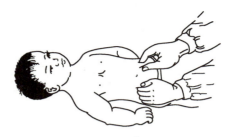

图 9-33 拿肚角

3. 腰背部穴位

（1）肺俞

【位置】 第三胸椎下,旁开 1.5 寸。

【操作与次数】 按揉法:用两手拇指,或单手食、中二指端按揉本穴 50～100 次,称按揉肺俞。分推法:用两手拇指面分别沿肩胛骨内缘从上向下做分向推动 100～300 次,称分推肺俞,又称分推肩胛骨。

【功用】 宣肺益气,止咳化痰。

【主治】 咳喘,痰鸣,胸闷,胸痛,感冒,发热等。

【临床应用】 本穴有补肺气的作用,故多用于治疗肺系虚证,也可与其他具有清宣肺气作用的穴位合用,以治疗肺系实证。

（2）脊柱

【位置】 背部,大椎至尾椎成一直线。

【操作与次数】 推法:用食、中指面自大椎推至尾椎 100～300 次,称推脊柱(图 9-34);捏法:用拇指后按,食、中二指在前,或用食指屈曲,以中节桡侧后按,拇指在前,两手自下而上捏脊柱 3～6 次,称捏脊,一般捏三提一。

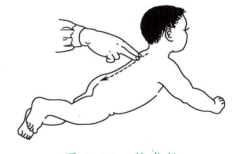

图 9-34 推脊柱

【功用】 推法:清热导滞。捏法:调阴阳,理气血,和脏腑,通经络,培元气,强身体。

【主治】 疳积,厌食,腹泻,便秘,腹痛,夜啼,烦躁,发热,遗尿,惊风,慢性咳喘,脱肛等。

【临床应用】 捏脊为小儿保健四大手法之一,本法亦可单独用于保健。捏脊是治疗小儿消化系统诸病的首选法,其主要有调和脾胃功能的作用。

（3）七节骨

【位置】 第四腰椎至尾椎骨末端成一直线。

【操作与次数】 推法:用拇指或食、中二指面自下向上,或自上向下直推 100～300 次,分别称推上七节骨或推下七节骨(图 9-35)。

【功用】 推上七节骨:温阳固涩止泻(补法)。推下七节骨:泻热导滞通便(泻法)。

【主治】 腹泻,便秘,脱肛,遗尿等。

【临床应用】 推上七节骨为治泻四大手法之一。用本法治疗便秘、食积时,常与摩腹,退六腑,按弦走搓摩等合用。

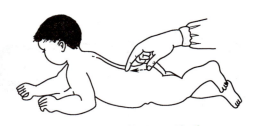

图 9-35　推上七节骨

4. 上肢部穴位

（1）脾经

【位置】 拇指桡侧缘从指尖至指根成一直线。

【操作与次数】 推法:用拇指桡侧缘或指面在穴位上直推 100～300 次,向心方向推称补脾经(图 9-36);离心方向推称清脾经(图 9-37);来回推法称调脾经。

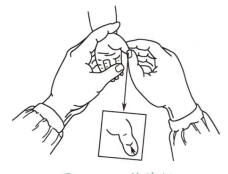

图 9-36　补脾经

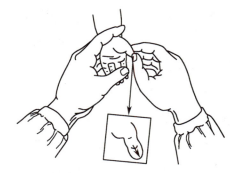

图 9-37　清脾经

【功用】 补脾经:健脾和胃,补益气血。清脾经:清热利湿,消食导滞。调脾经:调和脾胃。

【主治】 腹泻,疳积,厌食,便秘,呕吐,黄疸,痢疾等。

【临床应用】 补脾经为小儿保健四大手法之一,用于小儿基础保健。本穴为治疗小儿脾胃功能失调最常用手法之一,常与摩腹,揉中脘,运内八卦,揉板门等合用。

（2）肺经

【定位】 环指末节罗纹面。

【操作与次数】 治疗师一手持患儿环指,另一手拇指罗纹面旋推患儿环指末节罗纹面 100～500 次,称补肺经;拇指罗纹面自患儿环指掌面末节指纹向指尖方向直推 100～500 次为清,称清肺经(图 9-38);补肺经和清肺经统称为推肺经。

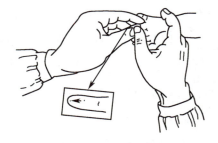

图 9-38　清肺经

【功效】 宣肺解表、益气固表、化痰止咳。

【主治】 感冒、发热、咳嗽、气喘、胸闷、虚汗怕冷等。

【应用】 补肺经用于虚性咳喘、遗尿、自汗、盗汗等,常与补脾经、补肾经、揉肺俞、推三关等合用;清肺经常用于脏热喘咳、感冒发热、便秘等实证,多与清天河水、退六腑、推揉膻中、运内八卦等合用。

（3）肾经

【定位】 小指末节罗纹面。

【操作与次数】 拇指罗纹面自患儿小指掌面末节指纹向指尖方向直推 100～500 次为补，称补肾经；拇指罗纹面自患儿小指指尖向掌面末节指纹方向直推 100～500 次为清，称清肾经（图 9-39）。补肾经和清肾经统称为推肾经。

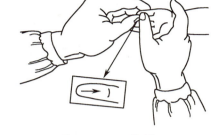

图 9-39　清肾经

【功效】 补肾益脑，温养下元，清热利湿。

【主治】 先天不足，久病体虚，五更泄泻，遗尿，咳喘，膀胱湿热，小便淋浊刺痛等。

【应用】 补肾经能滋肾壮阳、强壮筋骨，主治先天不足、久病体虚、五更泄泻、久泻、遗尿、喘息等，多与补脾经、补肺经、揉命门、揉肾俞等合用；清肾经能清利下焦湿热，主治膀胱蕴热、小便赤涩、腹泻等，常配伍清天河水、清小肠、推箕门等。本穴宜补不宜泻，需泻时，以清小肠代之。

（4）四横纹

【位置】 手掌面，食指、中指、环指、小指第一指间关节横纹处。

【操作与次数】 掐揉法：用拇指甲逐个掐揉本穴 3～5 次（可掐一次揉三次），称掐揉四横纹。推法：用拇指面逐个纵向上下来回直推本穴 30～50 次，或使患儿四指并拢，在穴位上横向来回直推 100～300 次，称推四横纹。

【功用】 理中行气，化积消胀，退热除烦。

【主治】 疳积，腹胀，厌食，咳喘，慢惊风，口唇破裂，发热，烦躁等。

【临床应用】 本穴是治疗疳积的要穴，可以单穴使用，亦可以与推脾经，捏脊，摩腹配合使用。

（5）板门

【位置】 手掌鱼际平面。

【操作与次数】 揉法：用拇指或中指端揉本穴 100～300 次，称揉板门（图 9-40）。运法：用拇指或中指端运本穴 100～300 次，称运板门。推法：用中指或拇指面推本穴 100～300 次，自指根推向腕横纹，称板门推向横纹，反之称横纹推向板门，来回推，称清板门。

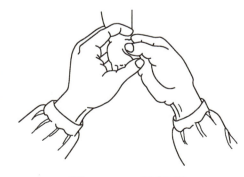

图 9-40　揉板门

【功用】 健脾和胃，消食化滞，调理气机。

【主治】 食欲缺乏，食积不化，腹胀，腹泻，胃痛，呕吐，嗳气，咳嗽，气喘，咽痛，发热等。

【临床应用】 本穴为助消化的有效穴，常与捏脊，按弦走搓摩，摩腹，揉中脘等配合运用。板门推向横纹主升，主治腹泻；横纹推向板门主降，主治呕吐。

（6）鱼际交（小天心）

【位置】 大小鱼际交接处凹陷中。

【操作与次数】 揉法：用中指或拇指端揉本穴 100～300 次，称揉鱼际交（图 9-41）。掐法：用拇指甲掐本穴 3～5 次，称掐鱼际交。捣法：用中指端或屈曲的食指指间关节捣本穴 100～300 次，称捣鱼际交。

【功用】 镇静安神，醒脑开窍，清热除烦。

【主治】 惊风，抽搐，烦躁不安，夜啼，嗜睡，精神萎靡，小便短赤，目赤肿痛，发热等。

【临床应用】 捣小天心有双向调节作用，用快而重的捣法有兴奋作用，用慢而轻的捣法有抑制作用，常与清心经，清肝经，摩百会，掐老龙等配合使用。

（7）三关

【位置】 前臂桡侧，腕横纹至肘横纹成一直线。

【操作与次数】 推法：用拇指桡侧面，或食、中二指面自腕推向肘 100～300 次，称推三关（图 9-42）。

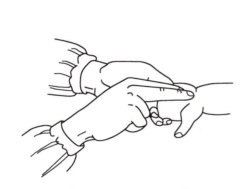
图 9-41　揉鱼际交

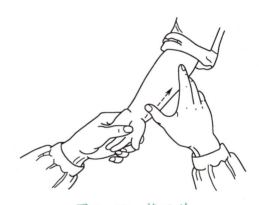
图 9-42　推三关

【功用】 温阳散寒，发汗解表，补益气血。

【主治】 一切寒证。风寒感冒，腹泻，腹痛，斑疹，疹出不畅，病后体弱，阳虚肢冷，痿证等。

【临床应用】 本穴治疗虚寒诸证效果较好，可配以补脾经，揉丹田，捏脊等。用本穴透疹时，宜久推之。当推本穴时，可与补脾经配合操作，可加强补益作用。

（8）天河水

【位置】 前臂正中，腕横纹至肘横纹成一直线。

【操作与次数】 推法：用食、中二指面自腕推至肘 100～300 次，称清天河水（图 9-43）。如自内劳宫开始推至肘，称大清天河水；弹打法：用食、中二指自总筋处一起一落弹打直至曲泽，同时可口吹气随之 3～7 次，称打马过天河水。

【功用】 清热解表，泻火除烦。

【主治】 一切热证。外感发热，内伤发热，阴虚潮热，烦躁不安，口渴，弄舌，重舌，惊风，口舌生疮等。

【临床应用】 清热作用:打马过天河水 > 大清天河水 > 清天河水。

（9）六腑

【位置】 前臂尺侧缘,腕横纹至肘横纹成一直线。

【操作与次数】 推法:用拇指或食、中二指面自肘推至腕 100～300 次,称退六腑（图 9-44）。

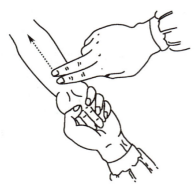

图 9-43　清天河水

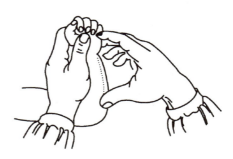

图 9-44　退六腑

【功用】 清热,凉血,解毒。

【主治】 一切实热证。高热,烦渴,惊风,鹅口疮,重舌,木舌,咽痛,肿毒,热痢,便秘,疟腮等。

【临床应用】 本穴善治实热证,常与推脊柱,清肝经等配合使用。退六腑与推三关合用有调和阴阳及气血的作用。

5. 下肢部穴位

（1）足三里

【位置】 外膝眼下 3 寸,胫骨旁开 1 寸处。

【操作与次数】 按揉法:用拇指端按揉本双侧穴 50～100 次,称按揉足三里（图 9-45）。

【功用】 健脾和胃,调中理气,消食导滞,通络止痛 。

【主治】 恶心呕吐,腹痛泄泻,厌食,疳积,腹胀,下肢痿证等。

【临床应用】 按揉足三里为小儿保健四大手法之一。本穴为治疗消化系统诸证常用手法之一,可与摩腹,揉中脘,揉板门,揉四横纹等合用。

（2）丰隆

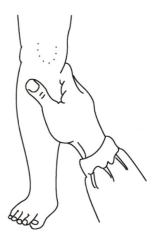

图 9-45　按揉足三里

【位置】 外踝上 8 寸,胫骨前缘外侧 1 寸半,胫腓骨之间。

【操作与次数】 揉法:用拇指或中指端揉本穴 50～100 次,称揉丰隆。

【功用】 和胃气,化痰湿。

【主治】 痰鸣,咳嗽,气喘等。

【临床应用】 本穴为化痰要穴,主治各种因痰而发之证,常与揉肺俞,揉膻中,按弦走搓摩等配合使用。

（3）涌泉

【位置】 屈趾,足心前正中凹陷中。

【操作与次数】 推法:用拇指面向足趾方向直推 50～100 次,称推涌泉。揉法:用中指或拇指端揉本穴 50～100 次,称揉涌泉。掐法:用拇指指甲掐本穴 3～5 次,称掐涌泉。

【功用】 安神除烦,引热下行。

【主治】 五心烦热,烦躁不安,久热不退,目赤肿痛,潮热虚火,口舌生疮,神昏,惊风,癫痫,抽搐等。

【临床应用】 本穴有较好的引热下行的作用,操作时宜轻柔的揉或推法,可配以清肝经,清天河水等法。治疗惊风,抽搐时,常与捣小天心,掐五指节,按揉百会等配合使用。

三、小儿推拿常用手法

小儿推拿治疗手法的种类较多,本节主要以介绍 8 种常用推拿手法为主。

1. 推法 以拇指或食、中两指的罗纹面着力,附着在患儿体表一定的穴位或部位上,做单方向直线或环旋移动,称为推法。其根据操作方向的不同,分为直推法、旋推法、分推法、合推法。

（1）直推法:拇指桡侧缘或食、中指指腹,单方向直线推动,每分钟 200～300 次。

（2）旋推法:以拇指指腹在穴位或一定部位上做顺时针环旋移动,以摩为主不带动皮下组织,小幅度用力,快速环旋移动,每分钟 150～200 次,左旋为补,右旋为泻。

（3）分推法:用双手拇指指面,自穴位或部位向两旁做分向推动,可以是直线,也可是"八"字推动,双手用力要均匀,主要用于面部、胸腹及背部等,每分钟 200～300 次。

（4）合推法:与分推法相反,主要应用于手部,其他部位极少应用。

（5）运推法:又称"运法",用拇指指端或中指指端从一点向另一点作弧形或环形推动的方法。宜轻不宜重,宜缓不宜急,仅是表面皮肤摩擦,不带动皮下组织。此法有顺运为补,逆运为泻。每分钟 80～100 次。

2. 揉法 用手指的指端、手掌鱼际、小鱼际、掌根着力,吸定于一定的治疗部位或穴位上,做轻柔缓和的顺时针或逆时针方向的环旋运动,并带动该处的皮下组织一起揉动。根据着力部位的不同,可分为指揉法、掌根揉法、鱼际揉法。每分钟 120～200 次。

（1）指揉法:用拇指或食指端,或用食指、中指、环指端着力,紧紧吸附在穴位上并作环旋揉动,称指揉法。用于点状穴,可二指揉、三指揉。

（2）掌根揉法:用掌根着力在穴位上环旋揉动,称掌根揉法。

（3）鱼际揉法:仅用鱼际部着力,在其穴位上环旋频频揉动,称鱼际揉法。

3. 按法 以拇指或其余手指的指端、罗纹面或掌面(掌根)着力,附着在一定的穴位或部位上,逐渐用力向下按压,按而留之或一压一放地持续进行。根据着力部位不同分为指按法和掌按法。

(1)指按法:用拇指或其余手指罗纹面或指端着力,吸定在患儿治疗穴位上,垂直用力,向下按压,持续一定的时间,按而留之,然后放松,再逐渐用力向下按压,如此一压一放反复操作。接触面较小,全身皆可应用。

(2)掌按法:腕关节背伸,五指放松伸直,用掌面或掌根着力,附着在患儿需要治疗的部位上,垂直用力,向下按压,并持续一定的时间,按而留之。余同指按法。接触面较大,用于腰腹部。

4. 摩法 以手指面或掌面着力,附着在患儿体表一定的部位或穴位上,做环形而有节律的抚摩的一种操作方法。根据着力部位不同分为指摩法与掌摩法两种。速度要求均匀协调,压力适中,每分钟120~160次。

(1)指摩法:食指、中指、环指、小指四指并拢,指掌关节自然伸直,腕部微悬屈,以指面着力,附着在患儿体表一定的部位或穴位上,前臂主动运动,通过腕关节做顺时针或逆时针方向的环形摩动。

(2)掌摩法:指掌自然伸直,腕关节微背伸,用掌面着力,附着在患儿体表一定部位上,腕关节放松,前臂主动运动,通过腕关节连同着力部分作顺时针或逆时针方向的环形摩动。

5. 掐法 以拇指爪甲垂直用力切掐患儿的穴位或部位的一种操作方法。属于强刺激的一种手法,不能掐破皮肤,以每穴3~5次为宜。其又称为"切法""爪法""指针法",多用于急救。

6. 捏法 以单手或双手的拇指与食、中两指或拇指与四指的指面做对称性着力,夹持住患儿的肌肤或肢体,相对用力挤压并一紧一松逐渐移动的一种操作手法。根据操作部位的不同分为捏脊法和挤捏法。

(1)捏脊法:用双手拇指和食指做捏物状手形,自腰骶开始,沿脊柱交替向前捏捻皮肤;每向前捏捻三下,用力向上提一下,至大椎为止,然后以食指、中指、环指端沿着脊柱两侧向下梳抹;每提捻一遍随后梳抹一遍。在操作时,所提皮肤多少和用力大小要适当,而且要直线向前,不可歪斜。

(2)挤捏法:用双手拇指与食指、中指、环指指端自穴位或部位周围向中央用力挤捏,使局部皮肤红润和充血为止。

7. 拿法 用拇指端和食、中二指端,或用拇指指端与其余四指指端相对用力提捏筋腱,并进行有节律的揉动提捏动作,着力由轻到重再由重到轻,此手法为复合手法,包含捏、提、揉三种动作形态,多用于颈肩、四肢等。

8. 刮法 用汤匙,刮板或食指、中指指关节等紧贴皮肤,快速移动的方法,刮至皮下充血状态,适当给患儿涂抹介质以润滑作用。其可用于退热,比如刮大椎穴等。

四、小儿推拿临床应用

1. 小儿感冒　开天门 40 次,运太阳 40 次,分推坎宫 40 次,揉迎香 20 次,推三关 300 次,推天河水 300 次,推六腑 300 次,揉肺俞 50 次。风寒感冒,寒重热轻者,减去推六腑,加重推三关(增加 300 次),揉外劳宫 100 次,按揉风池 10 次,拿肩井 5 次,揉按合谷 10 次。风热感冒,热重寒轻者,减去推三关,加重推六腑(增加 300 次),清肺经 300 次,揉大椎 300 次,按揉曲池 30 次;热盛者加推脊 300 次,推涌泉 200 次。

2. 咳嗽　运太阳 30 次,拿风池 10 次,按揉天突 20 次,分推膻中 1 分钟,揉乳根 20 次,揉乳旁 20 次,按揉肺俞 20 次,推肺俞 100 次,按揉定喘 20 次。

3. 百日咳　清肺经 300 次,揉掌小横纹 30 次,揉外劳宫 30 次,推天河水 300 次,揉肺俞 30 次,推肺俞 100 次,揉定喘穴 50 次,揉大椎 30 次,揉天突 30 次,直推膻中 100 次。

4. 小儿泄泻　摩腹 5 分钟,揉脐 5 分钟,推上七节骨 200 次,揉龟尾 500 次。

5. 便秘　摩腹 5 分钟,揉天枢(左)5 分钟,推下七节骨 400 次,揉龟尾 400 次,按揉足三里 10 次。

6. 疳积　摩腹 5 分钟,揉脐 3 分钟,捏脊 3～5 遍,按揉足三里 10 次,掐四缝各 10 次,揉板门 30 次。

7. 厌食　推脾经 500 次,揉板门 100 次,掐揉四缝 10 次,分推腹阴阳 50 次,摩腹 5 分钟,按揉足三里 10 次。

8. 呕吐　直推膻中 1 分钟,揉乳旁 10 次,按揉承浆 5 次,摩中脘 5 分钟,分推腹阴阳 30 次,按揉脾俞、胃俞各 10 次,按揉足三里 10 次。

9. 遗尿　揉少腹的关元、气海、中极三穴 15 分钟,按揉百会 20 次,按揉三阴交 10 次。

10. 夜啼　按揉百会 10 次,清肝经 10 次,揉小天心 20 次,分推大横纹 50 次,摩腹 5 分钟。

11. 佝偻病　补脾经 300 次,补肾经 300 次,揉板门 30 次,摩中脘 5 分钟,揉丹田 2 分钟,按揉脾俞、胃俞各 10 次,按揉肾俞 10 次,按揉足三里 10 次,按揉三阴交 10 次,捏脊 5～7 遍。

12. 小儿肌性斜颈　首先扶患儿头部,向患侧旋转,牵推、揉、捏、拿患侧的胸锁乳突肌,并做颈项部被动旋转动作。然后一手扶住患侧肩部,另一手扶住头顶,使头部渐渐向健侧肩部倾斜,逐渐拉长患侧胸锁乳突肌反复数次,推、揉、捏、拿患侧的胸锁乳突肌,再拉扳颈颈部。

(丁 洁)

中医推拿技术是中医常用康复疗法之一,要求持久、有力、均匀、柔和、深透。本章重点介绍常用的 20 种单式手法及 3 种复合手法、推拿适应证及禁忌证、推拿运用注意事项,小儿推拿常用穴位定位及临床应用。学习中尤其要熟练掌握手法的操作要领和技巧,通过各手法的反复操作练习,不断培养手感,以便在临床疾病康复治疗时推拿技术运用得炉火纯青。

思考与练习

简答题

1. 推拿疗法的基本要求是什么?

2. 推拿疗法有哪些禁忌证?

3. 推拿疗法的治疗作用有哪些?

4. 导致推拿意外发生的因素有哪些?

5. 小儿推拿穴位有哪些特点?

第十章 | 常见疾病的传统康复治疗

10章 数字资源

传统康复具有独特的理论基础和技术方法，以其良好的疗效在康复领域中发挥着重要作用，体现了中国医学的特色和优势。特别是将传统康复与现代康复相结合，综合运用，探索创建传统与现代结合的具有我国特色的康复治疗模式，无论对中国传统康复医学的发展，还是对现代康复医学的发展都有积极的意义。

传统康复疗法操作简便，疗效独特，容易掌握，适应范围广，不需要复杂的场所和设施就能开展，经济方便，在社区康复、家庭康复中尤其适宜推广应用。

第一节 脑 卒 中

 导入案例

袁某，男性，67岁，三个月前因劳累后于清晨出现右侧肢体乏力伴言语不清，在当地医院诊断为"左基底节区脑出血"，行"双额钻孔及双额脑室外引流术"。术后转入ICU，神志清醒后仍留有右侧肢体活动不利与言语困难。现为进一步康复治疗入住我科。入院专科检查：神清，语言欠流畅，能简单对答，但注意力不能长时间集中，能配合指令完成张口，鼓腮漏气，伸舌稍偏右。左侧肢体肌力、肌张力、关节活动度未见明显异常，右侧肢体活动不利，肌力2级、肌张力略高，巴宾斯基征（+）。舌色淡紫，有瘀斑、瘀点，苔白，脉细涩无力。

请思考：

1. 该患者诊断为何种病证？
2. 本病的传统康复疗法有哪些？

一、概　述

脑卒中（中风）是一种突然起病的脑血液循环障碍性疾病。其中缺血性脑卒中又称为脑梗死，包括脑血栓形成、脑栓塞和腔隙性脑梗死等。出血性脑卒中包括脑出血和蛛网膜下腔出血。

由于脑损害的部位、范围和性质不同，脑卒中发病后的表现不尽相同，多见一侧上下肢瘫痪无力，肌肤不仁，口眼㖞斜，时流口水，面色萎黄，舌强语謇。久之，则肢体逐渐痉挛僵硬，拘急不张，甚则肢体出现废用性强直、挛缩，进而导致肢体畸形和功能丧失等。可分为运动功能障碍、感觉功能障碍、言语功能障碍、认知障碍、心理障碍以及各种并发症，其中运动功能障碍以偏瘫最为常见。

传统医学认为本病的发生，主要因素在于患者平素气血亏虚，心、肝、肾三脏阴阳失调，兼之忧思恼怒，或饮酒饱食，或房室劳累，或外邪侵袭等因素，以致气血运行受阻，经脉痹阻，失于濡养；或阴亏于下，肝阳暴涨，阳化风动，血随气逆，挟痰挟火，横窜经络，蒙闭清窍而卒然仆倒，半身不遂。

传统康复疗法主要以针灸、推拿、中药和传统运动疗法等为手段，从而减轻结构功能缺损（残损）程度，在促进患者的整体康复方面发挥重要作用。

二、诊断和辨证要点

（一）诊断要点

1. 以神志恍惚、迷蒙，甚至昏迷，半身不遂，口舌㖞斜，舌强言謇或不语，偏身麻木为主症。
2. 多急性起病。
3. 病发多有诱因，病前常有头晕、头痛、肢体麻木、乏力等先兆。
4. 好发年龄为40岁以上。
5. 血压、脑脊液、眼底、颅脑计算机断层扫描（computer tomography CT）、磁共振成像

（magnetic resonance imaging，MRI）等检查，有助于诊断。

诊断时，在脑卒中的诊断基础上，还要根据有无神志昏蒙诊断为中经络与中脏腑两大类。本病的急性期是指发病后两周以内，中脏腑类最长可至1个月；恢复期是发病两周或1个月至半年以内；后遗症期系发病半年及以上者。

（二）辨证要点

 知识拓展

1. 病因病机　中医认为本病的发生多因肝肾阴虚，肝阳偏亢，肝风内动为其根本，当风阳暴涨之际，挟气、血、痰、火，上升于巅，闭塞清窍，以致猝然昏迷，横窜经络，气血瘀阻，形成脑卒中。

2. 辨证分型　临床上常将本病分为中脏腑与中经络两大类。中脏腑者，病位较深，病情较重，主要表现为神志不清，半身不遂，并且常有先兆及后遗症状出现。中经络者，病位较浅，病情较轻，一般无神志改变，仅表现为口眼㖞斜，语言不利，半身不遂。具体证型如下：

（1）风痰入络：肌肤不仁，手足麻木，突然发生口眼㖞斜，语言不利，口角流涎，舌强语謇，甚则半身不遂，或兼见手足拘挛，关节酸痛等症，舌苔薄白，脉浮数。

（2）阴虚风动：平素头晕耳鸣，腰酸，突然发生口眼㖞斜，言语不利，甚或半身不遂，舌红苔腻，脉弦细数。

（3）气虚血瘀：半身不遂，肢软无力，或见肢体麻木，患侧手足浮肿，语言謇涩，口眼㖞斜，面色萎黄，或黯淡无华，舌色淡紫，瘀斑瘀点，苔白，脉细涩无力。

（4）风阳上扰：平素头晕头痛，耳鸣目眩，突然发生口眼㖞斜，舌强语謇，或手足重滞，甚则半身不遂等症，舌红苔黄，脉弦。

三、传统康复治疗

（一）康复策略

1. 目标　脑卒中康复目标是采用一切有效的措施预防脑卒中后可能发生的残疾和并发症（如压疮、泌尿道感染、深静脉血栓形成等），改善受损的功能（如运动、语言、感觉、认知等），提高患者的日常活动能力和适应社会的能力。

2. 治疗原则

（1）只要患者神志清楚，生命体征平稳，病情不再发展，48小时后即可进行康复治疗。

（2）康复治疗注意循序渐进，需脑卒中患者的主动参与及家属的配合，并与日常生活和健康教育相结合。

（3）采用综合康复治疗，包括物理因子治疗、运动治疗、作业治疗、言语治疗、心理治疗、传统康复治疗和康复工程等。

（4）康复与治疗并进。脑卒中的特点是障碍与疾病共存，故康复应与治疗同时进行，并给予全面的监护与治疗。

（5）重建正常运动模式。在急性期，康复运动主要是抑制异常的原始反射活动（如良好姿位摆放等），重建正常运动模式；其次才是加强肌力的训练。脑卒中康复是一个改变"质"的训练，旨在建立患者的主动运动，保护患者，防止并发症的发生。

（6）重视心理因素。严密观察脑卒中患者有无抑郁、焦虑情绪，它们会严重影响康复治疗的进行和效果。

（7）预防复发，即做好二级预防工作，控制危险因素。

（8）根据患者功能障碍的具体情况，采取合理的药物治疗和必要的手术治疗。

（9）坚持不懈，康复是一个持续的过程，重视社区及家庭康复。

偏瘫恢复的不同阶段治疗方法不同。弛缓性瘫痪时以提高患侧肌张力、促进随意运动产生为主要治疗原则；痉挛时要注意降低肌张力，而在本阶段不恰当的针刺治疗易引起肌张力增高，故应特别注意。

（二）康复方法

脑卒中的传统康复疗法包括针灸、推拿、中药内服、中药熏洗和气功疗法等，既可单独使用，也可联合应用。多种康复疗法的综合应用，可以优势互补、提高疗效。药物与针灸结合是最常用的康复疗法，体针和头针结合也得到了普遍认可。推拿疗法在改善痉挛状态方面有独特的优势。在康复过程中应特别重视针灸对肌张力的影响。故传统康复技术与现代康复技术的配合应用，可提高脑卒中康复治疗的有效率。

1. 推拿康复法　以舒筋通络、行气活血为原则，病程长者须辅以补益气血、扶正固本。重点选取手、足阳明经脉及腧穴。推拿对于抑制痉挛、缓解疼痛、防止关节挛缩、促进随意运动恢复都有良好作用。

在偏瘫的不同阶段，应采用不同的推拿手法。如在偏瘫弛缓期，多采用兴奋性手法提高患肢肌张力，促使随意运动恢复。可在肢体上进行㨰、揉、捏、拿、搓、点、拍等手法。痉挛期，则多采用抑制性手法控制痉挛，一般用较缓和的手法，如揉、摩、捏、拿、㨰、擦手法，治疗时间宜长，使痉挛肌群松弛。但不恰当的手法可能会增强肌张力，进一步限制肢体功能的恢复，须特别注意。操作方法如下：

（1）患者取俯卧位（若不能俯卧或较久俯卧者可改为侧卧位，患侧在上），治疗师立于患侧。从肩部起施以掌根按揉法，自肩后、上背、经竖脊肌而下至腰骶部，上下往返多次按背腰部肌肉。在按压背俞穴基础上,重点按压膈俞、肝俞、三焦俞、肾俞等及督脉大椎、筋缩、腰阳关等穴,约 5 分钟。

（2）患者取俯卧位,在患侧臀部施掌根按揉法和按压环跳、八髎等穴相结合,并配合做髋关节内、外旋转的被动运动。按压承扶、殷门、委中、承山诸穴;掌根按揉股后、腘窝,小腿后屈肌群;重点是拿、捻跟腱并配合踝关节背伸的被动运动,总共约 5～6 分钟。

（3）患者仰卧位,治疗师立于患侧。先掌根按揉三角肌,指揉肩三穴,拿三角肌、肱二头肌、肱三头肌,以肱三头肌为主,并配合肩关节外展、外旋、内旋、内收、前屈等被动运动。继而指揉曲池、手三里,拿前臂桡侧肌群和前臂尺侧肌群,配合肘关节屈伸的被动运动;再指揉外关、阳池,拿合谷,按揉大、小鱼际肌,指揉掌侧骨间肌和背侧骨间肌,配合腕关节屈伸、尺偏、桡偏的被动运动;捻、摇诸掌指、指间关节,总共约 5 分钟。

（4）患者仰卧位,先在股前、外、内三侧分别施掌根按揉法,按压髀关、伏兔、风市、血海诸穴,拿股四头肌,拿股后肌群,拿股内收肌群,并配合髋关节屈伸和环转的被动运动。以掌根按揉股骨,指揉内外膝眼、阳陵泉、足三里、绝骨、太溪、昆仑诸穴,拿小腿腓肠肌,配合膝关节屈伸的被动运动。再指揉解溪、涌泉及诸骨间肌,抹、捻诸足趾,并配合踝关节及诸足趾的摇法,共约 5～6 分钟。

（5）患者仰卧位,抹前额,扫散两侧颞部,按揉百会、四神聪,拿风池结束治疗。若有面神经麻痹者,治疗见特发性面神经麻痹。

2. 针灸康复法　以疏通经络、调畅气血、醒脑开窍为原则,可选用体针或头皮针法。

（1）体针法

1）对中风脑出血闭证,以取督脉、十二井穴为主,用毫针泻法及三棱针点刺井穴出血。口眼㖞斜者,初起单取患侧,久病取双侧,先针后灸,选地仓、颊车、合谷、内庭、承泣、阳白、攒竹等穴。半身不遂者初病可单刺患侧,久病则刺灸双侧,初病宜泻,久病宜补,选肩髃、曲池、合谷、外关、环跳、阳陵泉、足三里。

2）阳闭痰热盛者选穴:水沟、十二井、风池、劳宫、太冲、丰隆、十二井穴点刺放血,其他穴针用泻法,不留针。

3）阴闭痰涎壅盛者选穴:丰隆、内关、三阴交、水沟,针用泻法,每日一次,留针 10 分钟。

4）阴闭痰涎壅盛者选穴:地仓、颊车、承浆、人中、合谷。颊车用透刺,其他穴针用泻法,每日一次,留针 10 分钟。

5）中风,并发高热、血压较高者选穴:十宣、大椎、曲池。十宣点刺放血,其他穴针用泻法,每日一次,不留针。

6）血压较高者选穴:曲池、三阴交、太冲、风池、足三里、百会,针用泻法,每日一次,留针 10～20 分钟。

7）语言不利者选穴:哑门、廉泉、通里、照海,强刺激,每日一次,不留针。

8）口眼㖞斜者选穴:翳风、地仓、颊车、合谷、牵正、攒竹、太冲、颧髎,强刺激,每日一次,留针20～30分钟。

9）石氏醒脑开窍法,主穴:双侧内关、人中、患侧三阴交;副穴:患肢极泉、尺泽、委中;配穴:根据合并症的不同,配以不同的穴位:吞咽障碍配双侧风池、翳风、完骨;眩晕配天柱等。操作:主穴,先针刺内关,直刺0.5～1寸,采用提插捻转结合的手法,施手法1分钟,继刺人中,向鼻中隔方向斜刺0.3～0.5寸,采用雀啄手法,以流泪或眼球湿润为度,再刺三阴交,沿胫前内侧缘与皮肤成45°角斜刺,进针0.5～1寸,采用提插针法。针感传到足趾,下肢出现不能自控的运动,以患肢抽动三次为度。副穴:极泉穴,原穴沿经下移2寸的心经上取穴,避开腋毛,操作者用手固定患侧肘关节,使其外展,直刺0.5～08寸,用提插泻法,患者有麻胀并抽动的感觉,以患肢抽动3次为度。尺泽穴取法应屈肘,操作者用手托住患侧腕关节,直刺0.5～0.8寸,行提插泻法,针感从肘关节传到手指或手动外旋,以手动3次为度。委中穴,仰卧位抬起患侧下肢取穴,操作者用左手握住患者踝关节,同时肘部顶住患肢膝关节,刺入穴位后,针尖向外15°,进针1.0～1.5寸,用提插泻法,以下肢抽动3次为度。印堂穴向鼻根方向进针0.5寸,同样用雀啄泻法,最好能达到两眼流泪或湿润,但不强求;后用3寸毫针上星透百会,高频率(>120转/min)捻针,有明显酸胀感时留针;双内关穴同时用捻转泻法行针1分钟。每周三次。

治疗时可结合偏瘫不同时期的特点采用不同的治疗方法。如偏瘫布伦斯特伦(Brunnstrom)运动功能恢复分期,在出现联合反应之前,采用巨刺法,即针刺健侧;出现联合反应但尚无自主运动时,采用针刺双侧的方法;当患肢出现自主运动之后,则采用针刺患侧。巨刺法可促进联合反应和自主运动的出现。但有些脑卒中患者病变范围较广,巨刺法虽可诱发出联合反应,然而促使其出现明显的自主运动仍然比较困难。

（2）头皮针法:选择焦氏头针,按临床体征选瘫痪对侧的刺激区。运动功能障碍选运动区,感觉障碍选感觉区,下肢感觉运动功能障碍选用足运感区,肌张力障碍选舞蹈震颤控制区,运动性失语选言语一区,命名性失语选言语二区,感觉性失语选言语三区,完全性失语取言语一至三区,失用症选运用区,小脑性平衡障碍选平衡区。

操作方法:消毒,针与头皮成30°斜刺,快速刺入头皮下推进至帽状腱膜下层,待指下感到不松不紧而有吸针感时,可行持续快速捻转2～3分钟,留针30分钟或数小时,其间捻转2～3次。行针及留针时嘱患者活动患侧肢体(重症患者可做被动活动)有助于提高疗效。急性期每日1次,10次为1个疗程,恢复期和后遗症期每日或隔日1次,5～7次为1个疗程,中间休息5～7日再进行下一疗程。

不管是体针还是头针治疗,均可加用电针以提高疗效,但须注意选择电针参数。一般弛缓性瘫痪可选断续波,电流刺激后可见肌肉出现规律性收缩为度。痉挛期选密波,电流强度以患者耐受且肢体有细微颤动为度。通电时间面部10～20分钟,其他部位20～30分钟为宜。灸法、皮肤针法、拔罐疗法等也可用于偏瘫治疗,但临床上应用相对较少。

3. 传统运动康复法　中风先兆或症状较轻者,可选择练习八段锦、易筋经、五禽戏等功法。通过躯体活动促进气血的运行,调畅气机,舒缓病后抑郁情绪。运动量可根据各人具体情况而定,一般每次练习 20～30 分钟,每日 1～2 次,30 日为 1 个疗程。

4. 其他传统康复疗法　包括中药疗法、刮痧疗法等。

（1）中药康复法:包括中药内服、中药外治和中医养生保健等方法。

1）中药内服:络脉空虚,风邪入中,选用大秦艽汤加减;肝肾阴虚,风阳上扰,选用镇肝熄风汤加减;气虚血瘀,脉络瘀阻,可选补阳还五汤加减;肝阳上亢,痰火阻络,选用天麻钩藤饮加减;邪壅经络,选用羌活胜湿汤加减;痰火阻络,选用涤痰汤加减;肝风内动,选用四物汤合芍药甘草汤加减;气血两虚,选用八珍汤加减。风痰阻络,选用解语汤;也可选用大活络丸、人参再造丸、消栓再造丸、华佗再造丸、脑络通胶囊和银杏叶片等中成药。

2）中药外治:①中药熏洗经验方:制川乌、制草乌、麻黄、桂枝、海桐皮各 15g,泽兰、伸筋草、艾叶、透骨草、牛膝、鸡血藤、千年健各 30g,大黄粉 20g（后下）、生姜 60g、芒硝 90g、肉桂 6g。使用方法:将上方加水 3 000ml 煎成 500ml 药液兑入浴缸中进行药浴,或放入熏蒸床局部熏蒸,水温应保持在 42℃左右。②中药热敷法:取"温经散寒洗剂"（每 1 000ml 药液中含千年健、川芎、红花、当归、桂枝各 100g,乳香、没药、苏木各 60g）适量,用清水稀释 3 倍后,放入毛巾煮沸。待湿毛巾温度下降到 41～43℃时,将其敷于患侧肢体,外包裹塑料薄膜保温,10 分钟后更换 1 次毛巾（治疗后配合被动运动疗效更佳）。每日 1 次,20 次为 1 个疗程。

3）中医养生保健:①药补:可选服一些有助降压、降脂及提高机体免疫功能的中药和中成药,如山楂、枸杞子、冬虫夏草等。中成药有杞菊地黄丸、六味地黄丸、华佗再造丸等。②食补:新鲜蔬菜、水果、豆制品、萝卜、海带及含丰富蛋白质的鸡、鸭、鱼类等。③生活起居:注意劳逸结合,起居要有规律,要保证有效的休息和充足的睡眠,保持心情舒畅,情绪稳定,要顺应气候变化,注意冷暖变化而随时更衣。

（2）刮痧康复法:患者取坐位或侧卧位。治疗师以中等力度刮头部整个区域,即从前发际刮至后发际,从中间至两侧,5～10 分钟;项背部、上肢部、下肢部涂上刮痧介质,项背部刮风池至肩井穴区域,上肢部刮肩髃、曲池、手三里、外关至合谷穴,下肢部刮环跳至阳陵泉、足三里、解溪、太冲穴,刮痧力度适中,刮至局部潮红为度。每日刮治 1 次,20 次为 1 个疗程。

四、注意事项

1. 推拿操作时力量应由轻到重,强度过大或时间过长的手法有加重肌肉萎缩的危险。在弛缓性瘫痪期,做肩关节活动时,活动幅度不宜过大,手法应柔和,以免发生肩关节半脱位。对于肌张力高的肢体切忌强拉硬扳,以免引起损伤、骨折或骨化性肌炎。

2. 针刺治疗使用电针时,应注意观察患者肌张力的变化。如果发现肌痉挛加重,应调整治疗方法或停止针刺。对于体质瘦弱者,针刺手法不宜过强。针刺眼区、项部的风府等穴及脊柱部的腧穴,要掌握一定的角度,不宜大幅度的提插、捻转和长时间留针,以免伤及重要组织器官;胸胁腰背部腧穴,不宜深刺、直刺。电针时电流调节应逐渐从小到大,不可突然增强,以免造成弯针、折针、晕针等情况。应避免电针电流回路经过心脏。安装心脏起搏器者禁用电针。

3. 灸法操作时应防止因感觉障碍而造成皮肤的烧烫伤。

（朱文慧）

第二节　特发性面神经麻痹

导入案例

　　李某,男,21 岁,3 天前因受凉后出现右侧面部肌肉板滞、麻木、瘫痪,右眼闭合不全,时有流泪,漱口漏水,咀嚼不便,无半身不遂、意识障碍等症状,无头昏、头痛,无发热恶寒,无恶心呕吐等症。未做治疗。查体示:右侧耳后压痛,面部右侧额纹消失,右眼闭合不紧,右侧鼻唇沟变浅,口角向左侧歪斜,面部右侧不能作蹙额、鼓腮动作,舌前 2/3 味觉减退,右侧面部针刺觉减弱,角膜反射对称存在,肱二头肌腱、肱三头肌腱反射正常,霍夫曼征(−),四肢肌力、肌张力均正常,双上肢针刺觉对等无减弱,巴宾斯基征(−),舌红,苔薄黄,脉浮数。

请思考:

1. 该患者诊断为何种病证?
2. 本病的传统康复疗法有哪些?

一、概　　述

　　特发性面神经麻痹,又称面神经炎或贝尔麻痹。其多是由病毒感染、面部受凉、神经源性病变、物理性损伤或中毒等引起的一侧或者双侧耳后乳突孔内特发性面神经麻痹,受损的面神经为周围性,故在此以"周围性面神经麻痹"做重点介绍。本病以口眼歪斜为主要特点,常在睡眠醒来时发现一侧面部肌肉板滞、麻木、瘫痪,额纹消失,眼裂变大,露睛流泪,鼻唇沟变浅,口角下垂歪向健侧,病侧不能皱眉、蹙额、闭目、露齿、鼓颊。部分患者初起时有耳后疼痛,还可出现患侧舌前 2/3 味觉减退或消失,听觉过敏等症。病程迁延日久,可因瘫痪肌肉出现挛缩,口角反牵向患侧,甚则出现面肌痉挛,形成"倒错"现象。发病急骤,以一侧面部发病为多,双侧面部发病少见。无明显季节性,多见于冬季和夏季,好发于 20 ~ 40 岁青壮年,男性居多。

　　本病属中医"口僻""面瘫""吊线风""口眼歪斜""歪嘴风"等病证范畴。中医认为,"邪之所凑,其气必虚"。本病多由脉络空虚,风寒侵袭,以致经气阻滞,气血不和,瘀滞经脉,导致经络失于濡养,肌肉纵缓不收而发作。

颅内炎症、肿瘤、血管病变、外伤等多种病变累及面神经所致的继发性面神经麻痹与前者不同,不是本节讨论的对象。

二、诊断和辨证要点

(一)诊断要点

1. **病史** 起病急,常有受凉吹风史,或有病毒感染史。

2. **临床表现** 一侧面部表情肌突然瘫痪、患侧额纹消失,眼裂不能闭合,鼻唇沟变浅,口角下垂,鼓腮,吹口哨时漏气,食物易滞留于患侧齿颊间,可伴患侧舌前 2/3 味觉丧失,听觉过敏,多泪等。

3. **损害部位**耳后乳突孔以上影响鼓索支时,则有舌前 2/3 味觉障碍;若镫骨肌支以上部位受累时,除味觉障碍外,还可出现同侧听觉过敏;损害在膝状神经,可有乳突部疼痛,外耳道和耳郭部的感觉障碍或出现疱疹;损害在膝状神经节以上,可有泪液、唾液减少。

4. **脑部 CT、MRI 检查** 均正常。

5. **实验室检查** 急性感染性(风湿、骨膜炎等)面神经麻痹者可有:①外周血白细胞及中性粒细胞升高;②血沉增快;③大多数患者脑脊液检查正常,极少数患者脑脊液的淋巴细胞和单核细胞增多。

6. **电生理检查** 肌电图(electromyogram,EMG)可显示受损的面肌运动单位对神经刺激的反应,测知面神经麻痹程度及有无失神经反应,对确定治疗方针和判定预后及可能恢复的能力很有价值。通常可进行动态观察,在发病 2 周左右,应列为常规检查。神经传导速度是判断面神经受损最有意义的指标,它对病情的严重程度、部位以及鉴别轴索与脱髓鞘损害,均有很大帮助。此外,电变性检查对判定面神经麻痹恢复时间更为客观,发病早期即病后 5～7 天,采用面神经传导检查,对完全性面瘫的患者进行预后判定,患侧诱发的肌电动作电位 M 波波幅为健侧的 30% 或以上时,则 2 个月内可能恢复;如为 10%～30%,常需 2～8 个月恢复,并有可能出现合并症;如仅为 10% 或以下,则需 6～12 个月才能恢复,甚至更长时间,部分患者可能终生难以恢复,并多伴有面肌痉挛及联带运动等后遗症。病后 3 个月左右测定面神经传导速度有助判断面神经暂时性传导障碍,还是永久性的失神经支配。

(二)辨证要点

1. **病因病机** 中医对本病多从"内虚邪中"立论,认为"经络空虚,风邪入中,痰浊瘀血痹阻经络,以致经气运行失常,气血不和,经筋失于濡养,纵缓不收而发病"。

2. **辨证分型**

(1)风寒侵袭:见于发病初期,面部有受凉史。症见口眼㖞斜,伴头痛、鼻塞、面肌发紧,舌淡,苔薄白,脉浮紧。

(2)风热入侵:见于发病初期,多继发于感冒发热,症见口眼㖞斜,伴头痛、面热、面肌松弛、耳后疼痛，舌红，苔薄黄，脉浮数。

（3）气血不足：多见于恢复期或病程较长的患者。症见口眼歪斜、日久不愈、肢体困倦无力、面色淡白、头晕等，舌淡，苔薄白，脉细无力。

三、传统康复治疗

特发性面神经麻痹的中医治疗方法日趋多样化，有针灸、推拿、中药内服、中药外敷、皮肤针、电针刺络拔罐、穴位注射、割治、埋线等。在临床中应注意早诊断，及早治疗，充分发挥中医各种治法的优势，标本兼顾、内外治疗，并中西结合、各取所长，以达到提高疗效、缩短病程、降低费用的良好效果。

（一）一般康复法

1. 治疗期间，可在局部用热毛巾热敷，每次 10 分钟，每日 2 次。

2. 眼睑闭合不全者，每日点眼药水 2～3 次，以防感染。

3. 患者应避免风寒侵袭，戴眼罩、口罩防护。

4. 患者宜自行按摩瘫痪的面肌，并适当地进行功能锻炼。

5. 治疗期间，忌长时间看电视、电脑，以防用眼过度，导致眼睛疲劳，影响疗效。

（二）针灸康复法

1. 毫针法

治则：活血通络，疏调经筋。

处方：以面颊局部和手足阳明经腧穴为主。

主穴：阳白、四白、颧髎、攒竹、颊车、地仓、合谷（双）、翳风（双）。

随证配穴：风寒证加风池穴祛风散寒，风热证加曲池疏风泻热，鼻唇沟平坦加迎香，人中沟歪斜加人中、口禾髎，颏唇沟歪斜加承浆，味觉消失、舌麻加廉泉，乳突部疼痛加风池、外关，恢复期加足三里补益气血、濡养经脉。

2. 电针法　取地仓、颊车、阳白、瞳子髎、太阳、合谷（双）等穴，接通电针仪，以断续波刺激 10～20 分钟，强度以患者面部肌肉微微跳动且能耐受为度。每日一次。其适用于恢复期（病程已有 2 周以上）的治疗。

3. 温针法　取地仓、颊车、阳白、四白、太阳、下关、牵正、合谷（双）等穴，将剪断的艾条（每段 1～1.5cm）插到针柄上，使艾条距离皮肤 2～3cm，将艾条点燃，持续温灸 10～20 分钟，注意在艾条与皮肤之间放置一小卡片（4cm×5cm），防止烧伤皮肤，温度以患者有温热感且能耐受为度。每日一次。

操作要求：①初期，亦称"急性期"，为开始发病的第 1～7 天，此期症状有加重趋势，此乃风邪初入，脉络空虚，正邪交争，治以祛风通络为主。此期宜浅刺，轻手法，不宜使用电针法过强刺激。②中期，亦称"平静期"，为发病约第 7～14 天，此期症状逐渐稳定，乃外邪入里，络阻导致气血瘀滞，故治当活血通络。此期宜用中度刺激手法，可用电针法、温针法等强刺激手法。毫针法处方、随证配穴、操作等具体方法见上。其中电针法、温针法、穴位敷贴、穴位注射、皮肤针、耳针法等均可酌情选用。③后期，又称"恢复期"，约为发病16天至6个月，此后症状逐渐恢复，以调理气血为主。此期浅刺多穴多捻转有助促进面部微循环，营养面神经及局部组织，同时激活神经递质冲动，有利于松肌解痉，恢复面肌正常运动，类似"补法"，有别于初期浅刺泄邪之"泻法"。若辅以辨证配穴，补气益血、祛风豁痰，则更显相得益彰。毫针法处方、随证配穴、操作等具体方法见上。可酌情选用电针法、温针法、穴位敷贴、穴位注射、皮肤针、耳针法等。④联动期和痉挛期，发病6个月以上（面肌连带运动出现以后），此期培补肝肾、活血化瘀、舒筋养肌、息风止痉。采用循经取穴配用面部局部三线法取穴针灸治疗。在电针法、温针法、穴位敷贴、穴位注射、皮肤针、耳针法无效下可选择手术治疗。

（三）推拿康复法

1. 治则　疏通经络，活血化瘀。

2. 取穴　印堂、风池、阳白、太阳、四白、睛明、迎香、地仓、颧髎、颊车、下关、听宫、承浆、合谷、翳风。

3. 主要手法　一指禅推法、按揉法、抹法、揉法、擦法、拿法。

4. 操作方法　以患侧颜面部为主，健侧做辅助治疗。首先患者取仰卧位，操作者用一指禅推法自印堂穴开始，经阳白、太阳、四白、睛明、迎香、地仓、颧髎、下关至颊车，往返5～6遍。用双手拇指抹法自印堂穴交替向上抹至神庭穴，从印堂向左右抹至两侧太阳穴，从印堂穴向左右抹上下眼眶，自睛明穴向两侧颧骨抹向耳前听宫穴，从迎香穴沿两侧颧骨抹向耳前听宫穴，治疗约6分钟。指按揉牵正、承浆、翳风，每穴约1分钟。用鱼际揉面部前额及颊部3分钟左右。在患侧颜面部向眼方向用擦法治疗，以透热为度。然后患者取坐位，用拿法拿风池、合谷穴各1分钟。

（四）中药康复法

根据中医辨证论治施以相应汤药，辅助针灸治疗，针药结合。

治则：祛风通络，化痰开窍。

方药：牵正散加减。白附子6g、僵蚕20g、全蝎8g、蜈蚣2条、法夏12g、地龙15g。随证加减：风寒侵袭者，加防风6g、羌活12g、荆芥10g、苏叶6g；风热入侵者，加银花15g、板蓝根15g、菊花12g、泽泻12g；气血不足者，加黄芪15g、党参15g、当归10g、天麻15g。

用法：水煎，每日一剂，分两次服。忌辛辣、生冷食物。

（五）其他传统疗法

1. 拔罐康复法　适应于风寒袭络证各期患者。选取患侧的阳白、下关、巨髎、颧髎、地仓、颊车等穴位。采用闪火法，于每穴位区域将火罐交替吸附及拔下约1秒钟，不断反复，持续5分钟左右，以患侧面部穴位处皮肤潮红为度。每日闪罐1次，每周治疗3～5次，疗程以病情而定。根据病情，亦可辨证选取面部以外的穴位，配合刺络拔罐治疗。

2. 穴位敷贴康复法　选地仓、颊车、阳白、颧髎、太阳等穴。将马钱子锉成粉末约1～

2分,然后贴于穴位处,5～7日换药1次;或用蓖麻仁捣烂加麝香少许,取绿豆粒大一团,敷贴穴位上,每隔3～5日更换1次;或用白附子研细末,加冰片少许做面饼,敷贴穴位,敷药后面部即有紧抽、牵拉、发热的感觉,一般持续2～4小时,以痊愈为度。恢复期可取嫩桑枝30g,槐枝60g,艾叶、花椒各15g,煎汤频洗面部,先洗患侧,后洗健侧。

3. 穴位注射康复法　用维生素B$_{12}$、胞二磷胆碱、辅酶Q等注射液注射翳风、牵正等穴,每穴0.5～1ml,每日或隔日一次,以上穴位可交替使用。

4. 皮肤针康复法　用皮肤针叩刺阳白、太阳、四白、牵正等穴,以局部潮红为度。每日一次。其适用于发病初期,或面部有板滞感觉等面瘫后遗症。

5. 耳针法康复法　取神门、交感(下脚端)、内分泌、口、眼、面颊区、下屏尖(肾上腺)等穴,毫针刺法,留针20～30分钟,每日一次,适用于面瘫的各期。

6. 西医治疗康复法

(1)激素治疗:泼尼松或地塞米松,口服,连续7～10天。

(2)改善微循环,减轻水肿:低分子右旋糖酐250～500ml,静滴1次/d,连续7～10天,亦可加用脱水利尿剂。

(3)物理疗法:红外线照射,超短波透热疗法,以改善局部血液循环,消除水肿。

(4)手术治疗:久治不愈(2年以上)者可考虑外科手术治疗。

四、注 意 事 项

1. 多食新鲜蔬菜、粗粮、黄豆制品、大枣、瘦肉等。

2. 平时面瘫患者需要减少光源刺激,如电脑、电视、紫外线等。

3. 需要多做功能性锻炼,如抬眉、鼓气、双眼紧闭、张大嘴等。

4. 每天需要坚持穴位按摩。

5. 睡觉之前用热水泡脚,有条件的话,做些足底按摩。

6. 面瘫患者在服药期间,忌辛辣刺激食物,如白酒、大蒜、海鲜、浓茶、麻辣火锅等。

7. 用毛巾热敷脸,每晚3～4次,勿用冷水洗脸,遇到寒冷天气时,需要注意头部保暖。

8. 应注意保持良好心情。心理因素是引发特发性面神经麻痹的重要因素之一。特发性面神经麻痹发生前,有相当一部分患者存在身体疲劳、睡眠不足、精神紧张及身体不适等情况。所以保持良好的心情,就必须保证充足的睡眠,并适当进行体育运动,增强机体免疫力。

9. 要注意特发性面神经麻痹只是一种症状或体征,必须仔细寻找病因,如果能找出病因并及时进行处理,如重症肌无力、结节病、肿瘤或颞骨感染,可以改变原发病及面瘫的进程。特发性面神经麻痹也可能是一些危及生命的神经科疾患的早期症状,如脊髓灰质炎或吉兰-巴雷综合征,如能早期诊断,可以挽救生命。

(朱文慧)

第三节　脊 髓 损 伤

　　王某,男,33岁。主诉:双下肢不能活动伴二便困难两个月余。患者两个月前因骑三轮车时不慎翻车,腰部着地,双下肢即不能活动,在当地医院进行手术。术后卧床一月余后,可佩戴胸腰托支具双手扶持下坐数小时,但不能站立、行走,时有漏尿。曾在康复科行康复治疗,已能独立平地使用轮椅以及辅助站立10分钟。今日再入我科继续康复训练。查体:脊柱无畸形,腰背部皮肤以T₁₂椎体为中心见一长约20cm纵向手术瘢痕,骶部感觉、运动缺失。现患肢发凉,痛痒不自知,面白畏寒,舌淡苔白,脉沉迟。

　　请思考:

　　1. 该患者诊断为何种病证?

　　2. 本病的传统康复疗法有哪些?

一、概　　述

　　脊髓损伤主要是因直接暴力(砸伤、摔伤、刺伤、枪伤等)造成脊柱过度屈曲、骨折、脱位伤及脊神经,其次是因脊髓感染、变性、肿瘤侵及脊髓引起。本节重点介绍外伤性脊髓损伤。

　　外伤性脊髓损伤根据损伤水平和程度差异,可分为脊髓震荡、脊髓挫伤、椎管内出血和脊髓血肿4种类型。本病多造成严重瘫痪致残。胸、腰髓损伤引起双下肢和躯干的部分瘫痪称截瘫。颈髓 C₄ 以上损伤上肢受累则称四肢瘫,可伴有损伤水平以下躯干、肢体、皮肤感觉、运动反射完全消失、大小便失禁等症状。

　　中医认为脊髓损伤多为督脉损伤,从而导致督脉和其他经络、脏腑、气血之间的功能紊乱,出现一系列临床表现。中医古籍中无脊髓损伤这样的病名,也缺乏与脊髓损伤相关疾病的完整记载。《灵枢．寒热病》:"身有所伤,血出多……若有所堕坠四肢懈惰不收,名为体惰。"本句描述了外伤所致的截瘫与脊髓损伤极为类似,提出了中医病名"体惰",可被认为是对本病的最早病名记载。

二、诊断和辨证要点

(一)诊断要点

　　1. 有外伤史。

2. 脊柱 X 射线片检查。

3. 躯干、肢体、皮肤感觉、运动反射完全消失、大小便失禁等症状。

4. 其他检查,如 MRI 检查。

(二)辨证要点

1. 病因病机　本病属于中医的"瘫证""痿证""痿躄""体惰"的范畴。坠落、摔伤、挤压、车祸、砸伤及战时火器伤,造成督脉损伤,肾阳不足;迁延日久,阳损及阴,使肝肾亏损。督脉受损,阳气不足,导致临证多变。总之,脊髓损伤病位在督脉;累及肾、脾、肝、肺。在病理性质方面,以经络瘀阻、阳气不足为主,甚则阳损及阴,导致阴阳两虚。故其病因为"瘀血",病机为"督脉枢机不利"。

2. 辨证分型

(1)督脉受损,瘀血阻络证:伤处局部疼痛或刺痛,痛处固定不移,四肢或双下肢瘫痪,痛痒不知,麻木不用,筋缓不收,大便秘结,小便潴留,常伴有腹胀纳呆,心烦少寐,舌有瘀斑瘀点,脉沉涩。

(2)督脉受损,脾肾阳虚证:四肢或双下肢筋脉弛缓,痿弱不用,患肢发凉,痛痒不知。大便秘结,小便失禁或潴留,常伴有面白畏寒,舌淡苔白,脉沉迟。其多见于松弛性瘫痪。

(3)阳损及阴,虚风内动证:四肢或双下肢拘急,抽搐而不用,遇寒加重,形寒肢冷,肢体痛痒不知或自觉肢体疼痛,小便艰涩。舌淡苔白或有瘀斑,脉沉紧。其多见于痉挛性瘫痪。

三、传统康复治疗

(一)康复策略

确定各种不同损伤水平患者的康复目标,使患者使用尚有功能的肌肉,学习相关的技术,尽可能独立地完成自理生活的各种活动,完成从一个地方到另一个地方的转移,甚至要努力重新就业。

康复治疗在很大程度上可以预防或减低脊髓损伤所引起的一系列严重的并发症,如肺部感染、尿路感染、褥疮、关节僵硬和挛缩、精神抑郁等。通过装配和使用辅助设施使患者最大限度地恢复日常生活活动和工作、学习娱乐等能力。

脊髓损伤康复在早期即应开始。在受伤后有两种情况:一是需手术治疗,一是保守治疗。只要病情稳定、无其他合并损伤,康复即应开始。当然早期活动不能影响手术效果。其主要是活动身体各个关节,保持关节正常活动度,每日活动 2～3 次,每个关节活动不少于 1 分钟。另外,在医生允许情况下,在护士指导下进行体位更换,也就是定时翻身,防止压疮产生,一般 2 小时一次,突出骨部分(如肩胛骨、足跟、后背部、骶尾骨、双肢部)加软垫垫起,注意大小便排出通畅,注意体温变化,经常安慰患者,改善患者心理,注意饮食的营养,定时饮水。如果早期康复做得好,会为今后进行全面康复训练创造良好基础。

传统康复治疗对脊髓损伤患者，不论在缩短康复疗程、提高生活自理能力，还是在解除患者病痛方面，都有着不容忽视的作用。它可使脊髓损伤患者的肌力得到不同程度的提高，降低痉挛性瘫痪患者的肌张力，对痉挛有一定的缓解作用，减轻患肢疼痛；改善尿便排泄功能，改善性功能，对泌尿系感染、继发性骨质疏松和压疮等合并症有很好的防治作用。

脊髓损伤所导致的各种功能障碍和并发症，需采用不同的治疗原则。截瘫或四肢瘫宜疏通督脉，通达阳气；痉挛宜疏通督脉，养血柔肝散寒；骨质疏松应补肾通经，行气活血；体位性低血压应补脾益肾；便秘宜调理肠胃，行滞通便；尿潴留应疏调气机，通利小便；泌尿系感染宜利尿通淋；脊髓损伤神经痛应通经活血行气止痛。

（二）康复疗法

1. 推拿康复法

（1）原则：疏通经络、行气活血、补益肝肾。选择以足阳明胃经脉和督脉的腧穴为主，辅以足少阳胆经脉、足太阳膀胱经经脉及腧穴。

（2）具体操作：患者仰卧位，操作者位于患侧，用㨰法沿上肢自上而下操作2~3遍；拿上肢，然后按揉上肢以手三阳经穴位合谷、阳溪、手三里、曲池、臂臑、肩贞、肩髃等穴，每穴操作1~2分钟。捻五指。用㨰法沿下肢前面自上而下㨰2~3遍。按揉髀关、伏兔、足三里、解溪等穴，每穴操作1~2分钟。用拿法从大腿根部拿向小腿至足踝部，操作2~3遍，以腓肠肌部位为重点。患者取俯卧位，操作者位于患者一侧，用㨰法沿背部膀胱经、督脉来回㨰5遍，病变脊椎节段以下手法可稍加重。自下而上对夹脊穴及督脉施捏脊法。用拇指揉法揉腰俞、腰阳关、肾俞、脾俞等穴，每穴按揉1~2分钟。拍打脊背部，以皮肤发红为度。拿下肢2~3遍后，用拇指揉环跳、风市、阳陵泉、委中、承山等穴。摇法施于下肢，结束治疗。每日1次，每次30分钟，10次为1个疗程。

（3）操作要求：推拿手法的轻重可根据患者的体质和瘫痪性质来决定，痉挛性瘫痪患者手法宜轻，时间宜长，以捏、拿为主，放松过高的肌张力，顺其自然缓慢屈伸关节，同时进行上下肢各受限关节的屈伸和牵拉的被动运动3次。弛缓性瘫痪患者手法宜重，时间宜短，以拍、打、抖、震颤为主。如瘫痪部位的肌肉已有一定的自主活动，推拿手法应逐渐加重，常用搓法、㨰法、拿法等手法及揉掐肌肉法、捶拍肢体法，并加强对患肢的被动运动。

（4）注意：颈椎骨折所致四肢瘫者，重点用拇指揉、捏、按及弹拨患者双侧颈肩（一般从骨折的上2节段椎旁开始）、上肢及手指，做手指、腕、肘关节的屈伸，肩关节外展和上举的被动运动3次。下肢用同样的方法。腰椎骨折所致截瘫者重点要从骨折上2节段的椎旁开始，沿督脉、膀胱经及下肢足阳明经、足少阳经、足太阴经进行揉、捏、按及弹拨等，最后点压其经络上的部分腧穴以及涌泉穴。伴有继发性骨质疏松者选取肾俞、关元俞、气海俞、脾俞、大杼、阳陵泉、足三里进行按揉。

2. 针灸康复法

（1）毫针刺法：毫针刺法是治疗脊髓损伤中应用广泛的一种疗法。以疏通经络、活血化瘀为原则。临床一般常用循经取穴和对症取穴施术。

1）循经取穴：以足阳明胃经脉、足太阳膀胱经脉、足少阳胆经脉、督脉、任脉为主。胃经取梁门、天枢、水道、归来、髀关、风市、足三里、上下巨虚；膀胱经取各背俞穴及膈俞；胆经取京门、环跳、风市、阳陵泉、悬钟、丘墟、足临泣；督脉取大椎、陶道、身柱、神道、至阳、筋缩、脊中、悬枢、命门、腰阳关；任脉选中脘、建里、水分、气海、关元、中极；也可酌选足三阴经穴，如章门、三阴交、地机、血海、涌泉等。

2）对症取穴：二便障碍，选取八髎、天枢、气海、关元、中极、三阴交；下肢瘫，下肢前侧选取髀关、伏兔、梁丘，下肢外侧选取风市、阳陵泉、足三里、绝骨，下肢后侧选取承扶、殷门、昆仑，足下垂选取解溪、商丘、太冲，足外翻选取照海，足内翻选取申脉，上肢瘫选取肩髃、肩髎、臂臑、曲池、手三里、外关透内关、阳溪、合谷。

另外，还可按脊髓损伤节段取穴：$C_{5~7}$ 节段损伤取手太阴经或手阳明经的穴位，C_8~T_2 节段损伤取手少阴经或手太阳经的穴位；$T_{4~5}$ 节段损伤取双乳头连线相平的背部俞穴；$T_{7~9}$ 损伤取平肋缘或肋缘下方的背部俞穴；T_{10} 损伤取脐两旁腰部的穴位；$L_{1~5}$ 损伤取足阳明经和足太阴经的穴位；$S_{1~3}$ 损伤取足太阳经和足少阳经穴位。临床还常用华佗夹脊疗法，一般选取从受损脊柱两侧上 1~2 椎体至第 5 腰椎夹脊穴为主。

3）具体操作：各经腧穴，轮流交替使用。常规方法针刺上述穴位，弛缓性瘫痪宜用补法，痉挛性瘫痪宜用泻法，针感差者常加电刺激。留针 30 分钟，每日 1 次，隔日或每日 1 次，30 次为 1 个疗程。1 个疗程结束后休息 1 周再进行下一个疗程。

（2）头皮针疗法：以疏通经络、行气活血为原则。选择焦氏头针进行治疗，截瘫选取双侧运动区上 1/5、感觉区上 1/5；四肢瘫选取双侧运动区上 1/5、中 2/5，感觉区上 1/5、中 2/5 及足运感区。痉挛者加取舞蹈震颤区。

具体操作：采用大幅度捻转手法，每次捻针 15~20 分钟，隔日 1 次。

（3）电针疗法：选择损伤脊髓平面上下的椎间隙处督脉穴位，选穴时应避开手术瘢痕。

具体操作：取督脉穴沿棘突倾斜方向进针，针刺的深度以达硬膜外为止，针刺颈段和上胸段时尤应慎重，不可伤及脊髓。针刺到位后，上下两针的针柄上分别连接直流脉冲电针仪的两个输出电极。弛缓性瘫痪，以疏波为主，输入电极正极在下，负极在上；痉挛性瘫痪以密波为主，输入电极正极在上，负极在下。打开开关，电刺激频率为 1~5Hz，电流强度宜从小到大逐渐加大，以引起肌肉明显收缩，患者能够耐受而无痛苦或者以患者下肢出现酸、麻、胀、轻度触电样等感觉为度。对高位损伤的患者强度不宜过大。每日治疗 1 次，每次 30 分钟，30 次为 1 个疗程。1 个疗程结束后，可休息 1~2 周再进行下一个疗程的治疗。

3. 其他传统康复疗法

（1）中药康复法

1）督脉受损，瘀血阻络：方用通督化瘀汤（当归、赤芍、桃仁、红花各 10g、三七粉 3g、元胡 15g、大黄 8g、续断、川牛膝各 15g、炮附子 10g），水煎服，每日 1 剂。

2）督脉受损，肾阳不足：可用软瘫康（鹿茸 15g、鹿角 30g、干熟地黄 80g、生地黄 20g、川牛膝 25g、杜仲 30g、山萸肉 25g、炮附子 20g、肉苁蓉 20g、枸杞子 30g、鸡血藤 25g、酒当归 30g、炙地龙 15g、五味子 15g），共为末，炼蜜为丸，麝香为衣，每丸 10g，每次 1 丸，温开水服下，每日 2～3 次。

3）阳损及阴，虚风内动：可用硬瘫康（鹿茸 15g、鹿角 20g、山萸肉 20g、干熟地黄 20g、生地黄 20g、乳香 10g、没药 10g、五灵脂 15g、酒当归 20g、炮川乌 10g、炙马钱子 0.4g、白附子 9g、全蝎 2 条、乌蛇肉 10g、白芍 60g、鸡血藤 15g），共为末，炼蜜为丸，麝香为衣，每丸 9g，每次 1 丸，温开水服下，每日 2～3 次。

（2）温灸康复法：以温通经脉、散寒解痉、舒筋止痛、扶正祛邪为原则。一般根据痉挛部位选择穴位，下肢痉挛取肾俞、委阳、浮郄、承山，隔姜灸或温和灸，每日 1 次，每穴 10～15 分钟。

（3）拔罐康复法：可参照毫针刺法局部取穴，也可用刺络拔罐法；选用大号玻璃罐在股四头肌和肱二头肌的相应皮肤区行闪罐，刺激量以皮肤充血红润为度；或者取督脉、背部膀胱经为主，外涂红花油走罐、闪罐或皮肤针叩刺后闪罐，每日 1 次，10 次为 1 个疗程。

四、注 意 事 项

1. 脊髓损伤初期，推拿手法宜轻柔，不可用强刺激手法；已有肌肉痉挛者，推拿重点应放在其拮抗肌上，以恢复拮抗肌的肌力为主；背部推拿时，应在不影响脊柱稳定性的前提下进行；运用摇法时注意幅度、频率和力度等。

2. 自主神经过于反射亢进者，慎用针刺治疗。对于体质瘦弱者，针刺眼区、项部的风府等穴及脊柱部的腧穴，要掌握一定的角度，不宜大幅度的提插、捻转和长时间留针，以免伤及重要组织器官；胸胁腰背部腧穴，不宜深刺、直刺。对尿潴留患者小腹部的腧穴，应掌握适当的针刺方向、角度、深度等，以免误伤膀胱等器官。

3. 由于脊髓损伤患者存在不同程度的感觉障碍，施灸法时要注意患者的皮肤温度和颜色，避免造成烫伤。

4. 电针的电流调节应逐渐从小到大，不可突然增强，以免造成弯针、折针、晕针等情况。应避免电针电流回路经过心脏，安装心脏起搏器者禁用电针。

5. 皮肤针叩刺时，重刺而出血者，应及时清洁和消毒，防止感染；拔火罐时应注意勿灼烫伤皮肤。

6. 要积极预防和及时处理并发症。

7. 在开展传统康复疗法治疗脊髓损伤的同时，要积极应用现代康复的技术，如肌力增强术、关节活动术、关节松动术、体位转移训练、轮椅训练等让患者利用尚有功能的肌肉，完成尽可能独立地进行自理生活的各种活动，使患者最大限度地恢复日常生活活动和工作、学习娱乐等。

（朱文慧）

第四节 颈 椎 病

 导入案例

　　王某,女,63 岁。主诉:左上肢麻木、活动不利 4 年,加重半年。患者 4 年前出现左上肢麻木、窜痛,由肩部沿手臂外侧向下至手指放射性疼痛,颈部酸疼不适,晨僵明显,遇冷加重。近半年来,除上述症状外又出现头晕,视物不清,记忆力下降,失眠多梦,舌质黯,脉弦。查体:颈部无畸形,各椎体棘突骨性标志明显,各棘突及棘突旁无压痛。引颈试验(+),头顶叩击试验(+),低头试验(+),抬头试验(+),旋转试验(+),臂丛牵拉试验(+)。X射线检查提示:颈椎生理曲度消失;左斜侧位 $C_{2\sim3}$、$C_{3\sim4}$、$C_{4\sim5}$、$C_{5\sim6}$ 椎间孔狭窄;颈椎骨质增生。

　　请思考:

　　1. 该患者诊断为何种疾病? 辨证为何种证型?

　　2. 本病的传统康复疗法有哪些?

一、概　　述

　　颈椎病是指颈椎间盘退变及颈椎骨质增生,刺激或压迫邻近的脊髓、神经根、血管及交感神经而引起颈、肩、上肢的一系列复杂的症候群。其主要表现为颈部不适及肩背疼痛、感觉异常、上肢麻木和／或乏力、头晕、耳鸣、恶心、突发性猝倒等。本病好发于 30～60 岁之间的中老年人,尤其多见于长期低头或伏案工作的人群,无性别差异,本病逐渐有年轻化的趋势。好发部位在 $C_{4\sim5}$、$C_{5\sim6}$、$C_{6\sim7}$。

　　目前一般将颈椎病分为颈型、神经根型、脊髓型、椎动脉型、交感型和混合型 6 型。颈椎病的发病机制尚不清楚,但一般认为颈椎长期受风寒、慢性劳损、创伤及轻微外伤、反复落枕、坐姿不当、退行性病变、先天性畸形等,是发病的重要原因。

　　本病属于中医学的"项痹病""项筋急""项肩痛""眩晕"等范畴。中医学认为,本病是由于长期低头工作,使颈部劳损,或外伤,或由于肝肾不足,气血两亏,出现气血瘀阻,经脉痹塞不通所致。

二、诊断和辨证要点

(一)诊断要点

　　1. 疼痛　颈肩及上肢均可出现疼痛、麻木、酸胀,程度及持续时间不尽相同,可坐卧不安,日夜疼痛。因此解除疼痛是康复治疗的主要目的,也是患者的迫切要求。

2. 肢体活动障碍　神经根型颈椎病患者可因上肢活动而牵拉神经根,使症状出现或加重,限制了正常的肢体活动。脊髓型颈椎病患者因锥体束受压或脊髓前动脉痉挛缺血而出现上下肢无力、沉重,步态不稳,易摔倒,肌肉抽动等。

3. 日常生活活动能力下降　颈椎病患者四肢、躯干和头颈部不适等而使日常生活和工作受到很大影响,如梳头、穿衣、提物、个人卫生、站立行走等基本活动明显受限。

4. 特殊检查

(1)前屈旋颈试验:令患者头颈部前屈状态下左右旋转,出现颈部疼痛者为阳性。阳性结果一般提示颈椎小关节有退行性病变。

(2)臂丛神经牵拉试验:患者坐位,头稍前屈并转向健侧。检查者立于患侧,一手抵于颈侧,并将其推向健侧,另一手握住患者的手腕将其牵向相反方向。如患者出现麻木或放射痛时,则为阳性,表明有神经根型颈椎病的可能。

(3)椎间孔挤压试验和椎间孔分离试验:椎间孔挤压试验又称压头试验。具体操作方法:先让患者将头向患侧倾斜,检查者左手掌心向下平放于患者头顶部,右手握拳轻轻叩击左手背部,使力量向下传递。如有神经根性损伤,则会因椎间孔的狭小而出现肢体放射疼痛或麻木等感觉,即为阳性。椎间孔分离试验又称引颈试验。与椎间孔挤压试验相反,疑有神经根性疼痛,可让患者端坐,操作者两手分别托住其下颌,并以胸或腹部抵住其枕部,渐渐向上牵引颈椎,以逐渐扩大椎间孔。如上肢麻木、疼痛等症状减轻或颈部出现轻松感则为阳性。神经根型颈椎病患者一般两者均为阳性。

(4)旋颈试验:又称椎动脉扭曲试验,主要用于判定椎动脉状态。具体操作方法:患者头部略向后仰,做向左、向右旋颈动作,如出现头痛、眩晕等椎 - 基底动脉供血不全症状时,即为阳性。该试验有时可引起患者呕吐或猝倒,故检查者应密切观察,以防意外。

5. 影像学检查　包括 X 射线检查、CT 检查、MRI 检查等。

(1) X 射线检查:正位示棘突偏斜(不在一条直线上),钩椎关节增生;侧位示颈椎生理曲度异常(生理曲线变直,反张或"天鹅颈"样改变),前纵韧带钙化,项韧带钙化,椎体前后缘增生,椎间隙狭窄,椎体移位,椎管狭窄等;双斜位示椎间孔变形或变小,小关节增生;颈椎过伸过屈位示椎体移位,椎体不稳定等。

(2) CT 检查:着重了解椎间盘突出,后纵韧带钙化,椎管狭窄,神经管狭窄,横突孔大小等。对后纵韧带骨化症的诊断有重要意义。

(3) MRI 检查:了解椎间盘突出程度(膨出、突出、脱出),硬膜囊和脊髓受压情况,髓内有无缺血和水肿灶,脑脊液是否中断,神经根受压情况,黄韧带肥厚,椎管狭窄等。

(二)辨证要点

1. 病因病机　传统医学认为,本病多因肾气不足,卫阳不固,风寒湿邪乘虚而入,或因跌仆损伤、动作失度及长期劳损,导致颈部经脉闭阻,气血运行不畅而致。肝肾亏虚,气血不足为内因,风寒湿邪入侵和长期劳损为外因。

2. 辨证分型

（1）风寒湿型：症见颈，肩，上肢窜痛麻木，以痛为主，头有沉重感，颈部僵硬，活动不利，恶寒畏风。舌淡红，苔薄白，脉弦紧。

（2）气滞血瘀型：症见颈肩部，上肢刺痛，痛处固定，伴有肢体麻木。舌质黯，脉弦。

（3）痰瘀阻络型：症见头晕目眩，头重如裹，四肢麻木不仁，纳呆。舌质黯红，苔厚腻，脉弦滑。

（4）肝肾不足型：症见眩晕头痛，耳鸣耳聋，失眠多梦，肢体麻木，面红目赤。舌红少津，脉弦。

（5）气血亏虚型：症见头晕目眩，面色苍白，心悸气短，四肢麻木，倦怠乏力。舌淡苔少，脉细弱。

三、传统康复治疗

（一）康复策略

目前，本病的康复治疗多采用非手术疗法，以牵引、推拿，针灸疗法最为有效。本病初期多实，当视其不同证情，应用祛风散寒、除湿通络、活血化瘀等法以祛邪；久病多虚，或虚实错杂，则选益气养血、滋补肝肾等法以扶正，或扶正祛邪兼顾治之。在康复治疗的同时，颈椎病必须与颈部风湿症、肩背部肌间筋膜炎、进行性肌萎缩、前斜角肌综合征、类风湿颈椎炎、颈椎结核、脊髓肿瘤、脊髓空洞症、原发性或转移性肿瘤、颈肋综合征、锁骨上窝肿瘤等病鉴别。

颈椎病具体证型表现及治疗分析如下：

1. 颈型　约占3%，多见于青壮年，症状较轻，以颈部症状为主，预后较好，多可自愈。临床主要表现为反复落枕、颈部不适、僵硬、疼痛、活动受限，少数患者有一过性上肢麻木、疼痛、感觉异常；体征可见颈项僵直，颈肌紧张，患椎棘突间有压痛，颈两侧、两冈上窝、两肩胛区可有压痛，头颈部活动时颈痛，头颈活动范围缩小；X 射线检查提示颈椎生理曲度变直，椎间关节不稳定，椎体移位。

治疗以牵引、推拿、针灸、中药为主，辅以运动疗法。平时要养成良好的日常生活习惯。

2. 神经根型　约占60%，是最常见的一个类型。临床主要表现为颈僵不适、活动受限，头、枕、颈、肩、臂痛、酸，手臂有触电样、针刺样串麻；体征可见颈椎棘突、横突、冈上窝、肩胛内上角和肩胛下角有压痛点，压顶试验阳性，臂丛牵拉试验阳性，低头试验和仰头试验阳性，手肌肉萎缩，上肢皮肤感觉障碍；颈椎正、侧、双斜位片子提示生理曲度异常，椎体前后缘增生，椎间隙狭窄，钩椎关节增生，小关节增生，前纵韧带、韧带钙化，椎间孔狭窄。

急性期慎用牵引，以推拿、针灸为主。慢性期以推拿、针灸、牵引为主，辅以其他康复疗法、运动疗法。治疗的同时，要养成良好的日常生活习惯。

3. 脊髓型　约占10%～15%，是颈椎病中最严重的一种类型，由于起病隐匿、症状复杂,常被漏诊和误诊。临床主要表现为下肢无力、酸胀,小腿发紧,抬腿困难,步态笨拙,下肢、上肢麻,束胸感,束腰感,手足颤抖,严重者大小便失控,单瘫、截瘫、偏瘫、三肢瘫、四肢瘫(均为痉挛性瘫痪);体征可见上下肢肌紧张,肱二头肌、三头肌腱反射亢进或降低(前者病变在颈高位,后者在低位),膝反射、跟腱反射亢进,腹壁反射、提睾反射、肛门反射减弱或消失,霍夫曼征、罗索利莫征、巴宾斯基征等病理反射阳性,踝阵挛阳性,低、仰头试验阳性、屈颈试验阳性;侧位 X 射线检查或体层检查提示,颈椎后缘增生,椎间隙狭窄,椎管狭窄,后纵韧带钙化,椎间盘膨出、突出、脱出,硬膜囊或脊髓受压变形。

治疗以推拿、针灸为主,禁用牵引,辅以其他传统康复疗法、运动疗法,平时要养成良好的日常生活习惯。此类型致残率高,应引起重视。提倡早期诊断、及时治疗,阻止病情的发展。

4. 椎动脉型 约占 10%～15%,临床主要表现为发作性眩晕(可伴有恶心、呕吐)、耳鸣、耳聋、突然摔倒;体征可见椎动脉扭曲试验阳性,低头试验、仰头试验阳性;特殊检查示颈椎正、侧、双斜位片提示钩椎关节增生、椎间孔变小;椎动脉造影提示 72%～85% 有椎动脉弯曲、扭转、骨赘压迫等;脑血流图检查提示枕乳导联,波幅低、重搏波消失、流动时间延长。转颈或仰头、低头时,波幅降低更明显。

治疗以推拿、针灸为主,慎用牵引,辅以其他传统康复疗法、运动疗法。平时要养成良好的日常生活习惯。

5. 交感神经型 约占 10%,临床主要表现为枕颈痛、偏头痛、头晕、恶心、呕吐、心慌、胸闷、血压不稳、手肿、手麻、怕凉、视物模糊、疲劳、失眠、月经期可诱发发作,更年期多见;体征可见心率过速、过缓,血压高低不稳,低头和仰头试验可诱发症状产生或加重;特殊检查示颈椎正、侧、双斜位片提示颈椎退行性改变;脑血流图提示额乳导联和枕乳导联的波幅明显增高。

推拿、针灸、中药治疗为主,辅以其他传统康复疗法。平时要养成良好的日常生活及活动习惯。

6. 混合型 同时存在两型或两型以上的症状和体征,即为混合型颈椎病。其康复治疗策略为对症治疗,具体方法参考以上各型。

(二)康复方法

1. 卧床休息 可减少颈椎负载,有利于椎间关节创伤炎症的消退,症状可以消除或减轻。但要注意枕头的选择与颈部姿势。枕头应该是硬度适中、圆形或有坡度的方形枕头。习惯于仰卧位休息,可将枕头高度调至 12～15cm,将枕头放置于颈后,使头部保持略带后仰姿势;习惯于侧卧位休息,将枕头调到与肩等高水平,维持颈椎的生理曲度,使颈部和肩胛带的肌肉放松,解除颈肌痉挛。

2. 颈围领及颈托的使用 颈围领和颈托可起到制动和保护颈椎,减少对神经根的刺激,减轻椎间关节创伤性反应,并有利于组织水肿的消退和巩固疗效,防止复发的作用。只是长期应用颈托和围领可以引起颈背部肌肉萎缩,关节僵硬,所以穿戴时间不宜过久。

3. 推拿康复法 中医认为推拿治疗可以调和气血,祛风散寒,疏筋通络,从而达到解痉止痛的作用。其适用于除了严重颈脊髓受压的脊髓型以外的所有各型颈椎病。其手法应刚柔结合,切忌粗暴,常用手法程序如下:

(1)在颈背部反复掌揉、㨰法和一指禅推法,然后在颈肩部的督脉、手三阳经的部分腧穴如风池、风府、肩内俞、肩井、天宗、缺盆等穴做点、压或拿法,再在斜方肌与提肩胛肌处行弹拨法。若为神经根型,手法治疗增加肩、肘、手部的穴位;若为椎动脉型,手法治疗增加头面部的百会、太阳等穴位,接着用旋扳手法。最后以抹法、叩击、拍法作结束。

(2)施行旋扳手法时,先嘱患者向一侧旋转颈部,操作者两手分别置于患者的下枕部和枕后部顺势同时稍用力旋转头颈。此时必须注意:①旋转角度不可过大。②不可片面追求旋颈时可能发出的"咔嗒"声。③脊髓型及椎动脉型颈椎病不做旋扳手法。

4. 针灸康复法 针灸治疗颈椎病的主要作用在于止痛,调节神经功能,解除肌肉和血管痉挛,改善局部血液循环,增加局部营养,防止肌肉萎缩,促进功能恢复。

(1)治疗原则:祛风散寒、舒筋活络、通经止痛。

(2)选择穴位:主穴:大椎、后溪、天柱、颈夹脊。配穴:颈型加风池、阿是穴等;神经根型加肩外俞、肩井、合谷等穴;椎动脉型加风池、天柱、百会等穴;脊髓型加肩髃、曲池等穴;交感神经型加百会、太阳、合谷等穴;混合型随症加减,多循经取穴。颈肩疼痛加外关、阳陵泉、大椎、肩井;上肢及手指麻痛甚者加曲池、合谷、外关;头晕、头痛、目眩者加百会、风池、太阳;恶心、呕吐加内关、足三里。

(3)具体操作:可单用毫针刺法,泻法或平补平泻。寒证所致者局部加灸。疼痛轻者取大椎、肩井、阿是穴拔罐;疼痛较重者先在局部用皮肤针叩刺出血,然后再拔火罐或走罐(出血性疾病者禁用)。

5. 传统运动康复法 运动疗法可增强颈部、肩部、背部肌肉的肌力,使颈椎结构稳定,减少神经刺激,改善颈椎间各关节功能,增加颈椎活动范围,解除或减轻肌肉痉挛,纠正不良姿势。常用的运动疗法有易筋经、八段锦、太极拳等。

6. 其他传统康复疗法

(1)颈椎牵引康复法:主要作用是解除颈肩肌痉挛、增大椎间隙与椎间孔、减轻骨赘或突出椎间盘对神经根的压迫、减少椎间盘内压力、牵开被嵌顿的关节滑膜。通常用枕颌布带法,患者多取坐位(也可卧位),牵引角度按病变部位而定,$C_{1~4}$用$0°~10°$,$C_{5~6}$用$15°$,$C_6~T_1$用$25°~30°$,治疗时间$15~30$分钟,牵引重量由$6kg$开始,每治疗$1~2$次增加$1~1.2kg$(或$1.5kg$)。治疗过程中要经常了解患者的感觉,如出现头晕、心慌、胸闷或原有症状加重,应立即停止治疗。对于牵引后有明显不适或症状加重,经调整牵引参数后仍无改善者,脊髓受压明显、节段不稳严重者,高龄椎骨关节退行性病变严重、椎管明显狭窄、韧带及关节囊钙化骨化严重者要严禁操作。

(2)药物康复法:药物在颈椎病的治疗中可以起到辅助的对症治疗作用,常用的西药有非甾体抗炎药(如口服芬必得、布洛芬,或用吲哚美辛栓剂,肛内塞药每晚一次,有较好的止痛作用)、扩张血管药物(如地巴唑、复方路丁、维生素 C、维生素 E)、营养和调节神经系统的药物(如维生素 B_1、维生素 B_{12} 口服或肌内注射等)、解痉药物(如氯美扎酮 0.2g,每日二次)。

风寒湿型:祛风散寒,祛湿止痛。方选蠲痹汤加减。

气滞血瘀型:活血化瘀,舒经通络。方选血府逐瘀汤加减。

痰瘀阻络型:祛湿化痰,通络。方选涤痰汤加减。

肝肾不足型:滋水涵木,调和气血。方选独活寄生汤加减。

气血亏虚型:益气活血,舒筋通络。方选归脾汤加味。

口服中成药如骨仙片、天麻片、颈复康、根痛平颗粒等。

(3)注射疗法:常用方法有局部痛点封闭,颈段硬膜外腔封闭疗法和星形神经节阻滞。

(4)日常生活及活动指导:不良的姿势可诱发颈椎病或使颈椎病症状加重,故对患者日常生活活动的指导非常重要。如行走要挺胸抬头,两眼平视前方;不要躺在床上看书;喝水、刮胡子、洗脸不要过分仰头;缝纫、绣花及其他手工劳作不要过分低头;看电视时间不宜太长;切菜、剁馅、擀饺子皮、包饺子等家务劳动,时间也不宜太长。

四、注意事项

1. 低头或伏案工作不宜太久,宜坚持做颈保健操。

2. 注意颈肩部保暖,避免受凉。

3. 睡眠时枕头高低和软硬要适宜。

4. 使用被动运动手法治疗时,动作应缓和、稳妥,切忌暴力、蛮力和动作过大,以免发生意外。

5. 对于椎动脉型颈椎病不宜施用旋转扳法治疗,该类型患者也禁忌做颈部旋转锻炼。

6. 牵引疗法面对脊髓压迫严重、体质差或牵引后症状加重者不宜做牵引,神经根型和交感型急性期、脊髓型硬膜受压、脊髓轻度受压暂不用或慎用牵引。

7. 脊髓型颈椎病预后不好,应考虑综合治疗(如手术治疗)。

(朱文慧)

第五节　肩周炎

 导入案例

周某,女,52 岁,2 个月前无明显诱因发生右肩疼痛并逐渐加重,活动极度受限,右手不能梳头，不能上举、后旋、外展，如一不小心碰一下则剧痛难忍，尤其是夜间剧痛影响睡眠。检查：痛苦面容，活动受限，上举 15°，外展 20°，右肱二头肌长头肌附着处压痛非常明显，喙突下压痛明显，斜方肌有压痛。舌淡胖，苔白腻，脉弦滑。

请思考：

1. 该患者诊断为何种病证？
2. 本病的传统康复疗法有哪些？

一、概　　述

肩关节周围炎是指肩关节及其周围的肌腱、韧带、腱鞘、滑囊等软组织较为广泛的无菌性炎症，从而引起以肩部周围疼痛甚至肩关节功能活动受限为主症的一种疾病，简称肩周炎。

引起肩周炎的原因：一是肩关节周围病变，如冈上肌肌腱炎、肱二头肌肌腱炎等慢性炎症和损伤均可波及关节囊和周围软组织，引起关节囊的慢性炎症和粘连；肩关节的急性创伤引起局部炎性渗出、出血、疼痛、肌肉痉挛，将会导致肩关节囊和周围组织粘连；肩部功能活动减少，上肢固定过久均可导致肩关节周围软组织粘连发生。二是肩外疾病引发，如颈源性肩周炎，先有颈椎病的症状和体征，而后再发生肩周炎；冠心病患者也可并发肩周炎，常以左肩为多。此外与精神心理因素、体内感染病灶、内分泌紊乱及自身免疫反应等有关。本病多发于五十岁左右的老年人，女性患者多于男性。

本病中医又名"五十肩""冻结肩""漏肩风""肩痹"等名称。中医学认为该病的发生，主要内因是气血不足，五旬之人更有肝肾虚损，致使筋肌失养；外因多为肩部劳损甚或外伤，致使气血凝滞，或因腠理空虚，卫阳失固，汗出当风，风寒湿邪乘虚侵袭，致使经气闭阻，气血运行不畅，筋肌挛缩，经筋功能失常，机枢失利所引起。

二、诊断和辨证要点

（一）诊断要点

1. **发病年龄及病史**　本病多发于五十岁左右的老年人，女性患者为多，有肩部劳损、感受风寒，或曾遭受过外伤的病史。

2. **症状及体征**　肩部周围疼痛，尤以夜间为甚，患者不敢患侧卧位，肩部周围可找到相应的压痛点。严重者肩关节活动明显受限，尤其不能做前屈、外展及后伸动作，更甚者可发生肩臂肌肉废用性萎缩。

3. **特殊试验（肌肉抗阻力试验）**　使欲检查的肌肉主动做功，并被动施加阻力，引起该肌起、止点的疼痛者为阳性，并可证实其病变之所在。如检查三角肌时，嘱患者主动将肩关节外展，操作者同时施以一定阻力加以对抗，若出现疼痛加重，表示该肌受累。

4. X射线摄影　年龄较大或病程较长者,肩部正位片可见肩部骨质疏松,或肱骨头骨质增生,或冈上肌腱、肩峰下滑囊钙化症。

5. 肩关节活动度的评定　采用量角器测量患者肩关节的屈、伸、外展、内旋和外旋等活动度。正常肩关节的活动度:前屈0°~180°,后伸0°~50°,外展0°~180°,内旋80°,外旋30°。评定量表可参照布伦斯特伦等级评估:关节无运动(0分);关节运动达正常活动范围的1/4(1分);关节运动达正常活动范围的1/2(2分);关节运动达正常活动范围的3/4(3分);关节运动达正常活动的全范围(4分)。

6. 日常生活活动能力(activity of daily living,ADL)评定　患臂需进行ADL评定,如患者有穿脱上衣困难,应了解其受限程度;询问如厕、个人卫生及洗漱(梳头、刷牙、洗澡等)受限的程度;了解从事家务劳动如洗衣、切菜、做饭等受限情况。

(二)辨证要点

1. 病因病机　中医认为年老体衰,精血不足,筋脉失于充分濡养,日久筋脉拘急而肩关节不用;或久居潮湿之地,淋雨受风,夜卧漏肩,以致外邪侵袭血脉之间,因湿性黏滞、重浊、寒性凝滞,血受寒则凝,脉络拘急而疼痛,或寒湿之邪淫溢于筋肉关节导致关节屈伸不利。跌仆闪挫,筋脉受损,或久劳致损,瘀血闭阻关节,脉络不通,不通则痛,日久关节筋脉失养,拘急不用。

2. 辨证分型

(1)风寒侵袭:肩部疼痛较轻,病程较短,疼痛局限于肩部,多为钝痛或隐痛,或有麻木感,不影响上肢活动。局部发凉,得暖或抚摩则痛减。舌苔白,脉浮或紧。其多为肩周炎早期。

(2)寒湿凝滞:肩部及周围筋肉疼痛剧烈或向远端放射,昼轻夜甚,病程较长。因痛而不能举肩,肩部感寒冷、麻木、沉重、畏寒,得暖稍减。舌淡胖,苔白腻,脉弦滑。

(3)瘀血阻络:外伤后或久病肩痛,痛有定处。局部疼痛剧烈,呈针刺样,拒按,肩活动受限;或局部肿胀,皮色紫暗。舌质紫暗,脉弦涩。

(4)气血亏虚:肩部酸痛麻木、肢体软弱无力、肌肤不泽、神疲乏力;或局部肌肉挛缩,肩峰突起。舌质淡,脉细弱无力。

三、传统康复治疗

(一)康复策略

肩周炎和其他软组织慢性损伤性炎症一样,为自限性疾病,预后良好,但处理不当会加重病变,延长病期,成为永久性功能障碍。目前,本病的治疗多采用传统康复疗法。在传统康复疗法中,又以针灸、推拿为主,主要目的为缓解疼痛和恢复关节活动度,易为患者所接受。同时,在康复治疗时必须与颈椎病、肿瘤压迫臂丛神经等病鉴别,以免造成误诊、漏诊和误治。

（二）康复方法

1. **针灸康复法** 可疏通经络，调和气血，缓解疼痛。选取穴位：肩井、天宗、肩髃、肩髎，曲池、手三里、外关等。针刺手法：平补平泻，得气后留针30分钟，可用灸法或者电针。每天1次，10次为一疗程。瘀血阻络者可以刺络拔罐治疗。

2. **推拿康复法**

（1）早期宜采用轻手法，目的是改善患肢血液、淋巴循环，消除水肿，缓解疼痛，保持肩关节功能。待疼痛减轻可增加主动运动。常用手法主要是能作用于浅层组织和深部肌肉的一些手法，如揉捏、㨰法、拿法、弹拨等。

（2）慢性期采用稍重手法，并结合被动运动，目的是缓解疼痛，松解粘连，扩大活动范围，恢复肩胛带肌肉功能。常用手法主要是能作用到深层组织或带有被动运动性质的一些手法，如揉捏、拿法、运法、颤法等。具体手法如下：

1）松解放松法：患者坐位，操作者站于患侧，用一手托住患者上臂使其微外展，另一手用㨰法或拿揉法施术，重点在肩前部、三角肌部及肩后部。同时配合患肢的被动外展、旋外和旋内活动，以缓解肌肉痉挛，促进粘连松解。

2）解痉止痛法：接上势，操作者用点压、弹拨手法依次施术于肩井、秉风、天宗、肩内陵、肩贞、肩髃等穴，以酸胀为度，对有粘连部位或痛点也施弹拨手法，以解痉止痛，剥离粘连。

3）活动关节法：接上势，操作者一手扶住患肩，另一手托住其肘部，以肩关节为轴心做环转摇动，幅度由小到大。然后做肩关节内收、外展、内旋、外旋以及前屈、后伸的扳动。本法适用于肩关节功能障碍明显者，具有松解粘连、滑利关节的作用。

4）舒筋活血法：接上势，操作者先用搓揉、拿揉手法施于肩部周围，然后握住患者腕部，将患肢慢慢提起，使其上举，并同时作牵拉提抖，最后用搓法从肩部到前臂反复上下搓动3～5遍，以放松肩臂，从而达到舒筋活血的作用。

3. **口服西药康复法** 酌情选用消炎镇痛、缓解肌肉痉挛的药物，如短期服用布洛芬0.3g，每天2次，也可选用阿司匹林、萘普生等。

4. **局部注射康复法** 对疼痛明显并有固定压痛点者均可使用。该方法能止痛、松弛肌肉和减轻炎症水肿。常用的药物有可的松和透明质酸钠，长期效果并不理想。

5. **中药内服康复法** 风寒侵袭型内服蠲痹汤加减以祛风散寒，通络止痛；寒湿凝滞型内服乌头汤加减以散寒除湿，化瘀通络；瘀血阻络型内服活络效灵丹与桃红四物汤合并加减以活血化瘀，通络止痛；气血亏虚型内服黄芪桂枝五物汤以益气养血，祛风通络。

四、注 意 事 项

1. 注意休息和肩部保暖，防止劳累和复感风寒而使症状加重。
2. 肩周炎后期强调肩关节功能锻炼，可做蝎子爬墙、体后拉肩、手拉滑轮、吊单杠以及肩关节内收、外展、前屈、上举及后伸等各个方向的活动。活动幅度由小到大，直至做到最大限度。因为怕疼而在小范围内的活动锻炼意义不大。

3. 肩周炎的推拿治疗，初期以舒筋活血止痛为主，手法宜轻柔。后期以松解粘连为主，手法宜深沉有力，并加强肩关节的被动运动。肩部软组织粘连日久的患者，可因废用而发生肩部骨质疏松，故在摇、扳关节时用力以患者能耐受为度，切忌猛烈施术，活动范围由小而大，戒盲目求功，防止造成意外损伤。年老体衰者亦可在卧位施以手法治疗。

（朱文慧）

第六节　腰　腿　痛

导入案例

患者张某，男性，40 岁，因突发腰痛 1 周，加重伴右下肢后侧放射痛 5 天来诊。患者 1 周前弯腰搬花盆时突觉腰部剧烈疼痛，难以直立，行走困难，自行卧床休息及给予理疗仪热敷，症状逐渐加重，2 天后开始出现右下肢后侧放射性疼痛，遂来诊。查体：板状腰，触诊双侧腰肌紧张僵硬，但肌肉压痛不明显，第四腰椎棘突偏右，直腿抬高试验（+），叩击肾区及腰椎棘突时右侧下肢放射痛无明显加重。腰椎 MRI 提示：腰椎生理曲线变直，$L_4 \sim L_5$，$L_5 \sim S_1$ 向右后方突出。舌质紫暗或有瘀斑，脉涩。

请思考：

1. 该患者诊断为何种疾病？辨证为何种证型？
2. 本病的传统康复疗法有哪些？

一、概　　述

腰腿痛是一组以腰腿部疼痛，可伴有功能活动受限为主的一类病症，常见的有急性腰扭伤、慢性腰肌劳损、腰椎间盘突出症、腰椎椎管狭窄症、坐骨神经痛、梨状肌综合征等。本病属中医"痹症"范畴。其多为素体禀赋不足，或年老精血亏虚，或感受外邪，或腰部闪挫、劳损、外伤等因素，使筋脉、肌肉受损、失于濡养，导致气血瘀滞、不通则痛；气血失运，不荣则痛。

二、诊断和辨证要点

（一）诊断要点

1. 脊柱形态　包括外观形态、生理弧度测量、脊柱侧弯的测量、腰骶角度的测量、两侧肩部、骨盆高低倾斜的测量等内容。

2. 脊柱活动度测定　可用脊柱活动度的简易评价或方盘量角器作脊柱屈伸、左右侧弯及旋转的活动度检查；也可用三轴位运动测量器，置于两侧肩胛骨之间的背部，紧贴胸椎棘突，嘱患者做脊柱最大可能的前屈、后伸、左侧屈、右侧屈和旋转，并记录其活动幅度。活动受限可因肌痉挛、椎间盘突出、小关节退行性改变及韧带挛缩引起。

3. 肌力测定　临床一般分六级测定。0级：无可测知的肌肉收缩；Ⅰ级：有轻微收缩，但不能引起关节活动；Ⅱ级：在减重状态下能做关节全范围运动；Ⅲ级：抗重力不抗阻力做关节全范围运动；Ⅳ：抗重力抗一定阻力运动；Ⅴ级：抗重力抗充分阻力运动。

4. 影像学的评定包括 X 射线摄影、CT 和 MRI 检查等。

（1）X 射线摄影：正侧位、过屈过伸位，定量测量腰椎稳定性及腰椎曲度。

（2）CT 或 MRI 检查：可将腰椎间盘突出症依程度分为膨出、突出及脱出 3 型；腰椎 MRI 还可分析腰背部双侧肌肉横断面积，了解肌肉形态及分布比例，排除肿瘤、结核等。

5. 肌电图和神经传导的测定表面肌电图检查主要反映局部肌肉疲劳程度。

6. 日常生活及活动能力包括翻身、起立、站立、行走、弯腰等内容。

（二）辨证要点

1. 病因病机　中医认为，本病主要因感受风寒，或坐卧湿地，风寒湿邪浸渍经络，经络之气阻滞；或湿热邪气浸淫，或湿浊郁久化热，或机体内蕴湿热，流注膀胱经；或长期从事较重的体力劳动，或腰部闪挫撞击伤未完全恢复，经筋、脉络受损，瘀血阻络；或年老精血亏虚，腰部脉络失于温煦、濡养。上述因素均可使腰部经络气血郁滞，导致腰、臀、腿疼痛麻木，功能活动受限。

2. 辨证分型

（1）寒湿阻络型：腰腿冷痛，酸胀重浊，转侧不利，下肢一侧或双侧麻木疼痛，阴雨天气或受潮湿发作或加重，得热痛减，舌质淡，苔白腻，脉濡数或弦数。

（2）湿热阻络型：腰腿疼痛，痛处伴有热麻感，常于夏季或长夏季节症状加重，口苦，小便黄赤，舌红，苔黄腻，脉濡数或弦数。

（3）瘀血阻络型：腰及一侧或双侧下肢疼痛，痛有定处，日轻夜重，活动、负重疼痛加重，舌质紫暗或有瘀斑，脉涩。

（4）气血不足型：腰痛绵绵，一侧或双侧下肢麻木疼痛，软弱无力，过度劳累则疼痛加重，常伴气短乏力，面色少华，纳呆，舌淡苔薄白，脉沉弱无力。

（5）肝肾亏虚型：腰膝酸软疼痛，下肢一侧或双侧隐隐作痛，喜按喜揉，遇劳更甚。偏于阳虚者，则手足不温，舌淡苔白，脉沉细。偏于阴虚者，则手足心热，舌红少苔，脉弦细数。

三、传统康复治疗

（一）康复策略

目前,本病的康复治疗多采用非手术疗法,其中以推拿、牵引疗法最为有效。其也易被患者所接受。但在康复治疗中,要排除腰腿部肿瘤、结核、炎症、风湿性疾病、妇科及其他内外神经科疾病和重大脊柱创伤等病,方能实施传统康复疗法。

1. **急性腰扭伤** 急性腰扭伤是指腰骶、骶髂及腰背两侧的肌肉、筋膜、韧带、关节囊及滑膜等软组织急性损伤,从而引起腰部疼痛及功能障碍的一种病证。本病俗称"闪腰岔气",是腰痛疾病中最常见的一种,多发生于青壮年体力劳动者,长期从事弯腰工作和平时缺乏锻炼、肌肉不发达者。临床主要表现为外伤后腰部疼痛剧烈,不能伸直,活动明显受限,仰卧转侧均感困难。患者常以两手撑腰,以免加重疼痛。严重时不能坐立和行走,有时可伴下肢牵涉痛,咳嗽、喷嚏、用力解大便时可使疼痛加剧,脊柱多呈强直位。X 射线摄影提示腰椎生理前凸消失和肌性侧弯。必要时让患者腰椎屈曲位拍摄和斜位 X 射线摄影,以显示病理改变。如棘上、棘间韧带断裂者,则可见棘突间隙加宽。

急性期以针灸、卧床休息为主,症状缓解后可加用推拿、物理疗法等。如治疗及时,手法运用恰当,疗效极佳。若治疗不当或失治,可致损伤加重而转变成慢性腰痛。

2. **慢性腰肌劳损** 腰肌劳损主要是指腰骶部肌肉、筋膜等软组织慢性损伤。在慢性腰痛中,本证占有相当的比重。临床主要表现为腰痛反复发作。腰骶部一侧或两侧酸痛不舒,时轻时重,缠绵不愈。酸痛在劳累后加剧,休息后减轻,并与气候变化有关。体征可有广泛压痛,压痛一般不甚明显。急性发作时,可有腰肌痉挛,腰脊柱侧弯,下肢牵扯掣痛等。X 射线摄影可了解腰椎一般情况,排除其他腰椎病变。

以牵引、推拿、针灸为主,辅以物理疗法、运动疗法等。

3. **腰椎间盘突出症** 腰椎间盘突出症是临床常见的腰腿痛疾病之一。本病好发于30～50 岁的体力劳动者,男性多于女性。其发病主要是在椎间盘退变的基础上,受到相应的损伤或应力作用所致,造成纤维环破裂和髓核组织突出。发病部位以 $L_4 \sim L_5$ 和 $L_5 \sim S_1$ 之间突出者为最多见,其他腰椎间盘也可发生。其可以单节或多节段发病。突出方向以向后外侧突出压迫神经根最为常见;临床表现有外伤或受凉史,腰痛和一侧下肢放射痛。腰部各方向活动均受限,翻身转侧困难,咳嗽、打喷嚏或大便用力时疼痛加重,卧床时减轻。久病或神经根受压严重者患侧下肢麻木、肌力减弱、患肢不温、怕冷;亦可向后方突出压迫硬膜囊甚至马尾神经,如阴部麻木、刺痛,排便及排尿障碍或失控,男子阳痿,或双下肢不全瘫痪等。直腿抬高试验及加强试验阳性、屈颈试验阳性、股神经牵拉试验阳性、跟腱反射和膝腱反射减弱或消失,以上试验可以辅助诊断。CT、MRI、X 射线摄影等影像学检查提示:正位片可显示腰椎侧凸,椎间隙变窄或左右不等,患侧间隙较宽;侧位片显示脊柱腰曲前凸消失,甚至后凸,椎间盘突出时椎间隙为后宽前窄,椎体边缘骨质增生。

CT、MRI检查可反映出硬脊膜囊及神经根受压的状态。

急性期卧硬板床休息，症状缓解后以电针、拔罐、中药熏蒸和牵引联合疗法为主，辅以物理、运动疗法。

4. 梨状肌综合征　由梨状肌损伤、炎症刺激压迫坐骨神经引起臀部及下肢疼痛，称为梨状肌综合征。梨状肌损伤在临床腰腿痛患者中占有一定比例。查体可有梨状肌肌腹压痛，有时可触及条索状隆起肌束；直腿抬高试验小于60°时，梨状肌紧张，疼痛明显，大于60°时，疼痛反而减轻，梨状肌试验阳性。

急性期卧床休息，症状缓解后以推拿、针灸为主，辅以物理疗法。

（二）康复方法

1. 推拿康复法　此法治疗腰腿痛临床疗效肯定，而且具有简便、舒适、有效、安全的特性，为患者所接受。

（1）放松方法：患者俯卧位，治疗师站于患侧，在腰背部、臀部及腿部用按、揉、拿、㨰等放松方法操作3～5遍。

（2）腰腿部疼痛：以舒筋通络，活血化瘀，解痉止痛为原则。推拿选择部位以腰背部的背阔肌、腰方肌、竖脊肌等肌肉为主；并选择循行于腰腿部的足太阳膀胱经脉、督脉腧穴，如双侧环跳，患侧承扶、殷门、委中、承山、悬钟等。

（3）腰腿部活动功能障碍：以舒筋通络、整复错位、松解粘连、滑利关节为原则。推拿选择部位以腰背部的背阔肌、腰方肌、竖脊肌等肌肉为主，并选择循行于腰腿部的足太阳膀胱经脉、督脉所属穴位，如环跳、承扶、殷门、委中、承山、悬钟等。

（4）腰腿部肌力减弱：以疏通经络、行气活血为原则。推拿选择部位以腰背部的背阔肌、腰方肌、竖脊肌等肌肉为主；并选择循行于腰腿部的足太阳膀胱经脉、督脉腧穴，如环跳、承扶、委中、悬钟等。手法以按法、揉法、摩法、拍法、擦法、推法为主。

（5）整理手法：上述诸法结束后，再直擦腰部两侧膀胱经和患侧承扶、殷门、委中、承筋、承山、悬钟，横擦腰骶部，以透热为度，以达到温经通络、活血散瘀、消肿止痛的目的。

2. 针灸康复法

（1）治疗原则：补肾壮腰、舒筋活血、通络止痛。

（2）治疗作用：针刺拔罐具有解除局部肌肉痉挛、止痛、消除神经根部血肿和水肿的作用，可减轻椎间隙的压力，改善腰肌及骶髂肌的痉挛。

（3）取穴方法：以选取足太阳膀胱经、足少阳胆经、督脉经穴为主，足太阴脾经腧穴为辅。主穴：肾俞、大肠俞、腰阳关、委中、悬钟、阿是穴。配穴：腰肌劳损、扭伤引起者加水沟、腰痛穴；腰椎间盘突出引起者配夹脊穴；脊正中痛加水沟；脊柱两侧疼痛配委中、后溪；伴有大腿后侧放射痛者配委中；小腿外侧放射痛者配承山、阳陵泉、悬钟。血瘀者配血海、膈俞；寒湿证配肾俞、腰阳关；湿热证配阴陵泉、三阴交；肝肾亏虚配太溪、命门、悬钟。

（4）操作步骤：针灸并用，还可配合选择电针、拔罐、穴位注射、外敷等方法。患者取俯卧或侧卧位，选用1.5～2.5寸毫针，得气后可连接电针治疗仪，选择连续波、中频率，电流以患者能够耐受为度,留针 30 分钟后出针。再用腰灸盒等灸疗工具在针刺处艾灸 15 分钟。后用闪火法在针刺部位拔罐,留罐 5～10 分钟后起罐。寒湿腰痛、瘀血腰痛用泻法;肾虚腰痛用补法,急性腰肌损伤引起者结合运动针法。

3. 传统运动康复法　八段锦、五禽戏、易筋经、太极拳、少林内功都对腰腿痛有一定的防治作用,临床上可选择其中的某些动作进行单项练习。如八段锦中的"两手攀足固肾腰"等,五禽戏中的"熊戏、猿戏"等,太极拳强调以腰为轴,注重对腰腿力量的锻炼,均可练习(具体可参考第八章传统运动疗法相关内容)。

4. 其他传统康复疗法　包括腰椎牵引、中药内服和熏蒸疗法、针刀疗法等。

(1)腰椎牵引康复法:操作方法:患者仰卧位,平躺于牵引床上,用牵引带固定腰部和骨盆处,启动开关,牵引力缓缓调整至患者能够耐受为度(一般 30～50kg 为宜)。治疗 1 周后逐渐递增到 55～70kg,牵引 30 分钟。

(2)中药康复法:内服:以中成药为宜,可长期服用,以补肾壮骨,如壮腰健肾丸、六味地黄丸、健步虎潜丸等。熏蒸:选用活血化瘀、祛风除湿、温肾助阳、通络止痛类的中草药,常用药物如红花、威灵仙、川芎、艾叶、制川乌、制草乌、桂枝、鸡血藤、独活、木瓜、伸筋草、透骨草、杜仲等。熏蒸 30 分钟后,擦干局部水分,用弹力腰围固定。

(3)小针刀康复法:操作部位:压痛点或阿是穴。操作方法:选择操作方便、患者被治疗时自我感觉舒适的体位(多采用俯卧位),在选好的治疗点做局部无菌消毒,操作者戴无菌手套,最后确认进针部位,并做标记(对于身体大关节部位或操作较复杂的部位可敷无菌洞巾,以防止操作过程中的污染)。为减轻局部操作时引起的疼痛,可作局部麻醉,阻断神经痛觉传导。

5. 日常生活及活动指导　急性疼痛期应卧硬板床休息 3～4 周,以减少椎间盘承受的压力,避免加重疼痛;注意腰部保暖,避免受凉,忌贪凉饮冷。腰部须用弹力腰围固定以利于恢复;多吃含钙量高的食物,如牛奶、虾皮、芝麻酱等。不良的姿势也可诱发腰腿痛或使腰腿痛症状加重,故对患者日常生活活动的指导非常重要,如避免腰部超量用力;捡拾物品时以下蹲代替弯腰;腰部动作须平稳,有控制;避免用力过猛;避免在腰部侧弯、扭转姿势下用力;携带重物时尽量贴近躯干,减轻腰椎负荷;座椅不宜过低,靠背应与腰部向平;坐位工作时桌椅的高度适当,维持腰椎正常的生理曲度。

四、注　意　事　项

1. 推拿对于治疗腰腿痛效果显著,但应根据病因灵活运用。急性损伤慎用推拿手法,可根据患者具体情况选择药物或针灸治疗,或局部制动以消炎止痛,防止充血水肿进一步发展,如针灸解除腰腿部肌肉痉挛,或选用脱水药物如甘露醇等消除水肿,非甾体抗炎药双氯芬酸钠等消炎止痛;急性期过后,可先做轻柔的手法以解痉止痛。运用拔伸法时切忌暴力拔伸,以免造成医源性损伤,拔伸过程中不可忽松忽紧。在治疗神经源性腰腿部肌力减弱的同时,应积极逆转神经病变,并尽力维持关节活动功能;治疗失用性腰背肌肌力减弱的同时,尽量做关节的主动运动及抗阻力运动。

2. 长期的腰腿痛会伴有躯干部、臀部及患肢肌力的减弱,而躯干肌力的不足,会影响脊柱的稳定性,是导致腰痛迁延难愈的原因之一,因此在临床上应重视腰背肌和腹肌肌肉力量的锻炼,使其保持适当的平衡,维持良好的姿势,以保持腰椎的稳定性。一般当患者症状初步缓解后,宜尽早开始卧位时的腰背肌和腹肌锻炼。

(朱文慧)

第七节　高　血　压

 导入案例

王某,男性,56 岁,干部,因间断头晕、头痛 1 年余来诊。患者于 1 年多以前发现劳累或生气后常有头晕、头痛,头晕非旋转性,不伴恶心和呕吐,休息后则完全恢复正常,不影响日常工作和生活,因此未到医院看过,半年前单位体检时测血压 140/90mmHg,嘱注意休息,未服药,一直上班。发病以来无心悸、气短和心前区疼痛,进食、睡眠好,二便正常,体重无明显变化,舌红少苔,脉弦细数。既往体健,否认高血压,糖尿病和心、肾、脑疾病史,否认药物过敏史。吸烟 30 余年,不嗜酒,父亲死于高血压。查体:T 36℃,P 80 次 /min,R 18 次 /min,Bp 145/95mmHg。

请思考:

1. 该患者诊断为何种疾病? 辨证为何种证型?

2. 本病的传统康复疗法有哪些?

一、概　　述

高血压是一种常见病、多发病,是引起心脑血管疾病死亡的主要原因之一。康复治疗可以有效地协助降低血压、减少药物使用量及对靶器官的损害、干预高血压危险因素,是高血压治疗的必要组成部分。对于轻症患者可以单纯用康复治疗使血压得到控制。高血压的传统康复治疗能最大限度地降低心血管的发病率,提高患者的活动能力和生活质量。

现代研究尚未明确高血压的发病机制。但可以肯定,外界不良刺激引起的长时间、强烈及反复的精神紧张、焦虑和烦躁等情绪波动,会导致或加重血压升高而发病。高血压早期无明显病理改变,长期高血压会引起动脉粥样硬化的形成和发展。

二、诊断和辨证要点

（一）诊断要点

血压评定:高血压的分级,根据血压值,高血压分为 3 级见表 10-1。

表 10-1　高血压分级

类别	收缩压 /mmHg	舒张压 /mmHg
1 级高血压（轻度）	140～159	90～99
2 级高血压（中度）	160～179	100～109
3 级高血压（重度）	≥180	≥110

（二）辨证要点

1. 病因病机　本病可参考中医学中眩晕证治疗,常因情志内伤,气郁化火等致肝阳上亢;因肾阴亏虚,肝失所养,以致肝阴不足,阴不制阳,肝阳上亢;或劳倦过度,气血衰少,气血两虚,清阳不展,脑失所养而发。本病病位在清窍,与肝、脾、肾三脏关系密切,以虚者居多。

2. 辨证分型

（1）辨脏腑:本病位虽在清窍,但与肝、脾、肾三脏功能失常关系密切。肝阴不足,肝郁化火,均可导致肝阳上亢,兼见头胀痛,面潮红等症状。脾虚气血生化乏源,兼有纳呆,乏力、面色㿠白等;脾失健运,痰湿中阻,兼见纳呆,呕恶,头重,耳鸣等;肾精不足者,多兼腰酸腿软,耳鸣如蝉等。

（2）辨虚实:本病以虚证居多,挟痰挟火亦兼有之;一般新病多实,久病多虚,体壮者多实,体弱者多虚,呕恶、面赤、头胀痛者多实,体倦乏力、耳鸣如蝉者多虚;发作期多实,缓解期多虚。病久常虚中夹实,虚实夹杂。

（3）辨体质:面白而形体肥胖多为气虚有痰,面黑而瘦多为血虚有火。

（4）辨标本:本病以肝肾阴虚、气血不足为本,风、火、痰、瘀为标。其中阴虚多见咽干口燥,五心烦热,潮热盗汗,舌红少苔,脉弦细数;气血不足则见神疲倦怠,面色不华,爪甲不荣,纳差食少,舌淡嫩,脉细弱。标实又有风性主动,火性上炎,痰性黏滞,瘀性留著之不同,要注意辨别。

三、传统康复治疗

（一）康复策略

高血压的康复治疗应在患者病情减轻,血压控制稳定时进行。高血压的传统康复主要有中药疗法、针灸疗法、传统运动疗法等,通过传统康复治疗可以降低血压,控制疾病发展,改善患者心血管系统功能,减少并发症,提高患者日常生活质量。

针对高血压阴阳失调、本虚标实的基本病理,高血压的康复当以调和阴阳、扶助正气为原则,综合运用多种传统康复治疗方法。

(二)康复方法

1. 中药康复法　针对本病阴阳失调、本虚标实的主要病因病机,中药治疗当以调和阴阳、扶助正气为原则,采用综合方法,以达到身心康复的目的。阴虚阳亢者治宜滋阴潜阳,方用镇肝熄风汤加减;肝肾阴虚者治宜滋补肝肾,方用杞菊地黄汤加减;阴阳两虚者治宜调补阴阳,方用二仙汤加减。

2. 针灸康复法

(1)毫针刺法:以风池、百会、曲池、内关、合谷、足三里、阳陵泉、三阴交为主穴。肝阳偏亢者可加行间、侠溪、太冲;肝肾阴亏者可加肝俞、肾俞;痰盛者可加丰隆、中脘、解溪。每日或隔日1次,7次为一个疗程。

(2)耳针法:取皮质下、降压沟、脑点、内分泌、交感、神门、心、肝、肾等,每日或隔日1次,每次选1~2穴,留针30分钟。亦可用埋针法,或用王不留行籽外贴。

(3)皮肤针法:部位以后颈部及腰骶部的脊椎两侧为主,结合乳突区和前臂掌面正中线,轻刺激,先从腰骶部脊椎两侧自上而下,先内后外,再叩刺后颈部、乳突区及前臂掌面正中线。每日或隔日1次,每次15分钟。

(4)穴位注射法:取足三里、内关,或三阴交、合谷,或太冲、曲池。三组腧穴交替使用,每穴注射0.25%盐酸普鲁卡因1ml,每日1次,或取瘛脉穴,注射维生素B$_{12}$ 1ml,每日1次,7次为一个疗程。

3. 推拿康复法　一般以自我推拿为主,常用方法如揉攒竹、擦鼻、鸣天鼓、手梳头、揉太阳、抹额、按揉脑后、推桥弓、搓手浴面、揉腰眼、擦涌泉等,并辅以拳掌拍打。

4. 传统运动康复法　传统运动是高血压康复的有效手段,既可起到一定的降压效果,又能调整机体对运动的反应性,从而促使患者康复。

(1)太极拳:太极拳动作柔和、姿势放松、意念集中,强调动作的均衡和协调性,有利于高血压患者放松和降压。一般可选择简化太极拳,不宜过分强调高难度和高强度。

(2)气功:气功的调心、调息和调神有辅助减压的效果,能稳定血压、心率及呼吸频率,调节神经系统。一般以静功为主,辅以动功。初始阶段可取卧式、坐式,然后过渡到立式、行式,每次30分钟,每日1~2次。

防治高血压的四大基石

合理膳食、适量运动、戒烟限酒、心理平衡,其核心就是健康的生活方式。

5. 其他康复疗法

(1)音乐康复法:聆听松弛镇静性乐曲。如二泉映月、渔舟唱晚等,以移情易性,保持心情舒畅,精神愉快,消除影响血压波动的有关因素。

(2)饮食康复法:饮食需定时定量,不可过饥过饱,不暴饮暴食。肥胖与钠摄入量高均与高血压有明显关系,因此日常宜采用低脂、低热量、低盐饮食,尤其应重视低盐饮食。一般摄盐应控制在每日 5g 以下,病情较重者应限制在每日 2g 以下。在限盐的同时,适当增加钾的摄入量(蔬菜水果中含量较丰富)。然而,也不必过分拘泥而长期素食,以防止顾此失彼,造成营养不良或降低人体抵抗力而罹患其他疾病。

四、注 意 事 项

1. 急进性高血压,重症高血压或高血压危象,病情不稳定的Ⅲ期高血压患者不宜传统康复治疗。

2. 伴随其他严重并发症,如严重心律失常、心动过速、脑血管痉挛、心力衰竭、不稳定型心绞痛等不宜传统康复治疗。

3. 出现明显降压药副作用而未能控制、运动中血压过度增高(收缩压 >220mmHg 或舒张压 >110mmHg)不宜传统康复治疗。

4. 继发性高血压一般应针对其原发疾病进行治疗。

(朱文慧)

第八节 糖 尿 病

导入案例

齐某,男,58 岁,口干、多饮、多尿,10 个月体重减轻 12kg。体检:T 36℃,P 98 次/min,R 18 次/min,Bp 100/70mmHg。空腹血糖 8.7mmol/L、餐后 2 小时血糖 13.4mmol/L,甘油三酯、胆固醇升高,高密度脂蛋白胆固醇降低。现有烦渴多饮,神疲乏力,动则汗出,心悸气短,手足心热,失眠多梦,舌红少苔,脉细数无力。

请思考：

1. 该患者诊断为何种疾病？辨证为何种证型？
2. 本病的传统康复疗法有哪些？

一、概 述

糖尿病是一组以慢性血糖水平增高为特征的代谢性疾病群，是极为常见的内分泌代谢疾病之一，多见于中老年人。临床一般分 1 型糖尿病、2 型糖尿病、其他特殊类型糖尿病和妊娠糖尿病几种类型。

糖尿病的病因目前尚未完全阐明。目前公认糖尿病不是单一病因所致的疾病，而是多种因素所致的综合征。其发病与遗传、自身免疫及环境因素有关。它的基本病理生理特点为绝对或相对性胰岛素分泌不足引起的糖、蛋白质、脂肪和水、电解质等的代谢紊乱。

糖尿病属中医"消渴"或"消瘅"的范畴。中医认为本病多因素体禀赋不足，长期过食肥甘厚味，脾胃积热，化燥伤津；或长期精神刺激，气郁化火，消烁阴津；或劳欲过度，致五脏柔弱，久郁化火，积热伤津，火烁损阴，耗精伤肾引起。其主要病机为阴津亏损，燥热内盛。阴虚为本，燥热为标，两者互为因果，贯穿在消渴病的整个病变过程中。

糖尿病临床早期可无症状，以后多有烦渴、多饮、多食、多尿、疲乏、消瘦等表现。严重病例可发生酮症酸中毒或其他类型的急性代谢紊乱，常见的并发症有急性感染、肺结核、动脉粥样硬化、肾和视网膜微血管病变及神经病变等。

二、诊断和辨证要点

（一）诊断要点

1. 病史　病史较长，并且由于缺乏疾病的特异性标志，在出现代谢紊乱前不易发现。

2. 症状和体征　多饮、多食、多尿、消瘦、皮肤瘙痒，女子外阴瘙痒是常见的症状。合并眼部并发症时可出现视力减退，眼底出血；合并肾病时可出现水肿、贫血；合并神经病变时可出现肢体酸痛、麻木、性欲减退、大小便失禁及膝腱反射、跟腱反射减弱或消失等。

3. 尿糖测定　尿糖阳性是诊断糖尿病的重要线索。尿糖测定包括次尿糖与段尿糖的测定，次尿糖就是在尿前 2.5 小时（应用口服降糖药物或胰岛素治疗的患者，应在用药前 0.5 小时）排空膀胱，留尿测定的尿糖，一天当中至少测 4 次，即三餐前与睡前，也可以根据患者情况测定任何时间次尿糖；段尿糖亦分为 4 段，第 1 段为早饭后至午饭前，不管有几次尿，均混在一起测尿糖；以此类推，午饭后至晚饭前为第 2 段；晚饭后至睡前为第 3 段；睡前至第 2 日早餐前为第 4 段。一般情况下，尿糖（+）时，血糖 <10.0mmol/L；尿糖（+～++）时，血糖为 11.0～14.0mmol/L；尿糖（++～+++），血糖为 14.0～19.0mmol/L；尿糖（+++～++++），血糖 >19.0mmol/L。以上情况都是针对肾糖阈正常的糖尿病患者而言，对肾糖阈不正常的患者,其尿糖不能如实反映血糖水平,应以血糖测定为准。

4. 血糖测定　血糖测定是诊断糖尿病的主要指标,并可作为选择初始治疗方案的依据。正常空腹静脉血浆葡萄糖浓度为 3.9～6.0mmol/L。用快速血糖仪测定毛细血管血糖是糖尿病检测的主要手段,通过监测 5 次血糖(即空腹、睡前及三餐后 2 小时)可观察治疗效果,调整口服降糖药物或胰岛素用量。

5. 其他检查　如口服葡萄糖耐量试验(OGTT)、胰岛素释放试验、血清 C- 肽浓度的测定、糖化血红蛋白(HbA_{1c})和糖化血清蛋白的测定、胰岛素抗体与胰岛素受体抗体的测定、胰岛细胞抗体的测定、尿酮体的测定、尿蛋白的测定等有助明确诊断。

(二)辨证要点

1. 病因病机　本病涉及多个脏腑,但主要以上焦肺、中焦胃、下焦肾为主。其肺、脾胃、肾之间又常相互影响。如肺燥阴虚,津液失于输布,则胃失濡润,肾失滋养,胃热炽盛,灼伤肺津,反耗肾阴;肾阴不足,阴精源泉亏损,则阴虚火旺,灼伤肺胃,终至肺燥、胃热、肾虚同时存在,故多饮、多食、多尿和相互并见。消渴日久,阴损及阳,或气阴两伤,可累及五脏和血行。如气虚不能推动血液运行,而致血瘀;阴虚发热,热邪内耗,久则炼血成瘀。瘀血内结,久则痰瘀互结,阻滞气机,犯至心脏则胸痹;犯至肢体则麻痹;犯至目则视物不清;犯至脑脉则半身不遂;终至精血枯竭,燥热内蕴,阴竭阳衰。

2. 辨证分型

(1)肝肾阴虚:可见尿频量多,浑浊如膏脂,或尿甜,腰膝酸软无力,头晕耳鸣,遗精多梦,皮肤干燥,全身瘙痒,舌红少苔,脉细数。

(2)气阴两虚:可见烦渴多饮,神疲乏力,动则汗出,心悸气短,手足心热,失眠多梦,舌红少苔,脉细数或细数无力。

(3)阴阳两虚:可见面色㿠白,形寒肢冷,耳鸣耳聋,腰膝酸软,口燥咽干,小便频数,混浊如膏,甚则饮一溲二。舌质淡胖,苔薄白,脉沉弱。

(4)阴虚燥热:可见口干、目涩、舌燥,烦渴多饮,尿频量多,多食易饥,大便秘结,疲乏、消瘦或肥胖者。舌质红或绛,苔黄或黄少津,脉弦滑或弦数。

三、传统康复治疗

(一)康复策略

糖尿病的康复治疗应在患者发病早期或病情减轻,尿糖控制不超过"+",或糖尿病的症状减轻,但有大血管、微血管、神经病变或糖尿病足等并发症时进行。如糖尿病并发酮症酸中毒、高渗性非酮症糖尿病昏迷或乳酸酸中毒时不宜进行康复治疗。

糖尿病的传统康复疗法主要有传统运动、饮食、药物等,通过传统康复治疗可以预防或延缓糖尿病并发症的发生、发展,改善或恢复患者代谢紊乱,减少糖尿病的致残率和致死率,提高患者日常生活质量。

针对糖尿病阴虚为本,燥热为标的基本病理,糖尿病的康复仍要以益气养阴,清热生津为基本康复原则。对于出现并发症的患者,除了采用糖尿病的康复治疗方法外,还要针对并发症采用相应的传统康复治疗方法。在康复治疗中,要贯彻综合调理,耐心守法的原则,综合运用多种传统康复疗法。

(二)康复方法

1. 推拿康复法　以疏通经络、活血化瘀为原则。目的在于加速血糖的利用,改善全身症状。

(1)头面部:选择推、按、揉、叩等手法,主要腧穴有承浆、风池、太阳、百会等。

(2)腹部:选择推、摩、震颤等手法,重点摩腹,促进腹部血液循环,促胰腺供血恢复,主要腧穴有气海、章门、中极、中脘、关元等。

(3)背部:选择推、按、拿、拍、捏脊等手法,以捏脊为主,主要腧穴有肺俞、脾俞、胃俞、肾俞等。

(4)四肢部:选择推、按、点、揉、搓、拿等手法,主要腧穴有曲池、劳宫、隐白、然谷、太溪、足三里等。

2. 针灸康复法　一般常用的针灸治疗包括毫针刺法和灸法两种方法。

(1)毫针刺法:以疏通经络、行气活血、扶正祛邪为原则。主穴:肺俞、胃俞、肾俞、风池、曲池、内关、足三里、三阴交、关元。配穴:烦渴多饮者加承浆;多食便秘者加丰隆;多尿腰痛者加复溜;神疲乏力、少气懒言者加气海;肝郁烦躁易怒者加太冲。

(2)灸法:选取承浆、意舍、关冲、然谷等,每次每穴5~10壮,每日1次;或选取水沟、承浆、金津、玉液、曲池、劳宫、中冲、行间、商丘、然谷等,每次每穴5~10壮,每日1次。由于糖尿病患者多合并周围神经病变,灸疗时应注意避免烫伤。

3. 传统运动康复法　传统运动疗法是治疗糖尿病的一项重要措施。适当的锻炼可使肌肉组织内葡萄糖得到充分利用,使血液中的葡萄糖迅速到达肌肉和其他组织内,从而使血糖降低。常用的传统运动疗法如易筋经、八段锦、少林内功等(具体可参考第八章传统运动疗法相关内容)。

4. 其他传统康复疗法

(1)中药内服:肝肾阴虚者,治以滋养肝肾,润燥填精,方选六味地黄汤加减;气阴两虚者,治以益气养阴,方选生脉散加减;阴阳两虚者,治以滋阴温阳,益气生津,方选金贵肾气丸加减;阴虚燥热者,治以滋阴清热,生津止渴,方选润燥生津方加减。

(2)中药外治:取石膏5g,知母2g,生地黄0.6g,党参0.6g,炙甘草1g,玄参1g,天花粉0.2g,黄连0.3g,粳米少许,制成粉剂,放置阴凉处保存备用。每次取粉250mg,加盐酸二甲双胍40mg,混合敷脐,上盖纱布6~8层,外用胶布固定。每5~7天换药1次,每6次为1个疗程。

5. 饮食康复法　饮食疗法是治疗糖尿病首选的一种重要方法,糖尿病饮食康复的基本原则是主食宜粗,不宜细;品种宜杂,不宜单;副食宜素,不宜荤;肉蛋宜少,不宜多;蔬菜宜多,不宜少;口味宜淡,不宜咸;吃饭宜慢,不宜急;嚼食宜细,不宜粗;吞咽宜慢,不宜快;饭量宜少,不宜多;喝水宜多,不宜少;忌食肥甘辛辣炙煿之品。

四、注 意 事 项

1. 心胸宽、情绪稳、心情乐观、精神放松,避免紧张、激动、压抑、恐惧等不良情绪造成血糖升高。

2. 建立规律的生活制度,避风寒、慎起居、适当饮食。

3. 糖尿病患者应当禁烟酒。使用胰岛素治疗的患者,应当注意随身携带几块糖,当出现低血糖反应时可及时吃糖,防止低血糖的发生。

4. 糖尿病合并皮肤感染、溃疡或孕妇患有糖尿病者,不宜用灸法治疗。

(朱文慧)

第九节 冠 心 病

 导入案例

张某,男性,60 岁,心前区痛 1 周,加重 2 天。一周前开始在上楼时感心前区痛,并向左肩放射,经休息可缓解,2 天来走路快时亦有类似情况发作,每次持续 3～5 分钟,含硝酸甘油迅速缓解,为诊治来诊,发病以来进食好,二便正常,睡眠尚可,肢体沉重、体胖多痰、舌质淡胖、舌苔浊腻、脉弦滑。既往有高血压病史 5 年,血压 150～180/90～100mmHg,无冠心病史,无药物过敏史,吸烟十几年,1 包/d,其父有高血压病史。查体:T 36.5℃,P 84 次/min,R 18 次/min,Bp 180/100mmHg,余未见异常。

请思考:

1. 该患者诊断为何种病证?

2. 本病的传统康复疗法有哪些?

一、概 述

冠状动脉粥样硬化性心脏病,简称冠心病,是指由于冠状动脉功能性改变或器质性病变,引起冠脉血流和心肌需求之间不平衡而导致心肌缺血缺氧、心肌损害的一种心血管疾病。由于心肌供血障碍导致心肌缺血,故本病又被称为“缺血性心脏病”。

现代医学认为,本病的病因大多是由于多种因素作用于不同环节而致冠状动脉粥样硬化。其中最重要的易患因素是高脂血症、高血压和吸烟,其次为肥胖、缺乏体力劳动、糖尿病、精神过度紧张等。

本病属中医"心痛""胸痹""厥心痛""真心痛""心悸""怔忡"等病的范畴。其病因多为年老体虚，饮食不当，情志失调，寒邪内侵。主要病机为心气不足、心阳不振，以致寒凝气滞、血瘀和痰浊阻滞心脉，影响气血运行而导致本病。其病位在心，与肝、脾、肾三脏功能失调有关。本病病理变化主要表现为本虚标实，虚实夹杂。本虚主要由心气虚、心阳虚、心阴虚、心血虚，且又可阴损及阳，阳损及阴，而表现为气阴两虚、气血两亏、阴阳两虚，甚至阳微阴竭、心阳外越；标实为气滞、寒凝、痰浊、血瘀，且又可以相互为病，如气滞血瘀、寒凝气滞、痰瘀交阻等。发作期多以标实为主，以血瘀最为突出；缓解期有心、脾、肾气血阴阳之亏虚，以心气虚为主。

二、诊断和辨证要点

（一）诊断要点

1. 病史　冠状动脉粥样硬化的病程较长。

2. 症状　由于冠状动脉病变的部位、范围和程度的不同，本病有不同的临床表现，一般可分为五型。①无症状性心肌缺血：无临床症状，但静息、动态时或负荷试验心电图有 ST 段压低，T 波降低、变平或倒置等心肌缺血的客观证据；或心肌灌注不足的核素心肌显像表现。②心绞痛型：表现为发作性胸骨后疼痛，常有压迫、憋闷和紧缩感，可放射至左肩、左上肢内侧、左颈部、上腹部等部位，持续时间一般为数分钟、很少超过 30 分钟。心绞痛又可分为稳定型和不稳定型两类。稳定型心绞痛，常因劳累、情绪激动、饱食等增加心肌耗氧量的因素诱发，休息或舌下含服硝酸甘油后消失，病情相对稳定。不稳定型心绞痛与心肌耗氧量的增加无明显关系，而与冠状动脉血流储备量减少有关，一般疼痛程度较重，时限较长，并且含服硝酸甘油后不易缓解。③心肌梗死型：为冠状动脉供血急剧减少或中断，导致局部心肌缺血性坏死所致，是冠心病中比较严重的类型。症状表现为持续性胸骨后剧烈疼痛、发热，甚至心律失常、休克、心力衰竭。④缺血性心肌病：为长期心肌缺血导致心肌纤维化所引起。表现为心脏增大，心力衰竭和／或心律失常。⑤猝死：突发心脏停搏而死亡，多为心脏局部发生电生理紊乱，传导功能发生障碍引起严重心律失常所致。

3. 体征　冠心病心绞痛发作时常见心率增快、血压升高、表情焦虑、皮肤冷或出汗，有时出现第 4 或第 3 心音奔马律，可有暂时性心脏收缩期杂音，第 2 心音可出现逆分裂或出现交替脉。急性心肌梗死发生时患者血压可降低，心率增快，心音可出现异常。缺血性心肌病患者可出现心脏增大。

4. 其他检查　临床常用的检查方法有代谢当量评定、心电运动负荷试验、心功能评定分级、六分钟步行试验等。

（二）辨证要点

1. 病因病机　中医认为本病为本虚标实之证。本虚应区别阴阳气血亏虚之不同。

心气不足可见心胸隐痛而闷,因劳累而发,伴心慌,气短,乏力,舌淡胖嫩,边有齿痕,脉沉细或结代;心阳不振可见胸痛、胸闷气短,四肢厥冷,神倦自汗,脉沉细;心阴亏虚可见隐痛时作时止,缠绵不休,动则多发,伴口干,舌淡红而少苔,脉沉细而数。标实又应区别气滞、痰浊、血瘀、寒凝的不同。气滞可见心胸闷重而痛轻,兼见胸胁胀满,善太息,憋气,苔薄白,脉弦;痰浊可见胸部窒闷而痛,伴唾吐痰涎,苔腻,脉弦滑或弦数;血瘀可见胸部刺痛固定不移,痛有定处,夜间多发,舌紫暗或有瘀斑,脉结代或涩;寒凝可见胸痛如绞,遇寒则发,或得冷加剧,伴畏寒肢冷,舌淡苔白,脉细。

2. 辨证分型

(1)心血瘀阻型:可见心胸剧痛、痛处固定不移、入夜痛甚,伴见心悸不宁、舌质紫暗或有瘀点、脉沉涩。

(2)痰浊闭阻型:可见胸闷如窒、痛引肩背、气短喘促、肢体沉重、体胖多痰、舌质淡胖、舌苔浊腻、脉弦滑。

(3)寒凝心脉型:可见胸痛彻背、感寒痛甚、胸闷气短、心悸喘息、不能平卧、面色苍白、四肢厥冷、舌苔薄白、脉沉细紧。

(4)心肾阴虚型:可见胸闷痛、心烦不寐、心悸盗汗、腰膝酸软、眩晕、耳鸣、舌红少津,或舌边有紫斑、脉细数或细涩。

(5)气阴两亏型:可见胸闷隐痛、时发时止,心悸短气、倦怠懒言、面色少华、头晕目眩、遇劳即甚、舌质偏红或有齿印、脉细无力或结代。

(6)阳气虚衰型:可见胸闷气短、胸痛彻背、心悸汗出、畏寒肢冷、腰酸乏力、面色苍白、唇甲青紫、舌质淡白或有紫暗、脉沉细或沉微欲绝。

三、传统康复治疗

(一)康复策略

本病的传统康复疗法主要有中药、推拿、针灸、饮食、运动、心理康复等方法。对冠心病患者进行传统康复治疗,可以使患者恢复到最佳生理、心理、职业状态,防止冠心病或有易感因素的患者动脉粥样硬化进展,减少冠心病猝死和再梗死的危险,并缓解心绞痛。最终达到延长患者生命,并恢复患者的活动和工作能力的目的。

(二)康复方法

1. 中药康复法　一般包括内服、外治和药膳等方法。

(1)内服法:根据辨证结果,选择针对性的治疗原则和方药。①心血瘀阻型:治以活血化瘀,通脉止痛,选取血府逐瘀汤加减。②痰浊闭阻型:治以通阳泄浊,豁痰开结,选取瓜蒌薤白半夏汤加减,若痰浊郁而化热见痰黄黏、苔黄腻、大便干结者,可选取黄连温胆汤加减。③寒凝心脉型:治以宣痹通阳,辛温散寒,选取瓜蒌薤白白酒汤加减;若心痛彻背,背痛彻心,肢冷喘息,脉象沉紧者,宜选用苏合香丸或心痛丸等以温通止痛。④心肾阴虚型:治以滋阴补肾,养心安神,选取左归饮加减。⑤气阴两虚型:治以益气养阴,活血通络,选取炙甘草汤加减。⑥阳气虚衰型:治以温阳益气,活血通络,选取参附汤加减;若大汗淋漓,四肢逆冷,脉微欲绝者,是心阳欲脱之危证,可重用高丽参、熟附子、龙骨、牡蛎,以回阳救逆固脱。

(2)外治法:①通心膏:药物组成为当归、丹参、王不留行籽、鸡血藤、葛根、玄胡、红花、川芎、桃红、姜黄、郁金、三七、血竭、椿皮、穿山甲、乳香、没药、樟脑、冰片、木香、透骨草、人工麝香、硫酸镁。用法:将膏药敷贴于心俞和膻中,每次贴 12～24 小时,隔日 1 次,15 次为一个疗程。②冠心止痛膏:药物组成为丹参、红花、当归、川芎、乳香、没药、丁香、降香、樟脑、冰片、人工麝香等。用法:将药膏敷贴于膻中、心俞、虚里,每次贴 12～24 小时,每日 1 次,左右交替贴敷,15～30 天为 1 个疗程,连用 2～3 个疗程。

(3)药膳:①粳米粥:粳米 100g,薤白 10g,枳壳 10g,陈皮 15g,豆豉 10g,大枣 8 枚,生姜三片,具有行气宽中,通阳散结之功。②山楂粥:山楂去核捣为细末 30g,桂皮末 3g,粳米 50g,具有宽胸化痰,消食下气之效。③何首乌粥:何首乌 30～60g,粳米 50g,具有滋阴补虚,益气养血的作用。④干姜粥:干姜高良姜各 3g,粳米 100g,具有温补心脾的作用。⑤葛根粥:葛根淀粉 30g,粳米 100g,具有生津止渴的作用。⑥菊楂决明饮:菊花 3g,生山楂、草决明各 15g,泡水饮用,具有滋阴潜阳,活血清热的作用。⑦红花酒:红花 100g,白酒 500g,密封浸泡两周后,饮用,每日 50ml,具有活血通脉的作用。⑧丹参酒:丹参 30g,白酒 500g,使用方法和功效同红花酒。

2. 推拿康复法　阳虚者,取命门、脾俞、心俞、厥阴俞、内关等,用按揉手法,并在肾俞、大肠俞、命门加用擦法。阴虚者,可选用肾俞、肝俞、心俞、厥阴俞、三阴交、太溪等,用推、揉、按等手法。若气阴不足,可在阴虚取穴的基础上,加用足三里、气海等。对较长时间卧床的患者,可适当按摩全身,以疏通全身血脉,预防静脉血栓和褥疮的形成。

另可按揉耳郭,注意点按心、胸、神门等,也可用胶布将王不留行籽贴于上述耳穴上,轻轻按压,每日数次。

对有条件做自我按摩者,可嘱其每日做冠心病按摩功 2～3 次。方法是:①按胸胁:右手贴于左胸前,左手按在后胁位置,自上而下,反复按摩,然后再换另一侧,左右各 9 次。②按命门:两手大拇指置于腰前,四指尖贴于后背,呈反叉腰式,两中指微用力按摩 18～36 次。③擦涌泉:先用左手掌擦右足心,再用右手掌擦左足心,各做 18～36 次。④按摩至阳穴,患者取坐位或侧卧位,垂臂低头,操作者左手扶患者肩部,右手拇食二指持硬币一枚,硬币边缘横放于至阳穴,适当用力按压。心绞痛发作时,按压该穴能迅速缓解疼痛,起效时间多在 5～10 秒,有效持续作用时间为 20～25 分钟,预防按压 3～6 分钟,可防止心绞痛。⑤按摩灵道穴:以拇指轻揉该穴 1 分钟,再重压按摩 2 分钟,最后以轻揉 1.5 分钟结束,每日 1 次,15 日为 1 个疗程。

3. 针灸康复法　常用毫针刺法和艾灸进行治疗。

(1)毫针刺法:以疏通经络,活血化瘀,行气止痛为原则。主穴:膻中、内关、心俞、厥阴俞、鸠尾、巨阙。配穴：心阴虚加三阴交、神门、太溪；心阳虚加素髎、大椎、关元；心气虚加气海、足三里；心脉痹阻配通里、乳根；痰浊内阻配丰隆、肺俞。

操作：平补平泻手法，每次选用 4～5 穴，交替使用，10 次为 1 个疗程，1 个疗程后休息 3～5 天，再进行下一个疗程的治疗。在针刺背部腧穴的同时可注意寻找敏感点进行针刺。

（2）艾灸：对心阳不振、寒凝心脉者可用灸法。取血海、膈俞、曲池，每次每穴 5～10 壮，每日 1 次。

4. 传统运动康复法　坚持适度而经常性的体育锻炼，可降低血脂，减少肥胖，增强体力，尤其是结合改变生活方式，减少冠心病易患因素后，能预防冠心病，并减少心肌梗死复发和猝死。如易筋经、八段锦、少林内功、六字诀、五禽戏等（具体锻炼方法可参考第八章传统运动疗法相关内容）。

四、注 意 事 项

1. 注意调摄精神，避免情绪波动　《灵枢·口问》指出："心者五脏六腑之主也，目者宗脉之所聚也，上液之道也，口鼻者气之门户也。故悲哀愁忧则心动，心动则五脏六腑皆摇，摇则宗脉感，宗脉感则液道开，液道开故泣涕出焉。"故防治本病必须高度重视精神调摄，避免过于激动或喜怒忧思无度，保持心情平静愉快。

2. 注意饮食起居，寒温适宜　冠心病心绞痛的诱发或发生于气候异常变化、感受寒邪密切相关，故要避免寒冷，居处保持安静、通风、寒温适宜。

3. 注意饮食调节　冠心病患者应低盐低脂多纤维素饮食，以清淡为主，避免膏粱厚味，胆固醇的摄入量每日不应超过 300mg，脂肪的摄入量不应超过总热量的 30%，其中饱和脂肪酸应控制在总热量的 10% 以下，因此，尽量少吃动物油、动物内脏、高脂奶制品及蛋黄、蔗糖等肥甘厚味，以植物油、豆类制品、新鲜蔬菜、水果为主，避免过饱。

4. 注意劳逸结合，坚持适当运动　冠心病出现症状的患者应立即卧床休息，缓解期要注意适当休息，保证充足睡眠，坚持力所能及的活动，做到动中有静。

5. 加强护理和监护　发病时应加强巡视，密切观察体温、呼吸、血压、脉搏及精神情志变化，必要时给予吸氧、心电监护，保持静脉通道通畅，并做好抢救准备。

（朱文慧）

第十节　慢性阻塞性肺疾病

 导入案例

患者，男，69 岁，吸烟 40 年，反复咳嗽、咳痰 30 年，每年发作持续超过 3 个月。近 5 年开始出现呼吸困难。2天前发热,咯黄黏痰,痰不易咯出,喘息加重。体检:体温38.6℃,脉搏102次/min,呼吸26次/min,血压130/70mmHg。患者神志清楚,消瘦,口唇发绀,胸廓呈桶状胸,呼吸运动减弱,触诊语颤减低,叩诊过清音,呼吸音粗,双肺满布哮鸣音,肺底散在湿啰音。血常规:白细胞12.2×10⁹/L。胸片:两肺透亮度增加。

请思考:

1. 该患者诊断为何种病证?

2. 本病的传统康复疗法有哪些?

一、概　　述

知识拓展

世界慢性阻塞性肺疾病日

慢性阻塞性肺疾病多见于中老年人,发病率逐年上升。据预测,到2030年,慢阻肺将成为全世界第三大死因,严重威胁人类的健康。为扩大对慢阻肺的了解并倡导为患者提供更好的护理,世界卫生组织将每年的11月16日定为"世界慢性阻塞性肺疾病日"。

慢性阻塞性肺疾病(chronic obstructive pulmonary diseases,COPD)简称慢阻肺,是一种具有气流受限特征的肺部病症,气流受限不完全可逆,并呈进行性发作,与肺部对有刺激气体或有刺激颗粒的异常炎症反应有关。COPD与慢性支气管炎和肺气肿密切相关。当慢性支气管炎、肺气肿患者肺功能检查出现气流受限并不完全可逆时,即属COPD。如患者只有"慢性支气管炎"和/或"肺气肿",而无气流受限,则不能诊断为COPD,可将具有咳嗽、咳痰症状的慢性支气管炎视为COPD的高危期。

COPD属中医"哮证""喘证""肺胀"等疾病范畴,认为本病多因内伤久咳、支饮、哮喘、肺痨等慢性肺系疾患,迁延失治,痰浊潴留,气滞肺间,日久导致肺虚,复感外邪诱使病情发作加剧。

二、诊断和辨证要点

(一)诊断要点

1. **病史**　COPD起病缓慢,病程较长。

2. **症状**　主要有慢性咳嗽、咳痰、喘息、胸闷、气短或呼吸困难等。同时,出现运动耐力下降,活动的范围、种类和强度减少甚至不能活动。

3. 体征　本病早期体征不明显,随着病情的进展可出现桶状胸、呼吸变浅、频率加快、辅助呼吸肌活动增强。重症患者可出现呼吸困难或发绀。叩诊肺部过清音,心浊音界缩小,肺下界和肝浊音界下降。听诊两肺呼吸音减弱,呼气延长,平静呼吸时可闻及干啰音,肺底和其他部位可闻及湿啰音,心音遥远。

4. X射线检查　肺容积增大,膈肌位置下移,双肺透亮度增加,肋间隙增宽,肋骨走行扁平,心影呈垂直狭长。

5. 呼吸功能徒手评定分级　大多数COPD患者都不同程度存在呼吸困难,通过让患者做一些简单的动作或短距离行走,根据患者出现气短的程度可初步评定其呼吸功能。徒手评定一般简单地分为0~5级见表10-2。

表10-2　呼吸功能的徒手评定分级方法

分级	表现
0级	虽有不同程度的阻塞性肺气肿,但活动时无气短,活动能力正常,疾病对日常生活无明显影响
1级	一般活动时出现气短
2级	平地步行无气短,速度较快或登楼、上坡时,同龄健康人不觉气短而自己有气短
3级	慢走100m以内即有气短
4级	讲话或穿衣等轻微活动时即有气短
5级	安静时出现气短,不能平卧

6. 肺功能测试

（1）用力肺活量(forced vital capacity,FVC):指深吸气至肺总量位,然后用力快速呼气直至残气位时的肺活量。

（2）第一秒用力呼气量(forced expiratory volume in first second,FEV_1):为尽力吸气后尽最大努力快速呼气,第一秒所能呼出的气体容量。

临床评价通气功能障碍的两项主要指标为FEV_1占预计值的百分比（即$FEV_1\%$）和FEV_1占FVC的百分比（即FEV_1/FVC）。通过这两项指标来评价气流的阻塞程度,用于COPD肺功能的分级见表10-3。

表10-3　肺功能的分级标准

分级	FEV_1	FEV_1/FVC
基本正常	>80%	>70%
轻度减退	71%~80%	61%~70%
显著减退	51%~70%	41%~60%

分级	FEV$_1$	FEV$_1$/FVC
严重减退	21%～50%	≤40%
呼吸衰竭	≤20%	

右上角：续表

7. COPD 的严重程度分级 肺功能康复是慢性阻塞性肺疾病康复的主要内容,根据《慢性阻塞性肺疾病全球倡议》,将本病的严重程度分为 5 级见表 10-4。

表 10-4 COPD 严重程度分级

级别	分级标准
0级(危险期)	有慢性咳嗽、咳痰症状;肺功能正常
Ⅰ(轻度)	伴或不伴慢性咳嗽、咳痰症状;FEV$_1$/FVC<70%,FEV$_1$≥80% 预计值
Ⅱ(中度)	伴或不伴慢性咳嗽、咳痰、呼吸困难症状;FEV$_1$/FVC<70%,30%≤FEV$_1$<80% 预计值
Ⅲ(重度)	伴或不伴慢性咳嗽、咳痰、呼吸困难症状;FEV$_1$/FVC<70%,30%≤FEV$_1$<50% 预计值
Ⅳ(极重度)	伴慢性呼吸衰竭;FEV$_1$/FVC<70%,FEV$_1$<30% 预计值

8. COPD 病程分期

(1)急性加重期:在疾病过程中,短期内咳嗽、咳痰、气短和/或喘息加重、痰量增多,呈脓性或黏液脓性,可伴发热等症状;

(2)稳定期:患者咳嗽、咳痰、气短等症状稳定或症状轻微。

9. 活动能力评定

(1)活动平板试验或功率车运动试验:通过活动平板或功率车进行运动试验可获得最大吸氧量、最大心率、最大代谢当量(MET)值、运动时间等量化指标来评定患者的运动能力,也可通过活动平板运动试验中患者主观劳累程度分级(博格评分)等半定量指标来评定患者的运动能力。

(2)定量行走评定(6 分钟步行试验):适用于不能进行活动平板试验的患者,让患者行走 6 分钟,记录其所能行走的最长距离,以判断患者的运动能力及运动中发生低氧血症的可能性。

(3)日常生活活动能力评定:可根据需要进行巴塞尔指数、卡茨指数(Katz index)、修订的肯尼自理指数等评定。

(二)辨证要点

1. 病因病机 本病病位主要在肺、脾、肾及心,病变首先在肺,继而影响脾、肾,后期则病及于心。因肺主气、司呼吸,开窍于鼻,外合皮毛,故外邪从口鼻、皮毛入侵,多首先犯肺,以致肺之宣降功能不利,气逆于上而为咳,升降失常而为喘。久则肺虚,而致主气功能失常,影响呼吸出入,肺气壅滞,导致肺气胀满,张缩无力,不能敛降。若肺病及脾,子盗母气,脾失健运,则可导致肺脾两虚。肺为气之主,肾为气之根,若久病肺虚及肾,肺不主气,肾不纳气,可致咳喘日益加重,吸气尤为困难,呼吸短促难续,动则尤甚。肺与心同居胸中,经脉相通,肺气辅佐心脏治理,调节血脉的运行,心阳根于命门真火,故肺虚治节失职,或肾虚命门火衰,均可病及于心,使心气无力、心阳衰竭,甚则可以出现喘脱等危候。

2. 辨证分型 稳定期分为肺虚、脾虚、肾虚3型进行康复评定。

（1）肺虚型：偏气虚者易患感冒,自汗怕风,气短声低,或兼见轻度咳喘,痰白清稀;偏阴虚者,多见呛咳,痰少质黏,咽干口燥。

（2）脾虚型：偏气虚者常常痰多,倦怠,气短,食少便溏;伴阳虚者,则可见形寒肢冷,泛吐清水等症状。

（3）肾虚型：平素常短气息促,动则尤甚,吸气不利,腰膝酸软。

急性加重期一般分为以下2型行康复评定。

（1）外寒内饮型：咳逆喘满不得卧,气短气急,咳痰白稀、呈泡沫状,胸部膨满;恶风寒,发热,口干不欲饮,周身酸楚,面色青黯,舌体胖大,舌质黯淡、舌苔白滑,脉浮紧或浮弦滑。

（2）痰热郁肺型：咳逆喘息气粗,胸满烦躁,目精胀突,痰黄或白、黏稠难咯;发热微恶寒,溲黄便干,口渴欲饮,舌质红暗、苔黄或白黄厚腻,脉弦滑数或兼浮象。

三、传统康复治疗

（一）康复策略

COPD目前尚无有特效的治疗方法。其病程可长达数十年,在缓解期因症状轻微常被患者忽视,若出现并发症,如肺心病、肺性脑病、呼吸衰竭等往往预后不良。因此在缓解期进行康复治疗是非常必要的。

COPD急性加重期病情严重者应住院治疗,采取控制性氧疗、抗感染、舒张支气管、纠正呼吸衰竭等多种方法对症治疗,不宜进行康复治疗。COPD患者的传统康复治疗应在稳定期进行。由于稳定期患者气流受限的基本特点仍持续存在,如果不做有效治疗,其病变长期作用的结果必然会导致肺功能的进行性恶化。因此,应重视COPD患者稳定期的传统康复治疗,采取综合性康复治疗措施,以减轻症状,减缓或阻止肺功能进行性降低为目标。

COPD的传统康复治疗主要有针灸、推拿、中药疗法、食疗、运动疗法、情志康复等具有中医特色的治疗手段和方法。通过全面的传统康复治疗措施,可明显改善患者症状,增加呼吸运动效率,提高生活自理能力,减少住院次数,从而延长患者寿命,提高生活质量。

（二）康复方法

1. 中药康复法

（1）内服法：①肺脾两虚者可见喘促短气，乏力，咳痰稀薄，自汗畏风，面色苍白，舌淡脉细弱；见口干，盗汗，舌红苔少，脉细数；兼食少便溏，食后腹胀不舒，肌肉萎缩，舌淡脉细。治以健脾益气，培土生金，方取补中益气汤加减。②肺肾两虚者可见胸满气短，语声低怯，动则气喘；见面色晦暗；见面目浮肿，舌淡苔白，脉沉弱。治以补肺益肾，止咳平喘，方取人参蛤蚧散加减。③肺肾阴虚者可见咳嗽痰少，胸满烦躁，手足心热，动则气促，口干喜饮，舌红苔少，脉沉细。治以养阴清肺，方取百合固金汤加减。④脾肾阳虚者可见胸闷气憋，呼多吸少，动则气喘，四肢不温，畏寒神怯，小便清长，舌淡胖，脉微细。治以补脾益肾，温阳纳气，方取金匮肾气丸加减。

（2）外治法：白芥子、延胡索各 20g，甘遂、细辛各 10g，麝香 0.6g 共为细末，用姜汁调和，在夏季三伏天时，每伏第一天外敷于肺俞、膏肓、颈百劳等腧穴，4 小时后除去，共分三次敷完。每年 1 个疗程。

（3）药膳：药膳可以提高本病康复治疗效果，现介绍几种常用药膳。①紫苏粥：紫苏叶 10g、粳米 50g、生姜 3 片，大枣 5 枚。其具有祛风散寒，理气宽中的作用。②枇杷饮：枇杷叶 10g、鲜芦根 10g。其具有祛风清热，止咳化痰的作用。③鲫鱼汤：鲫鱼 200g 以上 1 条，肉豆蔻 3～5g。其具有健脾益肺的作用。④梨子汤：梨子 200g，川贝 10g。其具有养阴润肺化痰的作用。⑤薏苡杏仁粥：薏米 50g，杏仁（去皮尖）10g。其具有健脾祛湿，化痰止咳的作用。⑥人参蛤蚧粥：蛤蚧粉 2g、人参 3g、糯米 75g。其具有补肺益肾，纳气定喘的作用。⑦虫草全鸭汤：冬虫夏草 10g、老雄鸭肉 300g、黄酒 15g、生姜 5g、葱白 10g、胡椒粉 3g、食盐 3g。其具有补肺益肾，平喘止咳的作用。⑧紫河车汤：紫河车 1 个，生姜 3～5 片。其具有补肺疗虚的作用。

2. 针灸康复法　以毫针刺法、灸法为主，以疏通经络、宣肺止咳为原则。

（1）毫针刺法：主穴：肺俞、脾俞、肾俞、膏肓、气海、足三里、太渊、太溪、命门。配穴：合谷、天突、曲池、列缺。操作方法：每次选 3～5 穴，常规方法针刺，用补法，隔日 1 次。

（2）灸法：主穴：大椎、风门、肺俞、肾俞、膻中、气海。操作方法：用麦粒灸，每穴每次灸 3～5 壮，10 天灸 1 次，3 次为一个疗程。

3. 推拿康复法　以疏通经络、宣肺止咳为原则，分部选择腧穴进行推拿治疗。

（1）按天突：适用于阵咳不止或喉中痰鸣不易咳出，或气短不能平卧者。用拇指按压天突穴。注意拇指要从天突穴向胸骨柄内面按压，以有酸胀感为宜。按压 10 次。

（2）叩定喘：适用于剧咳不出、气喘明显者。在该部用指尖叩击，症状常可缓解。

（3）叩丰隆：功能化痰止咳。手握拳状，以指间关节背侧叩击该穴。

（4）叩足三里：功能调理脾胃，手法同叩丰隆。

（5）宽胸按摩：常用于呼吸烦闷不畅时。抹胸：两手交替由一侧肩部由上而下呈斜线抹至对侧肋下角部，左右各 10 次。拍肺：两手自两侧肺尖部开始沿胸廓自上而下拍打，两侧各重复 10 次。捶背：两手握空拳，置于后背部，嘱患者配合呼吸，呼气时由内向外捶打，同时背稍前屈；吸气时由外向内拍打，同时挺胸，重复 10 次。摩膻中：用掌根按于膻中穴，做顺、逆时针方向按摩各 36 次。

4. 传统运动康复法　常用的传统运动疗法如八段锦、易筋经、少林内功、五禽戏等（具体操作可参考第八章相关内容）。

四、注 意 事 项

1. 饮食调理　饮食做到"三高四低"："三高"即高蛋白、高维生素、高纤维素，故宜多食用瘦肉、豆制品、鱼类、乳类等含蛋白量较高食品，以及蔬菜、水果、菌类、粗粮等含维生素、纤维素较多的食物，经常食用有助于增加营养，改善体质，通畅大便，排除毒素。"四低"即饮食中应注意低胆固醇、低脂肪、低糖、低盐。

2. 调节情绪　患者情绪恶化、躁狂、焦虑、抑郁、过度的躯体关注、依赖性强，对患者及时有效地运用语言疏导法，有助于病情的康复和生活质量的提高。首先要改善患者对本病的消极态度，协助其解脱因呼吸困难而产生的焦虑，又因焦虑而产生呼吸困难的恶性循环。其次，应鼓励患者参加适当的活动，改善其躯体功能。另外，要及时发现患者潜在的身体和心理方面的异常变化，防止患者因极度痛苦而感到绝望，甚至产生自杀行为。医护人员及家属要多与患者交流，以满足患者对关怀的需求，消除抑郁、孤独的情绪。

3. 吸氧　绝大多数患者有低氧血症，尤其夜间容易发生缺氧，吸氧可以使患者运动能力提高，也可以防止肺动脉高压的发展及肺心病的发生。

4. 慎起居　平时要注意防寒保暖、忌烟酒、远房事、调情志、加强体育锻炼，增强体质，提高机体免疫力。

（朱文慧）

第十一节　脑 性 瘫 痪

 导入案例

乔某，女，3 岁。1 年前患儿会独站时发现独走不稳，行头部 CT 检查示：脑白质发育不全。现仍独走时频繁双下肢发软，持续数十秒后缓解，为求治来诊。患儿发育迟缓，智力低下，面色无华，舌淡苔薄白，指纹色淡。

请思考：

1. 该患者诊断为何种疾病？辨证为何种证型？

2. 本病的传统康复疗法有哪些？

一、概　　述

 知识拓展

小儿脑瘫的预防

孕前一定把身体调到最佳状态,在适当的年龄有计划的怀孕,保持身体健康和心态良好,预防感染,合理补充叶酸;孕后要定期检查,检查胎儿在宫内的发育情况,避免血压、血糖异常,避免外伤和一些妇科炎症、药物对胎儿的损伤;出生时应预防早产和难产,避免缺血缺氧性脑病或产伤等问题。出生后及时进行检查,预防颅内感染、高热惊厥、脑外伤等疾病,加强护理,合理喂养。

小儿脑性瘫痪,简称小儿脑瘫,是自受孕开始至婴儿期非进行性脑损伤和发育缺陷所导致的综合征,主要表现为运动障碍及姿势异常,是小儿时期常见的中枢神经障碍综合征。现代医学认为本病的病因是多种因素造成的。而其中早产、窒息、核黄疸是本病的三大原因。

脑性瘫痪的主要功能障碍可表现为:①运动功能障碍,可出现痉挛、共济失调、手足徐动、震颤麻痹、肌张力降低等。②言语功能障碍,可表现为口齿不清,语速及节律不协调,说话时不恰当地停顿等。③智力功能障碍,可表现为智力低下。④其他功能障碍包括发育障碍、精神障碍、心理障碍、听力障碍等。

本病在传统医学中属于"五迟""五软""五硬"和"痿证"的范畴。五迟是指立迟、行迟、发迟、齿迟、语迟;五软是指头颈软、口软、手软、脚软、肌肉软;五硬是指头颈硬、口硬、手硬、脚硬、肌肉硬。现代康复临床上按运动功能障碍的特点一般将本病分为痉挛性、不随意运动型、强直性、共济失调型、肌张力低下型和混合型。按瘫痪部位可将本病分为单瘫、双瘫、偏瘫、三肢瘫和四肢瘫。

二、诊断和辨证要点

(一)诊法要点

1. 病史　妊娠中毒、感染、有害放射影响;出生时的难产、脑部挫伤、窒息等。

2. 症状　两侧对称性痉挛性瘫痪,双下肢形成其特有的剪刀状步态。

3. 智力　轻者智力正常,重者多伴有智力发育不全,语言能力低下,学习困难,视、听障碍和严重瘫痪。

4. 检查　神经系统检查、实验室检查、头颅 X 射线平片、头颅 CT 和 MRI 等。

（二）辨证要点

1. 病因病机　主要有 3 个方面。一是先天不足，多因父母精血亏虚、气血不足或者近亲通婚，导致胎儿先天禀赋不足、精血亏虚，不能濡养脑髓；母体在孕期营养匮乏、惊吓或是抑郁悲伤，扰动胎儿，以致胎儿发育不良；先天责之于肝肾不足，胎元失养，致筋骨失养，肌肉萎缩，日久颓废。二是后天失养，多因小儿出生，禀气怯弱，由于护理不当致生大病，伤及脑髓，累及四肢；后天责之于脾，久病伤脾，痰浊内生，筋骨肌肉失于濡养，日渐颓废。脑髓失养，而致空虚。三是其他因素，多为产程中损伤脑髓，或因脑部外伤、瘀血内阻、邪毒侵袭、高热久病、正虚邪盛，营血耗伤，伤及脑髓而致。

2. 辨证分型

（1）肝肾不足型：发育迟缓，智力低下，五迟，面色无华，神志不清，精神呆滞，常伴有龟背、鸡胸、病久则肌肉萎缩，动作无力，舌淡苔薄，指纹色淡。

（2）瘀血阻络型：精神呆滞，神志不清，四肢、颈项及腰背部肌肉僵硬，活动不灵活、不协调，舌淡有瘀斑瘀点，苔腻，脉滑。

（3）脾虚气弱型：面色无华，形体消瘦，五软，智力低下，神疲乏力，肌肉萎缩，舌淡，脉细弱。

三、传统康复治疗

（一）康复策略

为促进患儿正常的运动发育，抑制异常运动模式和姿势，最大限度地恢复功能，小儿脑瘫的康复应做到早诊断、早治疗，才能达到较好的康复效果。目前主要针对患儿的运动障碍采取综合治疗。在整体康复中，中国传统康复疗法有着举足轻重的作用。脑瘫的康复是一个长期复杂的过程，需要在中西医结合的理论指导下进行全面、多样化康复治疗和训练。

脑瘫传统康复治疗的目的主要在于减轻功能障碍，提高生活质量。大多以针灸、推拿为主要手段。针灸可以有效改善脑血流速度，促进脑组织的血液供应，从而进一步改善中枢神经功能，促进康复。有效的推拿方法对于运动和姿势异常而引发的继发性损害如关节挛缩等有良好的预防和康复治疗作用。

（二）康复方法

1. 针灸康复法　以疏通经络、行气活血、益智开窍为原则。《灵枢·根结》提出"痿疾者，取之阳明"的治法，常选取手足阳明经腧穴进行针刺，辅以头部腧穴。一般选择毫针刺法、灸法、头皮针法等。

（1）毫针刺法：主穴：四神聪、百会、夹脊、三阴交、肾俞。配穴：肝肾不足加太溪、关元、阴陵泉、太冲；瘀血阻络加风池、风府、血海、膈俞；脾虚气弱加脾俞、气海；上肢瘫痪加肩髃、肩髎、肩贞、曲池、手三里、合谷、外关;下肢瘫痪加伏兔、血海、环跳、承山、委中、足三里、阳陵泉、解溪、悬钟、太冲、足临泣;言语不利加廉泉、哑门、通里;足下垂加昆仑、太溪;颈软加天柱、大椎;腰软加腰阳关;斜视加攒竹;流涎加地仓、廉泉;听力障碍加耳门、听宫、听会、翳风。

具体操作:选用 28 号毫针针刺。一般每次选 2~3 个主穴,5~6 个配穴,平补平泻。廉泉向舌根方向刺 0.5~1 寸;哑门向下颌方向刺 0.5~0.8 寸,不可深刺,不可提插。每日或隔日 1 次,留针 15 分钟,15 次为一个疗程,停 1 周后,再继续下一个疗程。

(2)灸法:选取四神聪、百会、夹脊、足三里、三阴交、命门、肾俞,上肢运动障碍配曲池、手三里、合谷、后溪;下肢运动障碍配环跳、足三里、阳陵泉、解溪、悬钟。使用艾条进行雀啄灸,每日 1 次,皮肤红晕为度;或者隔姜灸,每次选用 3~5 个腧穴,每穴灸 3~10 壮,每日或隔日 1 次,10 次为一个疗程。

(3)头皮针疗法:运动功能障碍,取健侧相应部位的运动区;感觉功能障碍,取健侧相应部位的感觉区;下肢功能运动和感觉障碍,配对侧足运感区;平衡功能障碍,配患侧或双侧的平衡区。听力障碍取晕听区;言语功能障碍,配言语 1、2、3 区(具体为运动性失语,选取运动区的下 2/5;命名性失语选取言语 2 区;感觉性失语选取言语 3 区)。

具体操作:一般用 1 寸毫针,头皮常规消毒,沿头皮水平面成 30° 角斜刺,深度达到帽状腱膜下,再压低针身进针,捻转,平补平泻,3 岁以内患儿不留针,每日 1 次,10 次为一个疗程。

2. 推拿康复法　以疏通经络、强健筋骨、醒神开窍为原则。常采用分部操作和对症操作。一般先用点法、按法、揉法、运法、扫散法等,然后被动活动四肢关节。

(1)分部操作:包括上肢功能障碍和下肢功能障碍。

上肢功能障碍:在患儿上肢内侧及外侧施以推法,从肩关节至腕关节,反复 3~5 次;按揉合谷、内关、外关、曲池、小海、肩髃、天宗 5 分钟,拿揉上肢、肩背部 3~5 次,拿揉劳宫、极泉各 3~5 次;摇肩、肘及腕关节各 10 次;被动屈伸肘关节及掌指关节各 10 次;捻手指 5~10 次,揉搓肩部及上肢各 3~5 次。

下肢功能障碍:在患儿下肢前内侧和外侧施以推法,自上而下操作 3~5 遍;按揉内外膝眼、足三里、阳陵泉、环跳、委阳、委中、昆仑、太溪、涌泉 10 分钟;拿揉股内收肌群、股后肌群、跟腱各 3 分钟,反复被动屈伸髋关节、膝关节、踝关节 3~5 次;擦涌泉,以透热为度。

(2)对症操作:包括智力障碍、大小便失禁、关节挛缩。

智力障碍:开天门 50~100 次,推坎宫 50~100 次,揉太阳 50~100 次,揉百会、迎香、颊车、下关、人中各 50 次;推摩两侧颞部 50 次,推大椎 50 次;拿风池 5 次,拿五经 5 次;按揉合谷 50 次,拿肩井 5 次。

大小便失禁:在患儿腰背部双侧膀胱经、督脉施以推法,反复操作 3~5 遍;擦肾俞、命门、八髎,以透热为度;按揉中脘、气海、关元、中极、足三里、三阴交各 5 分钟;摩腹 5~10 分钟,擦涌泉 50 次。

关节挛缩：取挛缩关节周围的腧穴，点按法操作并结合关节活动。动作由轻到重，切忌粗暴，宜循序渐进。患肢痉挛者，应由轻到重进行掐按。肌肉萎缩、食欲差及体弱者，可在胸腹部拍打、推揉。上肢屈肌肌张力增高、屈曲者，可轻揉上肢前群肌肉，被动活动上肢，外展外旋肩关节，伸展肘、腕关节，伸展手指，改善肩、肘、腕等关节挛缩；下肢内收肌肌张力增高、伸展者，拿揉、揉搓大腿内侧肌群，减轻肌痉挛，被动活动下肢，外旋外展髋关节，屈曲膝关节，改善髋、膝关节挛缩；足尖走路者，被动背伸踝关节，牵拉挛缩肌腱，缓慢用力，避免诱发踝阵挛。

3. 其他传统康复疗法　一般包括中药疗法、足部按摩疗法等。

（1）中药康复法：临床常用内服、外治两种方法。

中药内服：肝肾不足型可选用六味地黄丸加减；瘀血阻络型可选用通窍活血汤加减；脾虚气弱型可选用调元散和菖蒲丸加减。对特殊并发症者则选择针对性的方药治疗。癫痫者可选用紫石汤、定痫丸、紫河车丸加减；斜视者可选用小续命汤、六君子汤合正容汤、养血当归地黄汤加减等；智力低下者可选用调元散、十全大补汤、涤痰汤、小柴胡汤加减等；失语者可选用菖蒲丸、木通汤、肾气丸、羚羊角丸、涤痰汤等。

中药外治：常用的是中药熏洗方法；选择具有通经活血、祛风通络作用的药物组方。目的是促进局部血液循环，提高治疗效果。其常选用红花 10g、钻地风 10g、香樟木 50g、苏木 50g、老紫草 15g、伸筋草 15g、千年健 15g、桂枝 15 g、路路通 15g、乳香 15g、没药 10g、宣木瓜 10g，加入清水煮沸，进行熏洗或用毛巾浸透药液进行局部热敷。注意水温，以防烫伤，对于皮肤知觉较差的患儿尤应注意。

（2）足部按摩康复法：在患儿足底均匀涂抹按摩介质，如凡士林等。操作者两手握足，两拇指相对于足底，其余四指握足背，两拇指由足跟到足趾进行全足放松，手法轻柔，操作 3～5 次，取肾上腺、大脑、小脑、脑垂体等部位进行重点刺激，以拇指点按 30～40 次，按揉 1 分钟，酸胀或微痛为度。再按上述放松手法操作，结束治疗。每日 1 次，每次持续 20～30 分钟，10 次为一个疗程。

四、注 意 事 项

1. 本病病变在脑，多累及四肢，主要表现为中枢性运动障碍及姿势异常，并可能同时伴有智力低下、听力障碍、癫痫、行为异常等症状。一般在新生儿期即可发现，但少数患儿症状不明显，待坐立困难时才发现。本病严重影响患儿生长发育及生活能力，是儿童致残的主要疾病之一。因此，应引起广大临床医务工作者和家长的高度重视。

2. 由于婴儿运动系统、神经系统正处于发育阶段，异常姿势运动还没有固化，所以临床上对于小儿脑瘫的治疗，应做到早诊断、早治疗，以达到最好的康复效果。提倡在出生后即进行评估，如存在脑瘫发病高危因素，则立即进行干预治疗；出生后 3～6 月内确诊，如确诊，综合康复治疗应立即进行。康复治疗最佳时间不要超过 3 岁，其方法包括躯体训练、技能训练、物理治疗、针灸治疗、推拿手法治疗等。

3. 针灸治疗本病有较好的疗效。毫针治疗关键在于选择腧穴和针刺补泻手法,选取腧穴多以阳明经穴和奇穴为主,针刺手法以补法和平补平泻为主;头皮针治疗刺激量不宜太大;灸法注意防止烫伤;痉挛型脑瘫患儿的痉挛侧不宜用电针治疗。

4. 有效的推拿方法对于运动和姿势异常而引发的继发性损害,如关节挛缩等,有良好的预防和康复治疗作用。但应掌握手法的灵活运用,操作时手法宜轻柔,力度不宜过大,特别是对挛缩关节的操作,更应注意手法的力度和幅度。

(朱文慧)

章末小结

中国传统康复疗法在疾病的康复治疗过程中有显著疗效,尤其对于颈肩腰腿痛、中风偏瘫等病症。传统的手法、针灸、中药治疗均起着主要治疗或辅助治疗作用。本章主要讲述了临床常见疾病的传统康复治疗,应当认真学习掌握,但疾病的诊断要点和中医的辨证是治疗的基础,也为康复方案的制订提供科学的依据。如果没有准确的诊断和辨证,治疗可能会南辕北辙,因此应当熟悉中西医的诊断和辨证要点,以准确判断病情,指导临床康复治疗。

思考与练习

1. 脑卒中的康复策略是什么?
2. 脊髓损伤的推拿治疗原则是什么?
3. 特发性面神经麻痹电针治疗应选取哪些穴位?
4. 颈椎病分哪些类型? 各型的临床表现和传统康复方法是什么?
5. 肩周炎的临床表现是什么? 如何进行推拿治疗?
6. 慢性阻塞肺疾病的传统康复方法有哪些?
7. 小儿脑瘫灸法康复时选择哪些穴位?
8. 糖尿病康复食疗药膳原则是什么?
9. 腰腿疼的推拿治疗原则和推拿手法是什么?
10. 试述传统康复疗法在常见疾病康复中的优势。

附 录

实 训 指 导

实训指导一　舌诊模拟练习

【实训目的】

1. 掌握舌诊方法和操作步骤。

2. 能辨识常见病理舌象的特征及熟悉其临床意义。

3. 培养严谨的职业态度。

【实训准备】

1. 物品　舌诊模型,舌诊挂图等。

2. 器械　刮舌板等。

3. 环境　环境安静,光线充足。

【实训学时】

2 学时。

【实训方法与内容】

(一)实训方法

1. 教师讲授、示教。

2. 学生角色互换进行模拟练习。

(二)实训内容

1. 组织学生观看舌诊挂图、舌诊模型。

2. 学生分组,相互观察舌象,并描述其临床意义。

(1)正常舌象。

(2)异常舌象(舌质、舌形、舌苔)。

3. 教师巡回指导,发现错误及时纠正。

【实训结果】

1. 舌诊操作正确,动作熟练。

2. 异常舌象的特征描述的准确度。

(李宏燕)

310

实训指导二　肺经和大肠经画经点穴

【实训目的】

1. 掌握手太阴肺经和手阳明大肠经的体表循行。

2. 能在体表找出手太阴肺经和手阳明大肠经各腧穴。

3. 培养严谨的传统康复职业态度。

【实训准备】

1. 物品　彩笔、酒精棉签（改错用）等。

2. 器械　经络腧穴挂图、经络模型、人体模特，多媒体教学系统。

3. 环境　环境舒适，注意保暖。

【实训学时】

2学时。

【实训方法与内容】

（一）实训方法

1. 教师讲授、示教。

2. 学生角色互换进行模拟练习。

（二）实训内容

1. 经脉循行　回顾经络腧穴各论所学知识，启发学生描述手太阴肺经和手阳明大肠经的循行路径。手太阴肺经从胸走手，手阳明大肠经从手走头。实训教师在模型上用笔画出手太阴肺经和手阳明大肠经的循行路线。

2. 腧穴定位　教师指导学生观看多媒体、模型图、视频等，按照顺序画出手太阴肺经和手阳明大肠经的常用腧穴：中府、尺泽、孔最、列缺、太渊、少商，商阳、合谷、手三里、曲池、肩髃、迎香等。学生之间相互在身体上用笔标记两经常用腧穴所在的准确位置。

【实训结果】

1. 学生能准确指出两经的分布规律及流注次序。

2. 学生能点出两经常用腧穴所在的准确位置。

（马　芸　郁利清）

实训指导三　胃经和脾经画经点穴

【实训目的】

1. 掌握足阳明胃经和足太阴脾经的体表循行。

2. 能在体表找出足阳明胃经和足太阴脾经各腧穴。

3. 培养严谨的传统康复职业态度。

【实训准备】

1. 物品　彩笔、酒精棉签（改错用）等。

2. 器械　经络腧穴挂图、经络模型、人体模特，多媒体教学系统。

3. 环境　环境舒适,注意保暖。

【实训学时】

2学时。

【实训方法与内容】

（一）实训方法

1. 教师讲授、示教。

2. 学生角色互换进行模拟练习。

（二）实训内容

1. 经脉循行　回顾经络腧穴各论所学知识,启发学生描述足阳明胃经和足太阴脾经的循行路径。足阳明胃经从头走足,足太阴脾经从足走腹。实训教师在模型上用笔画出足阳明胃经和足太阴脾经的循行路线。

2. 腧穴定位　教师指导学生观看多媒体、模型图、视频等,按照顺序画出足阳明胃经和足太阴脾经的常用腧穴:地仓、颊车、下关、头维、梁门、天枢、归来、足三里、条口、丰隆、解溪,隐白、公孙、三阴交、阴陵泉、血海等。学生之间相互在身体上用笔标记两经常用腧穴所在的准确位置。

【实训结果】

1. 学生能准确指出两经的分布规律及流注次序。

2. 学生能点出两经常用腧穴所在的准确位置。

（马　芸　郁利清）

实训指导四　心经和小肠经画经点穴

【实训目的】

1. 掌握手少阴心经和手太阳小肠经的体表循行。

2. 能在体表找出手少阴心经和手太阳小肠经各腧穴。

3. 培养严谨的传统康复职业态度。

【实训准备】

1. 物品　彩笔、酒精棉签（改错用）等。

2. 器械　经络腧穴挂图、经络模型、人体模特,多媒体教学系统。

3. 环境　环境舒适,注意保暖。

【实训学时】

2学时。

【实训方法与内容】

（一）实训方法

1. 教师讲授、示教。

2. 学生角色互换进行模拟练习。

（二）实训内容

1. 经脉循行　回顾经络腧穴各论所学知识,启发学生描述手少阴心经和手太阳小肠经的循行路径。手少阴心经从胸走手,手太阳小肠经从手走头。实训教师在模型上用笔画出手少阴心经和手太阳小肠经的循行路线。

2. 腧穴定位　教师指导学生观看多媒体、模型图、视频等,按照顺序画出手少阴心经和手太阳小肠经的常用腧穴:少海、通里、神门、少冲,少泽、后溪、养老、小海、肩贞、天宗、颧髎、听宫等。学生之间相互在身体上用笔标记两经常用腧穴所在的准确位置。

【实训结果】

1. 学生能准确指出两经的分布规律及流注次序。

2. 学生能点出两经常用腧穴所在的准确位置。

（马　芸　郁利清）

实训指导五　膀胱经和肾经画经点穴

【实训目的】

1. 掌握足太阳膀胱经和足少阴肾经的体表循行。

2. 能在体表找出足太阳膀胱经和足少阴肾经各腧穴。

3. 培养严谨的传统康复职业态度。

【实训准备】

1. 物品　彩笔、酒精棉签（改错用）等。

2. 器械　经络腧穴挂图、经络模型、人体模特,多媒体教学系统。

3. 环境　环境舒适,注意保暖。

【实训学时】

2学时。

【实训方法与内容】

（一）实训方法

1. 教师讲授、示教。

2. 学生角色互换进行模拟练习。

（二）实训内容

1. 经脉循行　回顾经络腧穴各论所学知识,启发学生描述足太阳膀胱经和足少阴肾经的循行路径。足太阳膀胱经从头走足,足少阴肾经从足走腹。实训教师在模型上用笔画出足太阳膀胱经和足少阴肾经的循行路线。

2. 腧穴定位　教师指导学生观看多媒体、模型图、视频等,按照顺序画出足太阳膀胱经和足少阴肾经的常用腧穴:攒竹、天柱、风门、肺俞、心俞、膈俞、肝俞、胃俞、脾俞、肾俞、大肠俞、承山、昆仑、至阴,涌泉、太溪、照海等。学生之间相互在身体上用笔标记两经常用腧穴所在的准确位置。

【实训结果】

1. 学生能准确指出足太阳膀胱经和足少阴肾经的分布规律及流注次序。

2. 学生能点出足太阳膀胱经和足少阴肾经常用腧穴所在的准确位置。

（马　芸　郁利清）

实训指导六　心包经和三焦经画经点穴

【实训目的】

1. 掌握手厥阴心包经和手少阳三焦经的体表循行。

2. 能在体表找出手厥阴心包经和手少阳三焦经各腧穴。

3. 培养严谨的传统康复职业态度。

【实训准备】

1. 物品　彩笔、酒精棉签（改错用）等。

2. 器械　经络腧穴挂图、经络模型、人体模特，多媒体教学系统。

3. 环境　环境舒适，注意保暖。

【实训学时】

2 学时。

【实训方法与内容】

（一）实训方法

1. 教师讲授、示教。

2. 学生角色互换进行模拟练习。

（二）实训内容

1. 经脉循行　回顾经络腧穴各论所学知识，启发学生描述手厥阴心包经和手少阳三焦经的循行路径。手厥阴心包经从胸走手，手少阳三焦经从手走头。实训教师在模型上用笔画出手厥阴心包经和手少阳三焦经的循行路线。

2. 腧穴定位　教师指导学生观看多媒体、模型图、视频等，按照顺序画出手厥阴心包经和手少阳三焦经的常用腧穴：曲泽、内关、劳宫、中冲，关冲、外关、支沟、肩髎、翳风、角孙、丝竹空等。学生之间相互在身体上用笔标记两经常用腧穴所在的准确位置。

【实训结果】

1. 学生能准确指出手厥阴心包经和手少阳三焦经的分布规律及流注次序。

2. 学生能点出手厥阴心包经和手少阳三焦经常用腧穴所在的准确位置。

（马　芸　郁利清）

实训指导七　胆经和肝经画经点穴

【实训目的】

1. 掌握足少阳胆经和足厥阴肝经的体表循行。

2. 能在体表找出足少阳胆经和足厥阴肝经各腧穴。

3. 培养严谨的传统康复职业态度。

【实训准备】

1. 物品　彩笔、酒精棉签（改错用）等。

2. 器械　经络腧穴挂图、经络模型、人体模特，多媒体教学系统。

3. 环境　环境舒适,注意保暖。

【实训学时】

2学时。

【实训方法与内容】

（一）实训方法

1. 教师讲授、示教。

2. 学生角色互换进行模拟练习。

（二）实训内容

1. 经脉循行　回顾经络腧穴各论所学知识,启发学生描述足少阳胆经和足厥阴肝经的循行路径。足少阳胆经从头走足,足厥阴肝经从足走腹。实训教师在模型上用笔画出足少阳胆经和足厥阴肝经的循行路线。

2. 腧穴定位　教师指导学生观看多媒体、模型图、视频等,按照顺序画出足少阳胆经和足厥阴肝经的常用腧穴:瞳子髎、听会、阳白、风池、肩井、环跳、风市、阳陵泉、悬钟、足临泣、侠溪,行间、太冲、期门等。学生之间相互在身体上用笔标记两经常用腧穴所在的准确位置。

【实训结果】

1. 学生能准确指出足少阳胆经和足厥阴肝经的分布规律及流注次序。

2. 学生能点出足少阳胆经和足厥阴肝经常用腧穴所在的准确位置。

（马　芸　郁利清）

实训指导八　任脉和督脉画经点穴

【实训目的】

1. 掌握任脉和督脉的体表循行。

2. 能在体表找出任脉和督脉各腧穴。

3. 培养严谨的传统康复职业态度。

【实训准备】

1. 物品　彩笔、酒精棉签（改错用）等。

2. 器械　经络腧穴挂图、经络模型、人体模特,多媒体教学系统。

3. 环境　环境舒适,注意保暖。

【实训学时】

2学时。

【实训方法与内容】

（一）实训方法

1. 教师讲授、示教。

2. 学生角色互换进行模拟练习。

（二）实训内容

1. 经脉循行　回顾经络腧穴各论所学知识,启发学生描述任脉和督脉的循行路径。任脉行于腹面正中线,督脉行于后面正中线。实训教师在模型上用笔画出任脉和督脉的循行路线。

2. 腧穴定位　教师指导学生观看多媒体、模型图、视频等，按照顺序画出任脉和督脉的常用腧穴：中极、关元、气海、神阙、中脘、膻中、天突、廉泉、承浆、长强、腰阳关、命门、大椎、哑门、风府、百会、上星、水沟等。学生之间相互在身体上用笔标记两经常用腧穴所在的准确位置。

【实训结果】

1. 学生能准确指出任脉和督脉的分布规律及流注次序。
2. 学生能点出任脉和督脉常用腧穴所在的准确位置。

（马　芸　郁利清）

实训指导九　针刺操作练习

【实训目的】

1. 掌握毫针刺法、三棱针刺法的操作方法。
2. 熟悉毫针刺法、三棱针刺法的适应证。
3. 了解毫针刺法、三棱针刺法的注意事项。

【实训准备】

1. 物品准备　消毒的毫针、三棱针,镊子,75%酒精棉球,干棉球,弯盘2个。必要时备浴巾及屏风。
2. 环境　环境舒适,注意保暖。

【实训学时】

2学时。

【实训方法与内容】

（一）实训方法

1. 做好解释,消除紧张心理。
2. 为模特学生摆好适宜体位,充分暴露进针部位,但要注意保暖,留针时可用支被架盖毛毯或棉被,并嘱咐患者不要随意变动体位,以免弯针或折针。
3. 毫针刺法以教师示教为主,三棱针刺法除示教外,还要求学生分组练习,教师巡视,指导,纠错。

（二）实训内容

1. 毫针刺法　以75%酒精棉球消毒穴位皮肤后,左手拇指或食指按压穴位,用右手持针,紧靠左手指甲缘,快速将针刺入皮肤,右手拇、食指捻转针柄,将针刺入深处。当针刺入一定深度时,局部出现酸、麻、胀、重感。留针,留针期间进行提插捻转等方法行针。约15分钟后,左手将消毒干棉球按压穴位处,右手拇、食指将针柄轻轻捻转上提,将针取出,同时左手用棉球轻轻按压穴位即可。

2. 三棱针刺法　可用75%乙醇或碘伏在施术部位消毒,以右手持针,用拇、食两指捏住针柄中段,中指指腹紧靠针身的侧面,露出针尖约1～2分,以控制针刺的深度。针刺时以左手拇、食指用力捏住患者指(趾)部,或夹持、舒张局部皮肤,右手持针对准腧穴快速刺入1～2cm深,迅速出针。再轻轻挤压针孔周围,使出血数滴,然后用消毒干棉球按压针孔止血。

【实训结果】

1. 腧穴定位准确。
2. 针刺方法正确,动作熟练。

（温　娟）

实训指导十　艾灸操作练习

【实训目的】

1. 掌握艾炷的制作、非化脓灸、隔姜灸、艾条灸的操作方法。

2. 熟练温针灸、温灸器灸的操作。

3. 了解灸法的分类、灸用材料。

【实训准备】

1. 物品　艾绒、艾条、打火机、消毒棉球、75% 酒精、凡士林、镊子、生姜、三棱针、毫针、小口瓶等物品。

2. 器械　治疗盘,必要时备浴巾及屏风。

3. 环境　环境舒适,注意保暖。

【实训学时】

2 学时。

【实训方法与内容】

(一)实训方法

1. 教师讲解、在学生模特身上示教和演示操作。

2. 学生相互操作练习。

(二)实训内容

1. 艾炷灸　制作艾炷:制作时取一小团艾绒放在平板上,用右手拇、食、中三指边捏边旋转,要求做到搓捻紧实、耐燃而不爆。艾炷有大、中、小之分,其小者如麦粒、中等如黄豆、大者如蚕豆。

(1)直接灸:将艾炷直接放在皮肤上,从上端点燃,感到烫时,用镊子夹去,换艾炷再灸,灸 3～7 壮,以皮肤充血、潮红为度。可在施灸部位涂少许凡士林,增加黏附力。

(2)隔姜灸:是用鲜姜切成直径 2～3cm,厚 0.3～0.5cm 的薄片,中间以针刺数孔,将艾炷放在姜片上,置于体表部位点燃施灸。

2. 艾条灸

(1)温和灸:将点燃的艾条一端距皮肤 2～3cm 熏灸,一般 10～15 分钟,至皮肤出现红晕为度。

(2)雀啄灸:将点燃的艾条一端像鸟雀啄食一样,一上一下移动施灸。

(3)回旋灸:将点燃的一端均匀地向左右方向移动或反复旋转施灸。

3. 温针灸　是针刺与艾灸结合应用的一种方法。即在针刺得气留针时,将大艾炷捏在针尾上,或把一小段艾条套在针柄上,点燃施灸,使热力通过针身达于穴位。

4. 温灸器灸　使用专门的施灸器具,施灸时将艾绒放入温灸器内点燃,再将其放在腧穴上熨烫,直至皮肤红晕,一般可灸 15～20 分钟。

【实训结果】

1. 施灸方法正确,动作熟练。

2. 灸治时间和程度恰当。

(温　娟)

实训指导十一　拔罐操作练习

【实训目的】

1. 掌握闪火法、闪罐、走罐、起罐等操作方法。

2. 熟练投火法、贴棉法的操作。

3. 了解各种罐具的操作方法。

【实训准备】

1. 物品　玻璃罐、打火机、95% 酒精棉球、止血钳、石蜡油、棉签、纱布等。

2. 器械　治疗盘,必要时备浴巾及屏风。

3. 环境　环境舒适,注意保暖。

【实训学时】

2 学时。

【实训方法与内容】

(一)实训方法

1. 教师讲解、在学生模特身上示教和演示操作。

2. 学生相互操作练习。

(二)实训内容

1. 拔火罐操作

(1)闪火法:用镊子夹 95% 酒精棉球,点燃后,在罐的中下段停留片刻,或绕 1~2 圈抽出,迅速将罐扣在应拔的部位,即可吸附住。此法在罐内无火,比较安全,是最常用的拔罐方法。但需注意切勿将罐口烧热,以免烫伤皮肤。

(2)投火法:用易燃纸片或棉花,点燃后投入罐内,迅速将罐扣在应拔的部位,即可吸附在皮肤上。此法由于罐内有燃烧物质容易落下烫伤皮肤,故适宜于侧面横拔。

(3)贴棉法:用大小适宜的酒精棉花一块,贴在罐内壁的下 1/3 处,用火将酒精棉花点燃后,迅速扣在应拔的部位。此法需注意棉花浸酒精不宜过多,否则燃烧的酒精滴下时,容易烫伤皮肤,故本法适宜于侧面横拔。

2. 拔罐的应用

(1)留罐:又称坐罐,即将罐吸附在体表后,使罐子吸拔留置于施术部位 10~15 分钟,然后将罐起下。此法是常用的一种方法,一般疾病均可应用,而且单罐、多罐皆可应用。

(2)闪罐:即将罐拔住后,立即起下,如此反复多次地拔住起下,起下拔住,直至皮肤潮红、充血或瘀血为度。

(3)走罐:亦称推罐,即拔罐时先在所拔部位的皮肤或罐口上,涂一层凡士林等润滑油,再将罐拔住,然后,治疗师用右手握住罐子,向上、下或左、右需要拔的部位,往返推动,至所拔部位的皮肤红润、充血,甚或瘀血时,将罐起下。

3. 起罐方法　一般先用左手夹住火罐,右手拇指或食指从罐口旁边按压一下,使气体进入罐内,即可将罐取下。若罐吸附过强时,切不可用力猛拔,以免擦伤皮肤。

【实训结果】

1. 拔罐方法正确,动作熟练。

2. 拔罐治疗时间和程度恰当。

(温　娟)

实训指导十二　刮痧操作练习

【实训目的】

1. 掌握刮痧的操作方法。

2. 熟练人体各部位刮痧的操作方法。

3. 了解刮痧常用器具。

【实训准备】

1. 物品　刮痧板、刮痧油、石蜡油、75% 酒精、棉球、棉签等物品。

2. 器械　治疗盘,必要时备浴巾及屏风。

3. 环境　环境舒适,注意保暖。

【实训学时】

2 学时。

【实训方法与内容】

（一）实训方法

1. 教师讲解、在学生模特身上示教和演示操作。

2. 学生相互操作练习。

（二）实训内容

1. 持板方法　选取适当的体位,常规消毒后,涂抹润滑剂。治疗疾病时,手拿刮痧板厚的一边;保健时,则拿薄的一边。刮痧板的平面朝下或朝外,板与皮肤之间一般成 45°～90° 之间,沿一定方向刮拭。特殊部位可采取其他刮法,如在骨骼、关节处,可用角刮法。

2. 刮痧的力量　刮痧时利用腕力和前臂力量,且用力要均匀、适中,以能耐受为度。一般刮至皮肤出现潮红、瘀斑。对一些不易出痧或出痧较少的患者,不可强求出痧。

3. 刮痧的顺序　一般先刮头颈、背腰、胸腹、最后刮四肢和关节。刮痧时多自上而下,由内向外,顺一个方向刮拭,不要来回刮。在刮痧过程中,由点到线到面,或是由面到线到点,刮痧面尽量拉长拉大。

4. 刮痧的时间　每个部位一般刮拭 20～30 次,刮痧时间一般 20 分钟左右。两次刮痧之间间隔为宜。

5. 刮痧的补泻方法　依据"虚则补之,实则泻之"原理,可选择不同的补泻方法。补法操作时,用力轻,速度慢,时间短,刮拭范围小;泻法操作时,用力重,速度快,时间长,刮拭范围大;平补平泻法是介于补法与泻法之间。

【实训结果】

1. 刮痧方法正确,动作熟练。

2. 刮痧治疗时间和程度恰当。

(温　娟)

实训指导十三 中药贴敷法操作练习

【实训目的】

1. 掌握中药贴敷法的操作方法。

2. 熟练制作中药贴敷制剂。

3. 培养良好的康复工作习惯和认真严谨的工作态度。

【实训准备】

1. 物品 药物、调和剂（如麻油、饴糖、姜汁、水、蜜、凡士林）、治疗碗、治疗盘、镊子、盐水棉球、油膏刀、无菌棉垫、纱布、棉纸、胶布或绷带、防过敏胶贴等。

2. 器械 中药粉碎机。

3. 环境 安静舒适，避风保暖。

【实训学时】

2 学时。

【实训方法与内容】

（一）实训方法

1. 教师讲解、在学生模特身上示教和演示操作。

2. 学生相互操作练习。

（二）实训内容

1. 制作中药贴敷制剂

（1）取相关药物，粉碎成细末。

（2）将药物粉末与适宜的基质制成具有适当稠度的半固体外用制剂，比如加入姜汁调匀，做成直径 1.5cm 的药饼，置于无纺布防过敏胶贴正中。

2. 基本操作步骤

（1）备齐用物，做好解释，取得配合。

（2）取合适体位，暴露治疗部位，注意保暖，必要时屏风遮挡。

（3）将外用膏剂贴敷于治疗部位，轻轻按压，然后固定。

（4）一定时间后揭去贴敷的膏剂，擦净局部皮肤。

（5）清理用物，归还原处。

【实训结果】

1. 贴敷方法正确，动作熟练。

2. 贴敷部位准确，贴敷程度恰当。

（沈方伦）

实训指导十四 中药熏洗法操作练习

【实训目的】

1. 掌握中药熏洗法的操作方法。

2. 熟练制作熏洗汤剂。

3. 培养良好的康复工作习惯和认真严谨的工作态度。

【实训准备】

1. 物品　药物、治疗盘、水温计、浴巾或布单、干毛巾、无菌纱布,必要时备屏风。

2. 器械　熏洗盆(根据熏洗部位的不同,也可备坐浴椅、有孔木盖浴盆、治疗碗等),煎药设备。

3. 环境　安静舒适,避风保暖。

【实训学时】

2 学时。

【实训方法与内容】

(一)实训方法

1. 教师讲解、在学生模特身上示教和演示操作。

2. 学生相互操作练习。

(二)实训内容

1. 制作熏洗汤剂

(1)取相关药物,配置熏洗方剂。

(2)用煎药设备,煎好药液后过滤去渣,药液的多少应视熏洗的部位而定,局部熏洗所用药液量较少,全身熏洗所用药液量就要多些。

2. 基本操作步骤

(1)备齐用物,做好解释,取得配合。

(2)根据治疗目的,暴露熏洗部位,注意保暖,必要时屏风遮挡。

(3)眼部熏洗时,将煎好的药液趁热倒入治疗碗,眼部对准碗口进行熏蒸,并用纱布熏洗眼部,稍凉即换,每次 15～30 分钟。

(4)四肢熏洗时,将药液趁热倒入盆内,患肢架于盆上,用浴巾或布单围盖后熏蒸。待温度适宜时,将患肢浸于药液中泡洗。

(5)熏洗完毕,清洁局部皮肤,并用毛巾擦干。

(6)清理用物,归还原处。

【实训结果】

1. 熏洗方法正确,动作熟练。

2. 熏洗部位准确,药液湿度适宜。

(沈方伦)

实训指导十五　八段锦功法练习

【实训目的】

1. 掌握八段锦各式名称、动作要领。

2. 熟练演示八段锦各式动作。

3. 培养学生热爱运动的良好生活方式,以到达调气血、强身心的目的。

【实训准备】

1. 物品　教学视频、学生模特。

2. 环境　安静;理实一体实训室。

【实训学时】

2学时。

【实训方法与内容】

实训方法

1. 教授各式动作,强调各式动作要领。

2. 动作要点　形体动作柔和缓圆活连贯,刚柔相济,松紧结合。学生跟随教师逐一完成动作,同时在讲授过程中强调动作要点及注意事项,提示易犯错误,纠正错误及不规范动作。

演练步骤:两手托天理三焦;左右开弓似射雕;调理脾胃须单举;五劳七伤往后瞧;摇头摆尾去心火;两手攀足固肾腰;攥拳怒目增气力;背后七颠百病消。

【实训结果】

1. 学生能初步演示八段锦各式动作。

2. 学生的气血、脏腑得以调节,心态健康、平和。

(温　娟)

实训指导十六　太极拳功法练习

【实训目的】

1. 掌握24式太极拳各式名称、动作要领。

2. 熟练演示太极拳各式动作。

3. 培养学生热爱运动的良好生活方式及民族自豪感。

【实训准备】

1. 物品　教学视频、学生模特。

2. 环境　安静;理实一体实训室。

【实训学时】

2学时。

【实训方法与内容】

实训方法

1. 教授身体各部位姿势要求,强调动作特点。

2. 教授24式简化太极拳各式动作,强调每一式动作要点,提示易犯错误,纠正错误及不规范动作。学生跟随教师注意动作进行演练,要求动作规范、熟练、连贯、流畅。

演练步骤:起势;左右野马分鬃;白鹤亮翅;左右搂膝拗步;手挥琵琶;左右倒卷肱;左揽雀尾;右揽雀尾;单鞭;云手;单鞭;高探马;右蹬脚;双峰贯耳转身左蹬脚;左下势独立;右下势独立;左右穿梭;海底针;闪通臂;转身搬拦捶;如封似闭;十字手;收势。

身法要求:①虚灵顶劲,头部做水平运动;②立身中正,躯干与地面保持垂直;③四肢动作形态如太极图形,动作线路多走弧线,阴阳虚实,交替转换,舒缓柔和,刚柔相济。

【实训结果】

1. 学生能初步演示太极拳各式动作。

2. 学生的气血、脏腑得以调节,心态健康、平和。

(温 娟)

实训指导十七 点按揉捏拿法练习

【实训目的】

1. 掌握点、按、揉、捏、拿手法动作要领和应用技巧。

2. 熟练运用点、按、揉、捏、拿法在人体各部位上的操作。

3. 培养学生团队协作意识,养成学生耐心、细致、认真的做事习惯。

【实训准备】

1. 物品 按摩床单、按摩枕、大浴巾、按摩巾、5kg 沙袋。

2. 器械 按摩床、板凳。

3. 环境 环境要求整洁,无干扰,空气新鲜,温度适宜,电源、水源、消毒设备齐全;备有多媒体一体化教学设备,供一体化教学下使用。要有急救药品,供紧急情况下使用。

【实训学时】

2 学时。

【实训方法与内容】

（一）实训方法

1. 教师讲解,示范操作。

2. 学生分组综合练习 受试者和操作者进行互相练习,以此类推交换角色进行手法练习。

3. 个别指导 对学生学习和练习困难者,有询问者,教师一一辅导。

4. 通过学生自评、同学互评、教师点评让学生熟练运用点、按、揉、捏、拿法进行人体推拿操作,并养成吃苦耐劳、主动热情、认真周到、团结协作的服务精神,懂得主动学习并分享学习心得及体会。

5. 实训后学生自我思考,同学之间互相思考,教师课后思考,并提出优点,提出建议,总结需要改进和提高的方面。

（二）实训内容

1. 点法操作 用拇指点或屈指点合谷、曲池、太阳、阳白、风池、肩井等穴;肘点肾俞、居髎、环跳等穴。

2. 按法操作 指按百会、颊车、肩井、曲池、合谷、肾俞、环跳、殷门、足三里等穴;叠掌按脊柱、腰骶部。

3. 揉法操作 拇指揉、中指揉或鱼际揉面部;拇指揉、中指揉或鱼际揉颈项部;掌根揉、前臂揉腰背部。

4. 捏法操作 三指捏、五指捏颈项部。

5. 拿法操作 拿颈项、肩部;拿腹部;拿捏上肢下肢。

【实训结果】

1. 手法熟练,动作规范。

2. 受试者体验感觉良好。

（柯炎斌）

实训指导十八　拨推擦摩抹法练习

【实训目的】

1. 掌握拨、推、擦、摩、抹法动作要领和应用技巧。

2. 熟练运用拨、推、擦、摩、抹法在人体各部位上的操作。

3. 培养学生团队协作意识，养成学生耐心、细致、认真的做事习惯。

【实训准备】

1. 物品　按摩床单、按摩枕、大浴巾、按摩巾、5kg沙袋。

2. 器械　按摩床、板凳。

3. 环境　环境要求整洁，无干扰，空气新鲜，温度适宜，电源、水源、消毒设备齐全；备有多媒体一体化教学设备，供一体化教学下使用。要有急救药品，供紧急情况下使用。

【实训学时】

2学时。

【实训方法与内容】

（一）**实训方法**

1. 教师讲解，示范操作。

2. 学生分组综合练习　受试者和操作者进行互相练习，以此类推交换角色进行手法练习。

3. 个别指导　对学生学习和练习困难者，有询问者，教师一一辅导。

4. 通过学生自评、同学互评、教师点评让学生熟练运用拨、推、擦、摩、抹法进行人体推拿操作，并养成吃苦耐劳、主动热情、认真周到、团结协作的服务精神，懂得主动学习并分享学习心得及体会。

5. 实训后学生自我思考，同学之间互相思考，教师课后思考，并提出优点，提出建议，总结需要改进和提高的方面。

（二）**实训内容**

1. 拨法操作　拨颈项两侧、肩部三角肌、上臂和前臂肌群；拨腰背部两侧竖脊肌；拨上肢下肢相应肌肉。

2. 推法操作　单指推十二正经，采用大拇指单指循经推；掌推腰背及下肢；全掌推躯体及四肢。

3. 擦法操作　用掌擦法横擦背部、腰部、骶部；用小鱼际擦法或掌擦法在背部督脉和脊柱两侧；用小鱼际擦法横擦腰骶八髎。

4. 摩法操作　掌摩胸部、胁肋、腹部。

5. 抹法操作　指分抹额部；掌抹胸部；一指抹、三指抹腹部；双手抹颈椎。

【实训结果】

1. 手法熟练，动作规范。

2. 受试者体验感觉良好。

（柯炎斌）

实训指导十九　拍击扫散㨰和一指禅推法练习

【实训目的】

1. 掌握拍、击、扫散、㨰、一指禅推法动作要领和应用技巧。

2. 熟练运用拍、击、扫散、㨰、一指禅推法在人体各部位上的操作。

3. 培养学生团队协作意识,养成学生耐心、细致、认真的做事习惯。

【实训准备】

1. 物品　按摩床单、按摩枕、大浴巾、按摩巾、5kg沙袋。

2. 器械　按摩床、板凳。

3. 环境　环境要求整洁,无干扰,空气新鲜,温度适宜,电源、水源、消毒设备齐全;备有多媒体一体化教学设备,供一体化教学下使用。要有急救药品,供紧急情况下使用。

【实训学时】

2学时。

【实训方法与内容】

(一)实训方法

1. 教师讲解,示范操作。

2. 学生分组综合练习　受试者和操作者进行互相练习,以此类推交换角色进行手法练习。

3. 个别指导　对学生学习和练习困难者,有询问者,教师一一辅导。

4. 通过学生自评、同学互评、教师点评让学生熟练运用拍、击、扫散、㨰、一指禅推法进行人体推拿操作,并养成吃苦耐劳、主动热情、认真周到、团结协作的服务精神,懂得主动学习并分享学习心得及体会。

5. 实训后学生自我思考,同学之间互相思考,教师课后思考,并提出优点,提出建议,总结需要改进和提高的方面。

(二)实训内容

1. 拍法操作　虚掌拍脊柱部及四肢部及大腿与臀部;拍子拍打脊柱及四肢。

2. 击法操作　拳尺侧击腰背部、下肢部;侧击颈肩部;指尖击头部。

3. 扫散法操作　扫散太阳穴、头面足少阳胆经部。

4. 㨰法操作　先在沙袋练习,学员站位,宜取弓字步,左手操作时,左脚在前,右手操作时,右脚在前。上身略前倾,并稍侧身。双手先后在沙袋中轴线中点做各㨰法单手定点练习。初练时,3分钟换手一次,渐渐增加至每6分钟交换一次,最后达到每手持续操作15分钟。沙袋熟练后可在自己或受术者身上练习,㨰脊柱部:从大椎至长强,大杼至八髎。㨰颈肩部:风池至肩井。

5. 一指禅推法操作　先在沙袋练习,双手拇指着力面分别支撑在沙袋左右旁中线中点,进行双手同步定点练习。沙袋熟练后可在自己或受术者身上练习:①单手定点练习,可选肩井、心俞、肾俞、足三里、承山等穴练习。②沿人体经络线,做单手走线练习,可选择在人体经络线的某段上做单手走线练习,如脊柱部:自枕骨下沿风府至大椎往返3～5次。自风池沿天柱至大杼,往返3～5次。自大杼沿膀胱经下行至八髎穴。上肢:肩关节周围。自肩内陵沿臂、曲池、手三里至合谷。往返2～3次。

【实训结果】

1. 手法熟练,动作规范。

2. 受试者体验感觉良好。

（柯炎斌）

实训指导二十　搓捻抖摇扳法练习

【实训目的】

1. 掌握搓、捻、抖、摇、扳法动作要领和应用技巧。

2. 熟练运用搓、捻、抖、摇、扳法在人体各部位上的操作。

3. 培养学生团队协作意识,养成学生耐心、细致、认真的做事习惯。

【实训准备】

1. 物品　按摩床单、按摩枕、大浴巾、按摩巾、5kg沙袋。

2. 器械　按摩床、板凳。

3. 环境　环境要求整洁,无干扰,空气新鲜,温度适宜,电源、水源、消毒设备齐全;备有多媒体一体化教学设备,供一体化教学下使用。要有急救药品,供紧急情况下使用。

【实训学时】

2学时。

【实训方法与内容】

（一）实训方法

1. 教师讲解,示范操作。

2. 学生分组综合练习　受试者和操作者进行互相练习,以此类推交换角色进行手法练习。

3. 个别指导　对学生学习和练习困难者,有询问者,教师一一辅导。

4. 通过学生自评、同学互评、教师点评让学生熟练运用搓、捻、抖、摇、扳法进行人体推拿操作,并养成吃苦耐劳、主动热情、认真周到、团结协作的服务精神,懂得主动学习并分享学习心得及体会。

5. 实训后学生自我思考,同学之间互相思考,教师课后思考,并提出优点,提出建议,总结需要改进和提高的方面。

（二）实训内容

1. 搓法操作　①上肢:从肩部、上臂、前臂至腕部。②下肢:大腿、膝部至小腿。③胁肋:腋下、胁肋至腰侧。

2. 捻法操作　左手从小指到拇指,右手从拇指到小指,左足从小脚趾到拇趾,右足从拇趾到小脚趾。

3. 抖法操作　①双手抖上肢:双手握腕及大小鱼际进行上下抖动,频率不得由大到小。②双手抖下肢:双手握踝部进行牵抖。

4. 摇法操作　①六大肢体运动关节:肩关节、肘关节、腕关节、髋关节、膝关节、踝关节。②脊椎关节:颈椎、腰椎。

5. 扳法操作　各关节扳法基本是按三步进行,第一步是使关节放松,可以通过使关节做小范围的活动或做摇法而逐渐松弛关节;第二步是将关节极度地伸展、屈曲或旋转;第三步是在保持第二步位置的基础上,再用巧力寸劲做一个有控制的稍增大幅度的快速突发性扳动。学员两人一组,互相操作,颈椎、胸椎、腰椎各脊椎关节扳法操作。操作时注意在教师指导下完成,须注意安全。

【实训结果】

1. 手法熟练,动作规范。

2. 受试者体验感觉良好。

(柯炎斌)

实训指导二十一 拔伸按揉揉摇牵抖法练习

【实训目的】

1. 掌握拔伸、按揉、揉摇、牵抖法动作要领和应用技巧。

2. 熟练运用拔伸、按揉、揉摇、牵抖法在人体各部位上的操作。

3. 培养学生团队协作意识,养成学生耐心、细致、认真的做事习惯。

【实训准备】

1. 物品 按摩床单、按摩枕、大浴巾、按摩巾、5kg 沙袋。

2. 器械 按摩床、板凳。

3. 环境 环境要求整洁,无干扰,空气新鲜,温度适宜,电源、水源、消毒设备齐全;备有多媒体一体化教学设备,供一体化教学下使用。要有急救药品,供紧急情况下使用。

【实训学时】

2 学时。

【实训方法与内容】

（一）实训方法

1. 教师讲解,示范操作。

2. 学生分组综合练习 受试者和操作者进行互相练习,以此类推交换角色进行手法练习。

3. 个别指导 对学生学习和练习困难者,有询问者,教师一一辅导。

4. 通过学生自评、同学互评、教师点评让学生熟练运用拔伸、按揉、揉摇、牵抖法进行人体推拿操作,并养成吃苦耐劳、主动热情、认真周到、团结协作的服务精神,懂得主动学习并分享学习心得及体会。

5. 实训后学生自我思考,同学之间互相思考,教师课后思考,并提出优点,提出建议,总结需要改进和提高的方面。

（二）实训内容

1. 拔伸法操作 ①六大肢体运动关节:肩关节、肘关节、腕关节、髋关节、膝关节、踝关节。②小关节:掌指(趾)关节、指(趾)间关节。③脊椎关节:颈椎、腰椎。

2. 按揉法操作 单指按揉风府或风池或合谷穴;掌按揉中脘或脐中穴;叠掌按揉肾俞或八髎穴;掌根按揉臀中或伏兔穴;鱼际按揉下关或颊车穴;肘按揉环跳或腰骶部夹脊穴等。

3. 揉摇法操作 颈椎屈伸揉摇法;腰骶关节后伸揉摇法。

4. 牵抖法操作 腰部牵抖操作。

【实训结果】

1. 手法熟练，动作规范。

2. 受试者体验感觉良好。

（柯炎斌）

实训指导二十二　小儿推拿手法练习

【实训目的】

1. 掌握小儿推拿手法的规范动作与应用技巧。

2. 熟悉小儿推拿手法在身体各部位的操作运用。

3. 培养细心、耐心周到的职业态度。

【实训准备】

1. 物品　教学多媒体、真人模拟、滑石粉或爽身粉、清水等物品。

2. 器械　按摩练习床、枕头、沙袋，必要时准备浴巾及屏风等。

3. 环境　注意室内温湿度适宜，环境安静整洁，注意保暖。

【实训学时】

2 学时。

【实训方法与结果】

（一）实训方法

1. 教师先结合多媒体教学讲授重点注意事项。

2. 在学生模特身上进行演示手法的操作和规范性动作讲解。

3. 学生进行分组练习，研讨操作方法。教师巡视指导。

（二）实训内容

1. 捣小天心　用中指端或屈曲的食指指间关节捣小天心 100～300 次。

2. 清天河水　用食、中二指面自腕推至肘 100～300 次。

3. 退六腑　用拇指或食、中二指面自肘推至腕 100～300 次。

4. 推三关　用拇指桡侧面，或食、中二指面自腕推向肘 100～300 次。

5. 捏脊　用双手拇指和食指做捏物状手形，自腰骶开始，沿脊柱交替向前捏捻皮肤；每向前捏捻三下，用力向上提一下，至大椎为止，然后以食指中指环指端沿着脊柱两侧向下梳抹；每提捻一遍随后梳抹一遍。

【实训结果】

1. 操作手法规范正确，动作熟练。

2. 治疗时间掌握和力度适中。

（丁　洁）

实训指导二十三　脑卒中的推拿疗法练习

【实训目的】

1. 掌握偏瘫推拿疗法的操作方法。
2. 熟悉偏瘫推拿疗法的注意事项。

【实训准备】

1. 物品　按摩床、模特、滑石粉、甘油，必要时准备浴巾及屏风等。
2. 环境　环境安静，光线充足。

【实训学时】

2 学时。

【实训方法与内容】

（一）实训方法

1. 教师示教　教师选 1 名学生为模特，在其身上示范推拿手法。
2. 学生按照男女生性别各自分组，每 2 人 1 组，完成后交换角色，相互练习。
3. 教师巡视，指导，纠错。

（二）实训内容

1. 头面部推拿　模特仰卧位，教师在其面部操作。拇指推印堂至神庭，一指禅推印堂至阳白、睛明、四白、迎香、下关、地仓、颊车、人中，拇指从百会横向推至耳郭上方发际，掌根揉面颊、风池、颊车、下关、牵正、迎香等。

2. 上肢部推拿　模特仰卧位，教师掌根按揉三角肌，指揉肩三穴，拿三角肌、肱二头肌、肱三头肌，以肱三头肌为主，并配合肩关节外展、外旋、内旋、内收、前屈等被动运动。继而指揉曲池、手三里，拿前臂桡侧肌群和前臂尺侧肌群，配合肘关节屈伸的被动运动；再指揉外关、阳池，拿合谷，按揉大、小鱼际肌，指揉掌侧骨间肌和背侧骨间肌，配合腕关节屈伸、尺偏、桡偏的被动运动；捻摇诸掌指、指间关节。

3. 腰背部推拿　模特俯卧位，教师立于患侧，从肩背部起施以掌根按揉法，自肩后、上背、经竖脊肌而下至腰骶部，上下往返多次按背腰部肌肉。在按压背俞穴基础上，重点按压膈俞、肝俞、三焦俞、肾俞等及督脉大椎、筋缩、腰阳关等穴。

4. 下肢部推拿　模特仰卧位，教师从股前、外、内三侧分别施掌根按揉法，按压髀关、伏兔、风市、血海诸穴，拿股四头肌，拿股后肌群，拿股内收肌群，并配合髋关节屈伸和环转的被动运动。以掌根按揉股骨，指揉内外膝眼、阳陵泉、足三里、绝骨、太溪、昆仑诸穴，拿小腿腓肠肌，配合膝关节屈伸的被动运动。再指揉解溪、涌泉及诸骨间肌，抹、捻诸足趾，并配合踝关节及诸足趾的摇法。

【实训结果】

1. 学生较熟练地掌握偏瘫的诊断要点，并能够正确判断病因和证型。
2. 学生能够根据偏瘫患者的病因，选择合适的传统康复方法进行治疗。

（朱文慧）

实训指导二十四　脊髓损伤的推拿和督灸练习

【实训目的】

1. 掌握脊髓损伤患者的推拿疗法和督灸疗法的操作。

2. 熟悉脊髓损伤患者的推拿和督灸的注意事项。

【实训准备】

1. 物品　靠背木椅、按摩床、滑石粉、甘油、艾绒、生姜、火机，必要时准备浴巾及屏风等等。

2. 环境　环境安静，光线充足。

【实训学时】

2 学时。

【实训方法与内容】

（一）实训方法

1. 教师示教　教师选 1 名学生为模特，在其身上示范推拿手法和督灸疗法。

2. 学生按照男女生性别各自分组，每 2 人 1 组，完成后交换角色，相互练习。

3. 教师巡视，指导，纠错。

（二）实训内容

1. 推拿疗法　模特取仰卧位，教师立于患侧，用滚法沿上肢自上而下操作 2～3 遍；拿上肢，按揉上肢合谷、阳溪、手三里、曲池、臂臑、肩贞、肩髃等穴。捻五指。用滚法沿下肢前面自上而下滚 2～3 遍。按揉髀关、伏兔、足三里、解溪等穴。用拿法从大腿根部拿向小腿至足踝部，操作 2～3 遍。模特取俯卧位，教师立于患侧，用滚法沿背部膀胱经、督脉来回滚 5 遍，病变脊椎节段以下手法可稍加重。自下而上对夹脊穴及督脉施捏脊法。用拇指揉法揉腰俞、腰阳关、肾俞、脾俞等穴。拍打脊背部，以皮肤发红为度。拿下肢，用拇指揉环跳、风市、阳陵泉、委中、承山等穴。摇下肢，结束治疗。

2. 督灸疗法　模特裸背俯卧于床，取损伤脊髓平面上下的督脉，常规消毒后将预热的姜泥和姜汁涂擦在脊柱及其两侧，撒上督灸粉，覆盖桑皮纸，在桑皮纸上铺生姜泥，姜泥上铺厚约 2cm 的艾绒，分别从上、中、下点燃，燃尽后成为"一壮"，除去姜泥与艾灰，清理干净。

【实训结果】

1. 学生较熟练地掌握脊髓损伤的推拿手法和督脉灸法。

2. 学生能够根据握脊髓损伤患者的不同临床表现，选择合适的治疗方法。

（朱文慧）

实训指导二十五　腰腿痛的推拿和拔罐练习

【实训目的】

1. 掌握腰腿痛的推拿和拔罐法操作手法。

2. 熟悉腰腿痛的推拿和拔罐法注意事项。

【实训准备】

1. 物品　按摩床、火罐、止血钳、95% 酒精棉球、酒精灯、打火机，必要时准备浴巾及屏风等。

2. 环境　环境安静,光线充足。

【实训学时】

2 学时。

【实训方法与内容】

（一）实训方法

1. 教师示教　教师选 1 名学生为模特,在其身上示范推拿手法和拔罐疗法。

2. 学生按照男女生性别各自分组,每 2 人 1 组,完成后交换角色,相互练习。

3. 教师巡视,指导,纠错。

（二）实训内容

1. 推拿疗法　模特俯卧位,教师自上而下先后在棘突间隙、竖脊肌和坐骨神经循行线上的穴位及阿是穴进行点按法和揉法,推拿背阔肌、腰方肌、竖脊肌等肌肉,按揉双侧环跳、患侧承扶、殷门、委中、承山、悬钟等,弹拨腰肌,叠掌按腰,腰部拔伸和牵引。

2. 拔罐疗法　模特俯卧位,教师立于一侧,选取肾俞、腰眼、环跳、阿是穴等穴位,先采用闪火法,于每穴位区域将火罐交替吸附及拔下约 1 秒钟,不断反复,持续 5 分钟左右。再进行留罐,留置时间10～15 分钟,起罐。

【实训结果】

1. 学生较熟练地掌握腰腿痛患者推拿治疗和拔罐治疗方法。

2. 学生能够根据腰腿痛患者的病因,选择合适的治疗方法。

（朱文慧）

教学大纲(参考)

一、课程性质

中国传统康复疗法是康复技术专业的一门专业核心课程。本课程基于临床康复工作过程,对应康复岗位职业能力需求,培养学生在临床康复、社区康复及老年康养中心等康复岗位所必需的传统康复治疗技能和学生的个性发展能力。本课程包括中国传统康复疗法的基本理论、常用传统康复法和临床常见疾病的传统康复。本课程以传统康复任务为驱动,以知识、能力、素养综合发展为导向,以职业技能的培养为根本,以适合中职生的教学特点为指导思想,注重知识和技能相结合的操作性和实用性。培养学生对祖国传统文化的热爱,增强民族自豪感和社会责任感,强化以仁存心的医德医风和辨证论治的临证思辨模式。

二、课程培养目标

(一)能力目标

1. 形成传统康复辨证思维,具有传统康复诊断和辨证能力。

2. 能给常用腧穴进行准确定位。

3. 能为患者实施艾灸、拔罐、三棱针刺、刮痧等传统康复疗法。

4. 具有与患者进行良好沟通的能力。

5. 初步具有发现问题、分析和解决问题的能力以及创新意识。

6. 能用传统康复疗法给常见疾病进行康复治疗。

7. 能用传统康复知识进行健康指导和康养保健。

(二)知识目标

通过中国传统康复疗法课程的学习,要求学生掌握阴阳五行学说、脏腑、精气血津液、经络、病因病机、诊法和辨证、防治原则等基本理论知识。熟知推拿疗法、拔罐疗法、刮痧疗法、针刺疗法、温灸疗法、中药疗法、传统运动疗法等疗法的临床应用。

(三)素质目标

具备良好的康复工作习惯和严谨的工作态度,对患者具有高度的爱心、细心、耐心与责任心,具有团队协作精神和求真务实的工作作风。具有热爱祖国、热爱中医药文化的情怀,坚定文化自信,能传承守正。

三、中国传统康复疗法内容与要求

单元	教学内容	教学要求	教学活动参考	参考学时 理论	参考学时 实践
绪论	(一)中国传统康复疗法的概念 (二)中国传统康复疗法的发展简史 (三)中国传统康复疗法的特点 (四)中国传统康复疗法的特色和优势 (五)中国传统康复疗法的主要内容	熟悉 了解 掌握 掌握 了解	理论讲解 多媒体教学 启发讲解	2	

单元	教学内容	教学要求	教学活动参考	参考学时	
				理论	实践
一、中国传统康复基本理论	（一）阴阳学说				
	1. 阴阳的基本概念	熟悉			
	2. 阴阳学说的基本内容	熟悉			
	3. 阴阳学说在传统康复中的应用	掌握			
	（二）五行学说				
	1. 五行的基本概念	熟悉			
	2. 五行学说的基本内容	熟悉			
	3. 五行学说在传统康复中的应用	掌握			
	（三）脏腑				
	1. 五脏	掌握			
	2. 六腑	熟悉			
	3. 奇恒之腑	了解			
	4. 脏腑之间的关系	了解			
	（四）精气血津液		多媒体教学案例分析演示教学	16	2
	1. 精	掌握			
	2. 气	掌握			
	3. 血	掌握			
	4. 津液	熟悉			
	5. 精气血津液之间的关系	了解			
	（五）病因病机				
	1. 病因	掌握			
	2. 病机	了解			
	（六）诊法与辨证				
	1. 诊法	熟悉			
	2. 辨证	了解			
	（七）预防与治则				
	1. 预防	熟悉			
	2. 治则	了解			
	实训指导一、舌诊模拟练习	熟悉			
二、经络与腧穴	（一）经络		理论讲解多媒体展示演示教学		
	1. 经络的概念	了解			
	2. 经络系统的组成	掌握			
	3. 经络的功能	熟悉			

单元	教学内容	教学要求	教学活动参考	参考学时	
				理论	实践
二、经络与腧穴	（二）腧穴 1. 腧穴的概念 2. 腧穴的分类和作用 3. 特定穴 4. 腧穴的定位方法 5. 传统康复常用腧穴	了解 掌握 熟悉 掌握 掌握	理论讲解 多媒体展示 演示教学	12	14
	实训指导二、肺经和大肠经画经点穴 实训指导三、胃经和脾经画经点穴 实训指导四、心经和小肠经画经点穴 实训指导五、膀胱经和肾经画经点穴 实训指导六、心包经和三焦经画经点穴 实训指导七、胆经和肝经画经点穴 实训指导八、任脉和督脉画经点穴	熟练掌握	技能实践		
三、针刺疗法	（一）概述 1. 针刺疗法的作用和特点 2. 针刺疗法的治疗原则 （二）操作方法 1. 毫针刺法 2. 三棱针刺法 3. 电针法 （三）临床应用 1. 适应证 2. 禁忌证 3. 针刺意外情况的处理和预防	了解 了解 了解 掌握 熟悉 熟悉 熟悉 熟悉	理论讲解 示教演示		2
	实训指导九、针刺操作练习	熟练掌握	理实一体		
四、温灸疗法	（一）概述 1. 温灸原料和作用原理 2. 温灸疗法的特点 （二）操作方法 1. 艾炷灸 2. 艾条灸 3. 温针灸 4. 温灸器灸	熟悉 掌握 掌握 掌握 熟悉 熟悉	理论讲解 示教演示		

单元	教学内容	教学要求	教学活动参考	参考学时	
				理论	实践
四、温灸疗法	5. 其他灸法	熟悉			2
	（三）临床应用				
	1. 适应证	掌握			
	2. 禁忌证	掌握			
	3. 注意事项	掌握			
	实训指导十、艾灸操作练习	熟练掌握	理实一体		
五、拔罐疗法	（一）概述				2
	1. 罐具的种类	了解			
	2. 拔罐疗法作用原理	了解			
	（二）操作方法		理论讲解示教演示		
	1. 火罐	掌握			
	2. 竹筒罐	了解			
	3. 抽气罐	了解			
	（三）临床应用				
	1. 适应证	掌握			
	2. 禁忌证	掌握			
	3. 注意事项	掌握			
	实训指导十一、拔罐操作练习	熟练掌握	理实一体		
六、刮痧疗法	（一）概述				2
	1. 刮痧的作用原理	了解			
	2. 刮痧器具	了解			
	（二）操作方法		理论讲解示教演示		
	1. 操作要领	掌握			
	2. 操作手法	掌握			
	（三）临床应用				
	1. 适应证	熟悉			
	2. 禁忌证	熟悉			
	3. 注意事项	熟悉			
	实训指导十二、刮痧操作练习	熟练掌握	理实一体		
七、中药疗法	（一）概述		理论讲解多媒体展示		
	1. 中药的性能	掌握			
	2. 中药的应用	掌握			
	3. 方剂的组成和剂型	熟悉			

单元	教学内容	教学要求	教学活动参考	参考学时	
				理论	实践
七、中药疗法	（二）中药内治法			6	4
	1. 内治法的特点	了解			
	2. 常用方药	熟悉			
	3. 临床应用	掌握			
	（三）中药外治法				
	1. 外治法的特点	了解			
	2. 常用方药	熟悉			
	3. 临床应用	掌握			
	实训指导十三、中药贴敷法操作练习 实训指导十四、中药熏洗法操作练习	熟练掌握	技能实践		
八、传统运动疗法	（一）概述		理论讲解 多媒体展示	2	4
	1. 传统运动疗法的概念	了解			
	2. 传统运动疗法的分类和特点	熟悉			
	3. 传统运动疗法的应用	了解			
	（二）常用传统运动疗法				
	1. 太极拳	了解			
	2. 八段锦	熟悉			
	实训指导十五、八段锦功法练习 实训指导十六、太极拳功法练习	熟练掌握	理实一体		
九、推拿疗法	（一）概述		理论讲解 多媒体展示 案例分析 演示教学	10	16
	1. 推拿疗法的作用原理	了解			
	2. 推拿疗法的治疗原则	了解			
	（二）常用推拿手法				
	1. 单式手法	掌握			
	2. 复合手法	掌握			
	（三）推拿疗法临床应用				
	1. 适应证	掌握			
	2. 禁忌证	掌握			
	3. 注意事项	掌握			
	（四）小儿推拿疗法				
	1. 小儿推拿疗法的特点及注意事项	掌握			
	2. 小儿推拿常用穴位	掌握			
	3. 小儿推拿常用手法	掌握			
	4. 小儿推拿临床应用	掌握			

单元	教学内容	教学要求	教学活动参考	参考学时	
				理论	实践
九、推拿疗法	实训指导十七、点按揉捏拿法练习 实训指导十八、拨推擦摩抹法练习 实训指导十九、拍击扫散捻和一指禅推法练习 实训指导二十、搓捻抖摇扳法练习 实训指导二十一、拔伸按揉攘摇牵抖法练习 实训指导二十二、小儿推拿手法练习	熟练掌握	技能实践		
十、常见疾病的传统康复治疗	（一）脑卒中 1. 概述 2. 诊断和辨证要点 3. 传统康复治疗 4. 注意事项 （二）特发性面神经麻痹 1. 概述 2. 诊断和辨证要点 3. 传统康复治疗 4. 注意事项 （三）脊髓损伤 1. 概述 2. 诊断和辨证要点 3. 传统康复治疗 4. 注意事项 （四）颈椎病 1. 概述 2. 诊断和辨证要点 3. 传统康复治疗 4. 注意事项 （五）肩周炎 1. 概述 2. 诊断和辨证要点 3. 传统康复治疗 4. 注意事项	熟悉 掌握 掌握 了解 熟悉 掌握 掌握 了解 熟悉 掌握 掌握 了解 熟悉 掌握 掌握 了解 熟悉 掌握 掌握 了解	理论讲解 教学录像 演示教学 临床见习		

单元	教学内容	教学要求	教学活动参考	参考学时	
				理论	实践
十、常见疾病的传统康复治疗	（六）腰腿痛				
	1. 概述	熟悉			
	2. 诊断和辨证要点	掌握			
	3. 传统康复治疗	掌握			
	4. 注意事项	了解			
	（七）高血压				
	1. 概述	熟悉			
	2. 诊断和辨证要点	掌握			
	3. 传统康复治疗	掌握			
	4. 注意事项	了解			
	（八）糖尿病				
	1. 概述	熟悉			
	2. 诊断和辨证要点	掌握			
	3. 传统康复治疗	掌握			
	4. 注意事项	了解			
	（九）冠心病				
	1. 概述	熟悉		6	6
	2. 诊断和辨证要点	掌握			
	3. 传统康复治疗	掌握			
	4. 注意事项	了解			
	（十）慢性阻塞性肺疾病				
	1. 概述	熟悉			
	2. 诊断和辨证要点	掌握			
	3. 传统康复治疗	掌握			
	4. 注意事项	了解			
	（十一）脑性瘫痪				
	1. 概述	熟悉			
	2. 诊断和辨证要点	掌握			
	3. 传统康复治疗	掌握			
	4. 注意事项	了解			
	实训指导二十三、脑卒中的推拿疗法练习 实训指导二十四、脊髓损伤的推拿和督灸练习 实训指导二十五、腰腿痛的推拿和拔罐练习	熟练掌握	技能实践		

四、学时分配

教学内容		理论	实践	合计
绪论		2	0	2
第一章	一、阴阳学说	2	0	2
	二、五行学说	2	0	2
	三、脏腑	4	0	4
	四、精气血津液	2	0	2
	五、病因病机	2	0	2
	六、诊法与辨证	2	2	4
	七、预防与治则	2	0	2
第二章	一、经络	2		2
	二、腧穴	10	14	24
第三章	针刺疗法		2	2
第四章	温灸疗法		2	2
第五章	拔罐疗法		2	2
第六章	刮痧疗法		2	2
第七章	中药疗法	6	4	10
第八章	传统运动疗法	2	4	6
第九章	推拿疗法	10	16	26
第十章	常见疾病的传统康复	6	6	12
合计		54	54	108

五、实施说明

(一)课时安排

本课程教学大纲主要供中等卫生职业教育康复技术专业使用,本课程在第三学期开设,总学时108个,其中理论讲授54学时,实践54学时(包括实训指导、病案讨论、临床见习等)。

(二)教学要求

1. 本课程对理论部分教学要求为掌握、熟悉、了解三个层次。掌握:指对基本知识、基本理论有较深刻的认识,并能综合运用所学的知识解决实际问题。熟悉:指能够领会概念的基本含义,解释有关术语和生命现象。了解:指对基本知识、基本理论能有一定的认识,能够记忆所学的知识点。要求具有团队协作精神和求真务实的工作作风,对患者具有高度的爱心、细心、耐心与责任心,具有热爱祖国、热爱中国中医药文化的情怀,坚定文化自信,能传承守正。

2. 本课程重点突出以能力为本位的教学理念,在实践技能方面设计两个层次。学会:即能在教师的指导下完成各种传统康复技术操作。熟练掌握:能独立、正确、规范地完成中医传统康复疗法技能操作,能继承"以人为本"的优秀传统,坚定中国特色社会主义信念。

（三）教学建议

1. 教学方法。本课程依据康复岗位的工作任务、职业能力要求,强化理论实践一体化,突出"做中学、做中教"的职业教育特色,根据培养目标、教学内容和学生的学习特点以及职业资格考核要求,提倡项目教学、案例教学、任务教学、角色扮演、情景教学等方法,利用校内外实训基地,将学生的自主学习、合作学习和教师引导教学等教学组织形式有机结合。启发学生认知,将"立德树人"思政教育融入日常课堂教学中,提升学生的人文素养和综合素养。

2. 教学评价。教学过程中,可通过测验、观察记录、技能考核和理论考试等多种形式对学生的人文素养、职业素养、专业知识和技能进行综合考评。应体现评价主体的多元化,评价过程的多元化,评价方式的多元化。

参 考 文 献

[1] 陈健尔,李艳生.中国传统康复技术 [M]. 3 版.北京:人民卫生出版社,2019.

[2] 苏友新,冯晓东.中国传统康复技能 [M].北京:人民卫生出版社,2012.

[3] 宋传荣,何正显.中医学基础概要 [M]. 2 版.北京:人民卫生出版社,2013.

[4] 陈健尔,甄德江.中国传统康复技术 [M]. 2 版.北京:人民卫生出版社,2014.

[5] 郝玉芳,马良宵.中医护理学 [M].北京:人民卫生出版社,2015.

[6] 邵湘宁.针灸推拿学 [M].北京:中国中医药出版社,2002.

[7] 刘茜.针法灸法 [M].北京:人民卫生出版社,2005.

[8] 吕美珍.中国传统康复技术实训指导 [M].北京:人民卫生出版社,2010.

[9] 汪安宁.针灸学 [M].北京:人民卫生出版社,2010.

[10] 申惠鹏.中医护理 [M]. 2 版.北京:人民卫生出版社,2011.

[11] 刘海飙.简化太极拳入门到精通 [M].北京:化学工业出版社,2015.

[12] 封银曼.中国传统康复疗法 [M].北京:人民卫生出版社,2016.

[13] 封银曼.中医护理 [M].北京:人民卫生出版社,2018.